当代国家级名老中医学术经验丛书

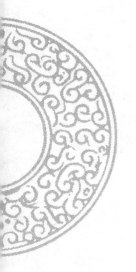

国家级名老中医
黑龙江省名中医

李延学术经验集

审 定 李 延

主 编 吴 限

U0346481

中国中医药出版社
·北 京·

图书在版编目（CIP）数据

李延学术经验集/吴限主编 . —北京：中国中医药出版社，2014.3
ISBN 978－7－5132－1582－4

Ⅰ. ①李… Ⅱ. ①吴… Ⅲ. ①中医学－临床医学－经验－中国－当代
Ⅳ. R249.7

中国版本图书馆 CIP 数据核字（2013）第 182020 号

中 国 中 医 药 出 版 社 出 版
北京市朝阳区北三环东路 28 号易亨大厦 16 层
邮政编码 100013
传真 010 64405750
三河鑫金马印刷有限公司印刷
各地新华书店经销
＊
开本 710 ×1000 1/16 印张 23 字数 408 千字
2014 年 3 月第 1 版 2014 年 3 月第 1 次印刷
书号 ISBN 978－7－5132－1582－4
＊
定价 49.00 元
网址 www.cptcm.com

《李延学术经验集》

编 委 会

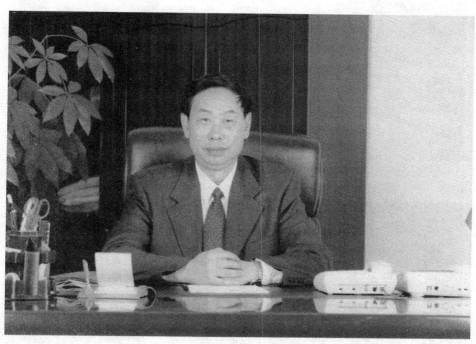

李延教授（摄于 1999 年）

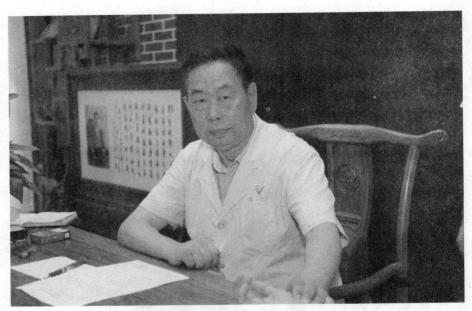

李延教授为患者诊病

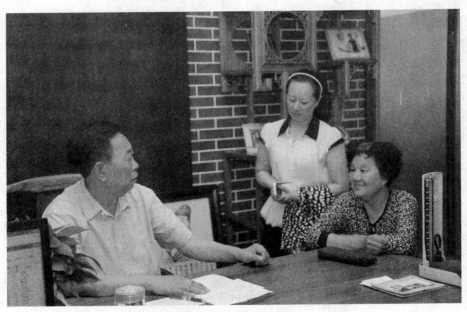

李延教授为患者讲解病情

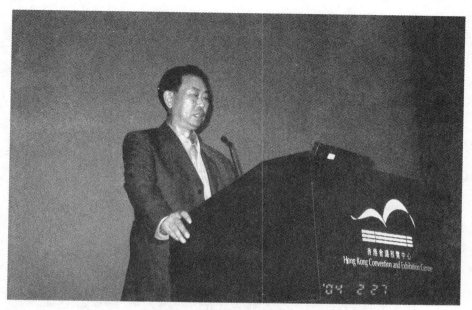

李延教授参加香港学术会议演讲

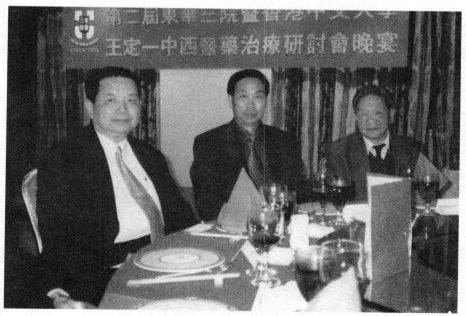

李延教授与陈可冀院士（右一）参加学术研讨会

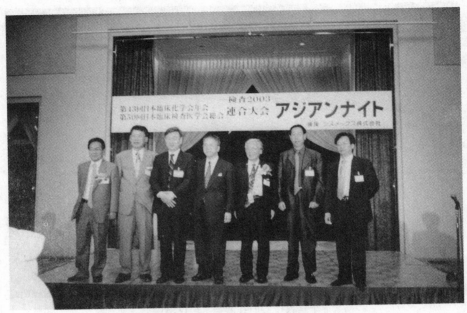

李延教授（右二）参加日本临床检查医学会年会

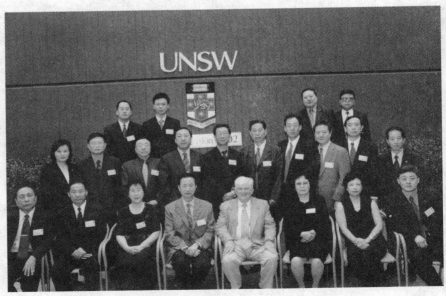

李延教授参加悉尼南威尔士学术交流

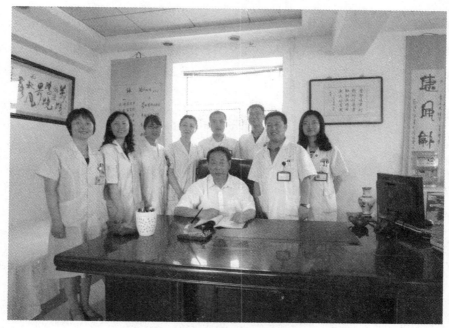

李延教授与他的弟子

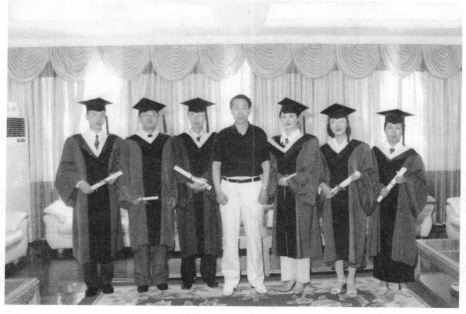

李延教授与他的学生

门诊处方笺　　普通

科别：内　2009 年 3 月 16 日

姓名	陈宇强	性别	男	年龄	65
诊断	眩晕（后循环缺血症）		病历号		

Rp

何首乌15g　女贞子15g　大熟地10g　夫麻藤10g

牛膝15g　郁石膝10g　双钩藤15g　赤石块15g

黄芩10g　野麦仁10g　夏枯草15g　生地15g

甘草　水煎服

医师：李延

　中医药大学一院　666

审核	调配	发药	核对	价格

李延教授处方

编 写 说 明

　　本书由医家传略、临证经验、古方今用、诊余漫话和年谱五部分组成。其中医家传略由徐莹编写；临证经验内科疾病中咳嗽至呃逆由陈鹏编写；临证经验内科疾病中小儿厌食症至紫斑由崔健昆编写；临证经验中针药并用由于国强编写；古方今用中除三仁汤、血府逐瘀汤、真武汤、冬葵子汤、柴胡加龙骨牡蛎汤和自拟经验方外均由王琪编写；临证经验妇科疾病，古方今用中的三仁汤、血府逐瘀汤、真武汤、冬葵子汤、柴胡加龙骨牡蛎汤、自拟经验方，诊余漫话、年谱及其余部分均由吴限编写。

目 录

医家传略

少年立志，崭露锋芒 ················· （3）

勤求博学，医术精湛 ················· （5）

为人师表，因材施教 ················· （9）

励精图治，开拓创新 ················· （10）

临证经验

内科疾病 ·························· （15）

咳嗽 ···························· （15）

咳喘 ···························· （19）

肺痨 ···························· （21）

发热 ···························· （23）

耳鸣 ···························· （28）

自汗 ···························· （30）

病态窦房结综合征 ················· （31）

心脏神经官能症 ··················· （34）

胸痹 ···························· （36）

病毒性心肌炎 ····················· （40）

胁痛 ···························· （42）

鼓胀 ···························· （44）

黄疸 ···························· （48）

胃痛 ···························· （50）

泄泻 ···························· （57）

便秘 ···························· （62）

腹痛（胃肠胀气） ……………………………………………（66）

呃逆 …………………………………………………………（69）

小儿厌食症（慢性消化功能紊乱综合征） …………………（72）

慢性肾小球肾炎 ……………………………………………（74）

关格 …………………………………………………………（77）

石淋 …………………………………………………………（80）

癃闭 …………………………………………………………（83）

腰痛 …………………………………………………………（84）

水肿 …………………………………………………………（87）

头痛 …………………………………………………………（90）

中风 …………………………………………………………（93）

痴呆 …………………………………………………………（97）

眩晕 ………………………………………………………（101）

不寐 ………………………………………………………（104）

郁证 ………………………………………………………（107）

痿证 ………………………………………………………（110）

消渴 ………………………………………………………（112）

瘿病 ………………………………………………………（115）

痹证 ………………………………………………………（119）

紫斑 ………………………………………………………（126）

妇科疾病 …………………………………………………（128）

更年期综合征 ……………………………………………（128）

月经过多 …………………………………………………（130）

闭经 ………………………………………………………（132）

针药并用 …………………………………………………（136）

呃逆 ………………………………………………………（136）

胁痛 ………………………………………………………（140）

腰痛 ………………………………………………………（145）

腹痛 ………………………………………………………（149）

郁病 ………………………………………………………（155）

鼻渊 ………………………………………………………（161）

耳鸣、耳聋 ………………………………………………（165）

扭伤 ………………………………………………………（171）

痛经 ………………………………………………………（173）

阴挺 ……………………………………………（178）
小儿遗尿 …………………………………………（183）

古方今用

银翘散 ……………………………………………（189）
桂枝汤 ……………………………………………（191）
芍药甘草汤 ………………………………………（196）
小柴胡汤 …………………………………………（198）
理中汤 ……………………………………………（204）
半夏泻心汤 ………………………………………（208）
半夏厚朴汤 ………………………………………（211）
补中益气汤 ………………………………………（215）
平胃散 ……………………………………………（219）
逍遥散 ……………………………………………（223）
温胆汤 ……………………………………………（227）
归脾汤 ……………………………………………（230）
金匮肾气丸 ………………………………………（236）
六味地黄丸 ………………………………………（239）
三仁汤 ……………………………………………（243）
血府逐瘀汤 ………………………………………（246）
真武汤 ……………………………………………（249）
冬葵子汤 …………………………………………（252）
柴胡加龙骨牡蛎汤 ………………………………（254）
附：自拟经验方 …………………………………（258）
　　一、心脑通络液 ……………………………（258）
　　二、降脂Ⅰ号方 ……………………………（263）

诊余漫话

中医整体观念 ……………………………………（269）
辨证论治浅论 ……………………………………（270）
略论疾病的传变 …………………………………（272）
　　一、表里相传 ………………………………（273）

二、六经传变、卫气营血传变、三焦传变 ·················· （274）

三、脏腑传变 ·· （275）

《黄帝内经》辨证论治之我见 ································ （277）

一、对"有者求之，无者求之，盛者责之，虚者责之"的理解 ····· （277）

二、对脉诊的心得 ·· （278）

三、阴阳与虚实 ·· （279）

四、治则与治法 ·· （280）

五、外感病的治疗 ·· （284）

六、痹证和痿证 ·· （285）

七、对"诸风掉眩，皆属于肝"的认识 ···················· （286）

八、治疗水肿"三原则" ······································ （287）

《伤寒论》浅酌 ·· （288）

一、《伤寒论》中的三阳疾病 ································ （288）

二、《伤寒论》中的三阴疾病 ································ （290）

三、《伤寒论》中疑难病证的辨治 ···························· （294）

四、《伤寒论》之心悸 ·· （297）

五、经典方剂的应用 ·· （299）

六、治则与治法 ·· （299）

《金匮要略》的临床证治特点 ································ （303）

一、辨证论治 ·· （304）

二、《金匮要略》验方应用 ···································· （307）

三、临床证治 ·· （310）

四、《金匮要略》释疑 ·· （314）

《温病条辨》浅论 ·· （316）

一、对伤寒、温病两大学说的拙见 ························· （316）

二、温病辨证体会 ·· （317）

三、温病诊法 ·· （318）

四、温病治法浅析 ·· （321）

五、温病各型浅析 ·· （324）

张景岳的辨证论治与遣方心法 ································ （329）

一、辨证重调阴阳 ·· （329）

二、论治主用补泻 ·· （330）

三、遣方用药，创新方八阵 ·································· （332）

四、对不同学说之心法 ·· （333）

4

临证之心得 ·· （337）

　一、冠心病的中医辨证 ······························· （337）

　二、从痰论治哮病 ·································· （338）

　三、从胃痛探讨肝与脾的关系 ····················· （341）

年　谱

年谱 ··· （345）

目

录

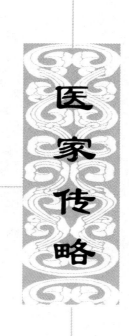

医家传略

所谓名中医，就是能纯熟地运用中医理论，通过辨证论治达到最佳的治病效果。李延教授用他的实际行动对其做了最好的诠释。他认为，只有把医和药辩证地结合起来，以医创药，以药促医，才能更好地完成治病救人的使命，才是名中医。为了实现这个愿望，在长达50余年的从医生涯中，无论是从事临床还是在管理岗位，李延教授始终勤勉好学，治学严谨，兢兢业业。他不仅精通中医经典理论，还敢于打破门户之见，把理论与实践结合起来，形成了自己治疗内科疾病独特而有效的方法，如以"滋肾阴，温肾阳，阴阳双补"之法治疗再生障碍性贫血；"补肾益气，扶正固本，活血化瘀"治疗心脑血管疾病；"柔肝养肝，健脾和胃"治疗消化系统疾病等。

李延教授现已近耄耋之年，但依然精神矍铄，剑眉下一双炯炯有神的眼睛闪着深邃的目光，宽阔的前额透着睿智、精明、干练。现在李延教授依然一周四天门诊，为广大百姓解决各种疾病痛苦；并笔耕不辍，著书立说；将自己的临床经验与学术思想无私地奉献给中医学，为了中医的发展尽心尽力。

❖ 少年立志，崭露锋芒 ❖

1942 年，李延出生在祖国北疆黑龙江省富锦市一个偏僻的小山村，父母都是朴实的农民。从孜孜以求的少年时代起他就羡慕救死扶伤、造福人间的白衣天使，并立志要当一名医生，为人民服务。

1958 年，李延初中毕业，同年卫生厅在黑龙江省医院和黑龙江省祖国医药研究所两个省级单位招收中医学徒。李延知道这是个难得的机会，于是向在黑龙江省医院工作的姐姐借来了考试需要的书籍开始刻苦复习。经考试通过，他有幸拜在全国著名老中医赵正元教授的门下学习，成为赵老的徒弟。

赵正元教授是黑龙江中医"龙江学派"的领军

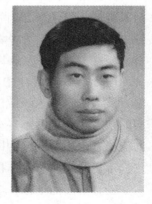

年青时代的李延

3

人物之一，曾担任黑龙江省医院中医科主任，黑龙江中医学院（现黑龙江中医药大学）附属医院副院长，并兼黑龙江中医学院内经教研室主任，参加过全国文教群英会，获得过卫生部颁发的金质奖章。所谓"名师出高徒"，能投师名门，算是得天独厚了。老师的言传身教，为李延树立了榜样，也影响了他今后的学习和工作。

在跟随赵老学习的日子里，青年时期的李延受益匪浅，这也为他今后的从医之路打下了坚实的根基。他天资聪颖，刻苦勤奋，深得赵老的赏识和器重。赵老常带李延参与疑难重病会诊，并允许他以"特殊学生"的身份旁听讲课，还鼓励他与全国著名老中医张琪、马骥、韩百灵等名医接触。李延深知这是老师为自己搭建了一个千载难逢的学习平台，除了心怀感恩，唯有勤勉学习才不辜负老师的苦心栽培。学习期间，李延经常是"三更灯火五更鸡"，对那些看似枯燥无味的医学经典常读得津津有味，废寝忘食。古语云："业精于勤，荒于嬉。"李延不仅白天认真学习，晚上也从不浪费时光。当同伴们早早进入梦乡的时候，他却常常一个人到路灯下，借着微弱的灯光读书，往往一看就浑然忘我。功夫不负有心人，不久，从《黄帝内经》到《伤寒论》《金匮要略》这些中医典籍李延都能背诵如流，尤其对《伤寒杂病论》更是谙熟于心。这奠定了他深厚的中医基础理论功底。然而李延并未因此而止步，他开始广泛阅读历代名医和各流派的医案和论著，图书馆成了他的第二个"宿舍"。在图书馆，面对众多中医古籍，他如饥似渴地反复研读，悉心领会，在知识的海洋里不断丰富自己。

天道酬勤，1962年，在结束学徒生涯的时候，他成为唯一被留下的徒弟。初入杏林，除了梦想即将实现的激动，李延更多地感到自己身上肩负的责任——救死扶伤，为患者解除病痛折磨。为此，他比以前更加努力，更加勤奋，一点一滴地积累临床经验。

1963年，黑龙江中医学院附属医院（现黑龙江中医药大学附属第一医院）成立，他调入该院内科工作。经过几年临床工作的经验积累，加上他扎实的中医功底，没过多久他便崭露头角，求医者络绎不绝，成为年轻医生中的佼佼者，连续被评为医院、学校先进工作者，哈尔滨市"五好"青年，哈尔滨市学习毛泽东著作积极分子。

随着时间的推移，李延显露出较好的医疗技术和一定的组织才能，1965年年末，年仅23岁的他被任命为黑龙江中医学院附属医院门诊部副主任，成

4

为全省医疗卫生系统中最年轻的
干部。然而好景不长，"文革"
中他被扣上"修正主义苗子"的
帽子，被批斗，被赶进扫厕所、
推煤的劳改队。但即使在这样艰
苦的情况下，李延也没有丧失信
心，始终以坚韧不拔的毅力坚持
着，无论环境多么艰苦、多么恶
劣，他始终没有放弃学习和总结
自己的临床从医经验，直到改革
开放的春风吹来，他才回到自己
梦寐以求的工作岗位。

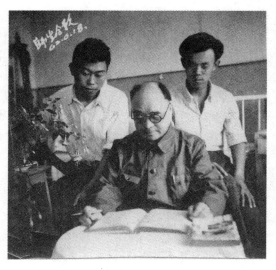

李延教授（左一）跟师赵正元老师（中）

❖ 勤求博学，医术精湛 ❖

　　在李延教授从医的50多年中，他再忙也要坚持出门诊，再忙也要挤时间
学习。他对自己要求严格，自我施压，不论什么年龄，都始终像学徒时那样
刻苦钻研，忘我学习，而且孜孜不倦，废寝忘食。

　　李延教授熟谙《内经》《难经》《伤寒论》《金匮要略》等经典医籍，并
勤求古训，尊古而不泥古，敢于打破门户之见，博采众长，以严谨的治学态
度研究中医，以科学的发展观弘扬中医，不断提高自己在中医药方面的造诣。
李延教授认为，中医药博大精深，学术著作浩如烟海，治学只有溯本求源，
熟读经典，反复临床实践，才能真正掌握中医的内涵。《内经》中是我国秦汉
时期集文化、哲学、医学之大成的医学巨著，以唯物辩证的观点、取类比象
的方法，阐明了人体脏腑经络、气血津液、精气神以及人体生理病理、病因
病机和诊治大法，几千年来，为中医学的发展奠定了理论基础，提供了临床
辨治方法。《内经》中的诸多内容，如"阴阳者，天地之道也……治病必求其
本"（《素问·阴阳应象大论》）；"谨守病机，各司其属……疏其气血，令其
条达，而致平和"（《素问·至真要大论》）；"正气存内，邪不可干"（《素问
遗篇·刺法论》）；"邪之所凑，其气必虚"（《素问·平热病论》）；"诸风掉
眩，皆属于肝"（《素问·至真要大论》）等经典理论成为李延教授临床诊治

5

疾病遵循的法则。《伤寒杂病论》等经典著作中的诸多经典方剂，如桂枝汤、半夏厚朴汤、四君子汤、六君子汤、柴胡桂枝龙骨牡蛎汤、参苓白术散等，李延教授结合多年的临床实践经验灵活运用在脾胃疾病、慢性病毒性肝炎、类风湿性关节炎、心脑血管疾病等多种疑难病证的治疗之中，往往取得神效。李延教授还喜欢读清代医家王清任、沈金鳌等名家的著作，并结合各医家之经验、各流派之学说，逐渐形成了"扶正固本，活血化瘀"治疗心脑血管疾病；"柔肝养肝，健脾和胃"治疗消化系统疾病；"滋肾阴，温肾阳，阴阳双补"治疗再生障碍性贫血等治疗理念。

宝剑锋从磨砺出，梅花香自苦寒来。经过多年的中医临床，李延教授在治疗内科疑难杂症方面积累了丰富的经验。例如，针对原发性高血压这个临床的常见病、多发病，李延教授进行了深入研究。

中医学认为，本病属于"眩晕""头痛"范畴，病变涉及心、肝、肾诸多脏器。《灵枢·海论》云："髓海不足，则脑转耳鸣，胫酸眩冒。"《素问·至真要大论》曰："诸风掉眩，皆属于肝。"说明其发病与肾亏于下、肝亢于上有密切关系。李延教授应用育阴潜阳法治疗高血压病在临床取得了较好效果。为了进一步探明治疗该病的病理机制和临床有效药物，李延教授主持了"羚羊平压清脑冲剂治疗原发性高血压病的临床与实验研究"。经过多年的潜心研究和反复临床观察，他研发出了"羚羊平压清脑冲剂"，并于1997年获得黑龙江省政府科技进步三等奖，后被国家食品药品监督管理局批准为三类新药投放市场。

李延教授认为，"久病必瘀，久病入络，怪病必有痰"。故临床上常采用血府逐瘀汤、补阳还五汤、三龙三虫汤等加减治疗心血管疾病、慢性肝炎、慢性肾炎和类风湿病等慢性反复性发作的疑难病证。不仅如此，临床上多见的脑梗死、老年性痴呆、高脂血症等，李延教授分析其病机多属虚、瘀、痰，且虚为本，痰、瘀为标，属本虚标实之证，临床上多采用活血化瘀祛痰法，将活血药与祛痰药同用，取得了很好的疗效。

一次李延教授出诊，一杨姓女患者，53岁，突然左侧肢体活动不利，麻木，语言謇涩，喉间痰声辘辘，并伴胸闷不适，心悸，头晕乏力。李延教授诊查发现其面色萎黄，舌质紫暗，苔白，脉细缓，血压165/95mmHg，MRI示：腔隙性脑梗死。根据病证及各项检查，诊断为中风后遗症，证属气虚血瘀，经脉痹阻，治以益气活血通脉为主、活血化瘀祛痰为辅，方用补阳还五汤加减。

李延教授指出，该患者是中风后遗症伴心悸，病情复杂，面对疑难病证不应畏难，而应该仔细辨证，审证求因。《素问·痹论》曰："病久入深，荣卫之行涩，经络时疏，故不通。"久病入络，气滞血瘀，闭阻神明，故脑脉不通，筋脉失养。此病的病机为气虚血瘀，筋脉失养，需大量补气药与少量活血药相配，气旺则血行，活血而又不伤正，这样方能达到补气活血通络的效果。

于是处方：生黄芪50g，党参20g，丹参20g，当归20g，川芎15g，炒酸枣仁15g，川牛膝15g，地龙15g，桃仁15g，赤芍15g，红花15g。

服药15剂后，患者眩晕、心悸、气短乏力等症状明显减轻，舌强语謇好转，麻木缓解，但左侧肢体仍无力。嘱患者配合针灸康复，并继守上方加减治疗两个月。经治诸症悉除，一年未复发。

针对痰瘀互结之头痛，李延教授认为，此类头痛多表现为迁延不愈，或反复发作。发作时患者头痛如刺，痛处固定不移，或头痛昏蒙，入夜尤甚，伴有面色晦滞，胸闷脘胀，纳差，睡眠不安，甚或失眠，舌苔腻，舌体胖大或舌质暗边有瘀斑、瘀点，脉弦滑，或沉弦或沉涩。这类患者往往非常痛苦，精神容易抑郁，情志不舒。气机不畅则使痰瘀互结更为严重，病情会出现恶化。故应以活血化瘀、祛痰通络、痰瘀同治为总的治疗原则，标本兼顾，祛邪佐以扶正。在活血祛痰的同时，应根据患者个体差异给予补气、养血、健脾、安神养心等治疗，但一定要以缓急止痛为要务，切忌头痛医头，单纯使用止痛药物。其常用的药物有川芎、当归、地龙、水蛭、茯苓、半夏、菖蒲等。李延教授治疗血瘀证善用地龙、水蛭等虫类活血化瘀药，取其强大的"逐恶血，搜逐风邪，通经络"之功，以祛除停滞于经络血脉的血瘀痰浊，达到止痛之目的。

李延教授在深入研究清代沈金鳌《杂病源流犀烛》《伤寒论纲目》等著作的基础上，对其"脾统四脏"学说有所发展，即脾胃为水谷之海、气血生化之源，人体脏腑组织活动皆依赖脾胃。治疗脾胃疾病除了健脾和胃，还不忘疏肝活血，临床常以四君子汤、六君子汤、参苓白术散和半夏厚朴汤诸方加减调理脾胃的升降失常，并通过脾胃的调理治疗其他脏腑疾病，收到了十分明显的效果。其中在四君子汤基础上加减化裁研制的"结肠灵胶囊"，取得了治疗慢性结肠炎的良好效果。该研究成果2003年获得黑龙江省政府科技进步三等奖。

针对慢性病毒性肝炎，尤其是乙型病毒性肝炎导致的肝纤维化，李延教授认为，痰瘀互结是该病的基础，"津血同源"是"痰瘀同源"的生理基础，"痰瘀同源"又是"痰瘀互结"的病理基础。肝纤维化、肝硬化相当于中医的"癥积"，其形成机制上，乙型、丙型、丁型肝炎病毒作为湿热邪毒均可引起肝病。肝失疏泄，调畅气血之职失常，可形成气滞血瘀的病理改变。而肝病日久最易传脾，脾失健运，水湿停聚则生痰浊，二者之间相互促进，相互胶结，形成痰瘀互结证，故治疗上唯有痰瘀兼驱，方可奏效。他常选丹参、泽泻为主药，治疗血分之瘀滞、痰浊；血瘀日久化热，加之湿热毒邪日久不去，必与痰邪凝结而成顽痰，此时非软坚散结而不能奏效，故选夏枯草、炙鳖甲等清肝散结软坚；生山楂、生牡蛎助之活血化瘀、祛痰软坚之力。同时佐以白术、柴胡、当归、枸杞子等，兼顾治脾调肝固肾，并调养气血，达到驱邪而不伤正、扶正以驱邪的目的，并在此基础上研究开发了院内制剂"肝纤康胶囊"，临床疗效显著。

"三龙三虫汤"是李延教授治疗痹证，即类风湿性关节炎、肩周炎、腰椎间盘突出症、痛风等的常用方，效果明显。其主要药物为地龙、穿山龙、白花蛇、䗪虫、全蝎、蜈蚣、羌活、桂枝、黄芪、甘草等。李延教授认为，痹证主要是因为人体正气不足，卫外不固，感受风、寒、湿等外邪，致使经络痹阻，气血运行不畅，引起以肌肉、筋骨、关节发生疼痛、酸楚、麻木、重着、灼热、屈伸不利，甚或关节肿大变形为主要临床表现的病证，其与肝、脾、肾关系密切，涉及五脏，与《金匮要略》中的"中风历节"病相似。治则祛邪舒筋活络，益气活血止痛。方中白花蛇、穿山龙、地龙三药化瘀通络活血；蜈蚣、全蝎、䗪虫三药搜风通络止痛。六药配伍，可祛邪通络，活血止痛；羌活、桂枝两药配伍，温经祛邪止痛；黄芪益气升阳通痹；甘草调和诸药。全方祛邪舒筋活络，益气活血止痛，临床效果明显。

岁月的流水洗尽铅华，留下的是岁月的积淀。多年来，李延教授主持研究的九项各级各类科研课题，有四项获得省级科研成果三等奖。如他主持的黑龙江省自然科学基金课题——"蟾蜂消炎栓对治疗慢性前列腺炎的临床与实验研究"获黑龙江省政府科技进步三等奖；"胃动灵胶囊治疗功能性消化不良临床与实验研究"获黑龙江省政府科技进步三等奖。哈尔滨市科委的课题项目——"心脑通络液治疗缺血性心脏病机理的研究"获哈尔滨市科技进步三等奖。其中最新研制的心脑通络液临床疗效已经逐渐凸显出来，尤其针对心脑血管疾病、植物神经功能紊乱、老年性痴呆、围绝经期综合征等疾病，疗效显著。

李延教授还利用有限的闲暇时间著书立说。他先后主编《中医诊断学》《中医内科学》《中医论文撰写技巧》《中医病历书写指南》《中医内科考研习题指南》《在医言医》等六部著作，在各类期刊发表学术论文50多篇。其中，《望舌脉是中医舌诊的重要内容》参加了国际东洋医学会第七届学术会议；《针刺头部穴位调节脑血管病患者血液流变学和血压的探讨》参加了传统医药延缓衰老的国际学术会议；《针刺治疗复杂性面瘫28例临床分析》参加了

1994年汉城针灸国际学术研讨会，还五次参加香港东华三院邀请的国际中西医结合研讨会，并10余次赴日本、韩国、香港、马来西亚，以及欧洲、美国、澳大利亚、俄罗斯等地考察和学术交流，为传播中医学做了大量工作。

几十年的不断学习和探索，李延教授在中医药学术上有所建树。由于成绩突出，他先后当选为全国中西医结合学会肝病委员会委员，黑龙江省中西医结合学会肝胆学会主任委员，黑龙江省中医学会和中西医结合学会常务理事。1993年获得国务院政府特殊津贴，1994年获得"黑龙江省名中医"称号，2002年被人事部、卫生部、国家中医药管理局联合遴选为全国第三批老中医药专家学术经验继承工作指导老师，2008年再次遴选为第四批指导老师，成为名副其实的国家级和省级名中医。

❖ 为人师表，因材施教 ❖

医学是一门至道在德、变化难及的学问，因此李延教授常以"自非才高识妙，岂能探其理哉"的古训教育弟子。作为一名传道授业解惑的师者，李延教授不仅严格要求自身，对自己的学生们也是如此，他深知自己肩负的责任重大。他曾说："余从医50余年，深感有此重担，故锲而不舍，潜心钻研，为继承发扬祖国医学，培养优秀中医人才贡献微薄之力。"他告诫学生做事先做人，树立良好的医德医风是做个好医生的先决条件。从扁鹊到张仲景，从孙思邈到李时珍，历代医家无不为后人树立了医德医风的典范。作为一名当代医学生必须专心学业，豁达大度，不玄虚名，一心赴救，视患者如己。

李延教授是"严师"，他对学生要求高，抓得紧。他常说，中医药学博大精深，其浩如烟海的文献典籍是历代医家与疾病斗争的结晶，蕴藏着取之不尽、用之不竭的宝藏。只有熟读熟记，勤求古训，博采众长，才能真正掌握中医辨证论治的精髓。李延教授不仅自己谙熟《内经》《难经》《伤寒论》等经典医书，还要求学生熟练掌握中医经典理论。他告诫学生说："治学必溯本求源，熟读经典。中医理论艰涩深奥，不可能一蹴而就，但只要知难而进，持之以恒，就一定能够到达成功的彼岸。要想在中医学术上有所造诣，有所建树，成为一名称职的医生，除了树立热爱中医的坚定信念外，矢志不渝的毅力、锲而不舍的精神和扎实的中医理论基础是必不可少的。"勤奋是学好中医的基础。一个人有几分勤学苦练，天资就能发挥几分。古今中外的科学家包括医学家没有不是焚膏继晷靠勤奋学习而有所成就的。"书山有路勤为径，学海无涯苦作舟"，这是学习中医所必须做到的。

中医药学是中华民族灿烂文化的重要组成部分，之所以几千年来长久不衰，除了因其具有科学的内涵外，还因为其在发展的过程中不断地丰富和完善自身的理论。李延教授恪守"博古通今，博采众长，立足临床，勇于创新"的治学理念，常常告诫学生："不继承就没有基础，不创新就难以开拓，要想让中医学代代相传，永远发扬光大，就要用科学的精神和现代的方法去研究中医，整理中医；既要重视中医经典著作与各家学说，又不能抱残守缺，因为任何理论只有不断的扬弃才能发展，中医也不例外。"医学贵在实践，理论固然重要，但光有书本知识，没有临床实践的医学只能是口头医学。中医药之所以能够越来越受到广大人民群众乃至世界人民的青睐，正是因为它有良好的临床疗效。而良好的临床疗效来自于长期的临床实践。为此，他教育学生要边钻研中医基础理论边进行临床实践，在临床实践中领悟中医学的奥秘，体会中医学的真谛。

李延教授不仅是"严师"，也是"益友"。在学生面前，李延教授从来不摆架子，他恨不得把几十年的经验毫无保留地倾囊相授。他善于倾听学生学习和生活的各种问题，并耐心地予以建议。他了解每一个学生的特点。他常说："骏马能历险，犁田不如牛，坚车能载重，渡河不如舟。"

李延教授特别注重学生的个性培养，在带徒中注重因材施教，发挥学生的特长，真正做到人尽其才，让每个学生在跟师学习阶段都能得到良好的培养和熏陶。因为名声在外，故经常有日、韩等国的学院邀请李延教授出国讲学。这时候他往往把这些机会留给学生们，让他们出去开阔视野。多年来，李延教授以其良好的师德师风和广博的知识吸引着各地的学子。经他培养的博士研究生、硕士研究生共计53人（博士生13人，外国留学生2人），遍及海内外，可谓桃李满天下。

疾风知劲草，这些走向工作岗位的学生们，有心脑血管方面的专家，有消化病方面的专家，有男科专家，有的已担任哈尔滨市卫生局局长，有的担任黑龙江省三甲医院的业务院长，还有的担任副院长、科研处处长等。李延教授说，学生们的荣誉与成就是他为师者最大的欣慰。

❖ 励精图治，开拓创新 ❖

步入医疗领域，李延教授的初衷是专心致志的治病救人，将来成为一名悬壶济世的名医。也许是他的工作成绩和在工作中表现出的领导潜质，让他与仕途结缘。然而无论是做医者，还是做管理者，李延教授都秉承恩师的教诲，一心一意为病人，扎扎实实干工作。

1971年社会刚刚安定，百废待兴。黑龙江中医学院附属医院的门诊部搞"三结合"，他以干部身份进了领导班子，担任门诊部党支部书记、门诊部主任。重新回归管理岗位和医疗领域，李延教授依然一如既往地踏踏实实看病、兢兢业业工作。当时门诊条件艰苦，房屋年久失修，墙壁斑驳不堪；医疗设备简陋，资金短缺。因管理不善，医院纪律涣散，上班时间还有人玩麻将、下象棋，门诊量每况愈下。李延教授上任后重效益，重质量，重实际，走出医院，走入工厂，走入街道，走入农村，不到一年门诊部就管理得井井有条，门诊量逐日增加，成为同级医院的佼佼者。之后，李延教授先后担任了黑龙江中医学院附属第一医院副院长、黑龙江中医学院夜函处处长、黑龙江中医学院附属第二医院院长等职务，其所到之处均有"奇迹"出现。

在担任夜函处处长不到一年的时间就打开了成人教育死水一潭的局面，使生源增加十倍，经济效益增加七倍。他还根据成人教育的学员特点和教学特点，提出开展"多层次、多渠道、多形式办学"，且针对中医药成人教育管理及发展问题多次撰写文章，发表在省级以上刊物上，如《针对夜函大特点，搞好夜函大教育》《浅谈中医继续教育》《论"专业证书"制度》等。

1992年，李延教授调到黑龙江中医学院附属第二医院任院长、党委书记。当时的附属二院是由附属一院的门诊部发展起来的，资金短缺，设施简陋。上任伊始，他就提出"管理上新档次，质量上新水平，效益上新台阶"的施政方针，开始和新的领导班子精诚团结，进行大刀阔斧的改革。一方面以"施工单位垫付""职工集资"等方式筹集资金，改善硬件环境；一方面严抓纪律，整顿院风，完善分配制度和管理体制，调动员工的积极性，以"高质量"为宗旨管理医院。随着医疗环境和管理体制的极大改善，一个名不见经传的附属二院效益逐年倍增，从一个只有几十万破旧医疗仪器的小门诊部，逐渐发展成为拥有200多万元高级医疗设备的正规医院，不仅规模扩大了，经济效益也翻了五倍，人均收入列全省中医院首位，并被评为三级甲等医院。

之后调回附属一院担任院长期间，李延教授任人唯贤，兢兢业业，励精图治，开拓创新。他提出现代化医院必须实行"五化"，即干部管理动态化、经济指标契约化、奖金分配市场化、医院管理微机化和后勤管理物业化，并积极引入竞争机制，实行淘汰制，对不思进取、不胜任本职工作的医护人员实行培训转岗或下岗待聘，清理整顿了停职留薪和擅自离职的职工，辞退了临时工，真正达到了减员增效的目的。短短几年，就使医院发生了翻天覆地的变化，成为了一个现代化的大型三甲医院，也成为黑龙江省同级医院中的佼佼者。由于李延教授出色的管理才能，他先后被聘为中华中医药学会医院管理分会副主任、黑龙江省中医药学会管理学会主任委员、全国中医药院校成人教育学会副理事长、黑龙江省高等院校成人教育学会理事长。

回顾50多年的从医经历，李延教授感慨良多。从当学徒到自己带徒、从名不见经传的小大夫到省和国家级名中医，一路走来他认为可以用四句话进行归纳："人为本，学为先，勤为业，恒为坚。"从少年立志到初露头角，从一名医者到两院院长，李延教授始终都坚持这四句话，并付诸实践。在人生最辉煌的时候，他也是谦虚谨慎，朝着自己的目标一步一步、脚踏实地地努力奋斗。

"老骥伏枥，志在千里；弘扬中医，发展中医"。李延教授说这是他毕生的职责所在，也是人生的意义所在。"路漫漫其修远兮，吾将上下而求索"。这是李延教授毕生恪守的名言。面对过去斐然的成绩，李延教授只是淡然一笑地说："成绩只能说明过去，未来还需创造。"

过去的他是患者眼中的好大夫，是职工眼中的好院长，是上级眼中的实干家，是学生眼中的好老师；如今的他虽已70多岁高龄，仍然耳聪目明，思维清晰，精神矍铄。卸下了管理职务，回归到一名普通医者，他仍兢兢业业，勤勤恳恳，继续坚持出门诊，每周四天，从不间断；在学术研究方面，李延教授仍笔耕不辍，总结自己的经验以分享给更多的中医学者，为中医的发展进步鞠躬尽瘁，呕心沥血。融汇古今，继往开来，济世救民，弘扬中医，正是这位把毕生的精力奉献给中医事业、奉献给病人的苍生大医的真实写照。

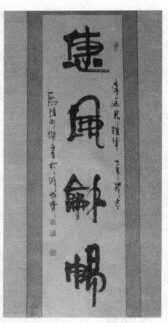

书法家少杰为李延教授题词
"惠风和畅"

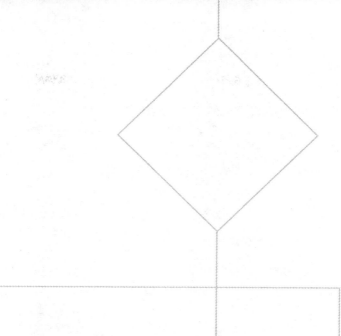

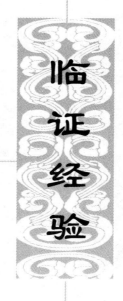

临证经验

内 科 疾 病

咳嗽

咳嗽是一种以症状命名的临床常见病、多发病。它既是一个独立的疾病，又是多种肺系疾病的一个重要的症状。它是由于肺的宣发肃降功能失常，导致肺气上逆，发出咳声，伴有或不伴有痰涎的疾病。有声无痰谓之咳，有痰无声谓之嗽，在临床上多痰声并见，很难截然分开，故称咳嗽。咳嗽可见于各种疾病，经云："五脏六腑皆令人咳。"《医学入门》把咳嗽分为风嗽、寒嗽、湿嗽、热嗽、郁嗽、劳嗽、食积嗽、气嗽、痰嗽、干嗽、血嗽、酒嗽、久嗽、夜嗽、天行嗽共15种。现在一般把咳嗽分为外感咳嗽（风寒、风热、燥热等）和内伤咳嗽（痰湿、痰热、肝火、肺虚等）两类。《景岳全书》云："咳证虽多，无非肺病。"李延教授认为，肺主气，司呼吸，内为五脏华盖，其气贯通百脉而通他脏，故肺除与其他四脏关联外，又与血的盛衰有很大关系。肺不耐寒热，称为"娇脏"，易受外邪侵袭而为病，病则宣肃失常，肺气上逆发为咳嗽，故宜宣肺而不宜敛闭。肺喜润恶燥，故宜润肺而不宜温补。

一、病因病机

1. 感冒咳嗽

感冒咳嗽有风寒、风热之别。风寒咳嗽，症见咳嗽痰稀，鼻塞或流涕，身热头痛，恶寒无汗，苔薄白，脉浮紧。此系寒邪袭于皮毛、肺气不畅所致。风热咳嗽，症见身热头痛，恶风有汗，咳嗽痰黄，咳痰不爽，口渴咽痛，苔薄黄，脉浮数。此系风热犯肺、肺失清肃之故。

2. 风温喘嗽

西医学中的大叶肺炎相当于中医学的风温喘嗽，症见高热面赤，有汗不解，烦渴欲饮，咳嗽痰黄而黏，或夹血丝，或吐铁锈色痰，胸闷气粗，苔黄干，脉滑数。病由温邪外袭、痰热内阻所致。

3. 肺痈咳嗽

本病西医学称肺脓肿，中医认为其因外感风热，熏蒸于肺，或肺经痰热素重，热壅血瘀，蕴酿成痈。症见吐痰腥臭，形如米粥，或兼脓血，舌苔黄腻，脉浮数，或滑数。

4. 肺痨咳嗽

西医学认为本病由于抵抗力不足，结核杆菌侵入肺脏而起。中医认为是由于正气不足，感染痨虫侵蚀肺脏而致。初稍有咳嗽，消瘦倦怠，继则咳嗽加重，干咳少痰，或痰中带血，咽痛气喘，手足烦热，舌红少苔，脉来细数。病由肺肾阴亏、木火刑金引起。

5. 痰饮咳嗽

本病相当于西医学的慢性气管炎，为老年人的多发病，中医认为该病由脾肾阳虚，饮食的精微不能运化，聚湿成痰，上溃于肺所致。故患本病者大多阳虚阴盛，本虚标实。

二、辨证论治

由于咳嗽的主要病机是肺失宣降，肺气上逆，因此针对此病机，治疗上以宣肺降气、调理气机为主，以使肺脏恢复正常功能。但肺为娇脏，肺叶清虚而娇嫩，吸之则满，呼之则虚，在外不耐寒热燥湿风诸邪之侵，在内不耐其他脏腑邪气相传。又肺位于胸腔，居于五脏六腑之上，位置最高。《素问·病能论》曰："肺为藏之盖也。"故肺又有"华盖"之称。所以在治疗上宜轻清平和，不宜过寒过热过燥过苦，"治上焦如羽，非轻不举"。因咳嗽由不同的病因导致，治疗咳嗽就应该审证求因，针对不同的病因，采取不同的治疗方式。

咳嗽主要分为外感和内伤两大类。外感咳嗽以宣肺驱邪为主，有寒则散寒，有热则清热，有燥则润燥。内伤咳嗽大部分是由于外感咳嗽失治误治导致的，主要有痰湿和阴虚两种类型。对于痰湿咳嗽以化痰降气兼补肺气为主，阴虚咳嗽以滋阴降气为主。《景岳全书·咳嗽》曰："外感之邪多有余，若实中有虚，则宜兼补以散之。内伤之病多不足，若虚中夹实，亦当兼清以润之。"即外感咳嗽以驱邪为主，如有虚象则略微补之。内伤咳嗽以补为主，如有实邪则兼以驱邪。但切记，用药要轻，不可猛投重剂，以免伤肺。《医学入门·咳嗽》云："新咳有痰者即外感，随时解散；无痰者便是火热，只宜清之。久咳有痰者燥脾化痰，无痰者清金降火。盖外感久则郁热，内伤久则火炎，俱宜开郁润燥……苟不治本而滥用兜铃、粟壳涩剂，反致缠绵。"在治疗咳嗽上不能见咳止咳，以免引邪入里，致使邪恋不出，外感咳嗽转为内伤咳嗽。

在咳嗽发作期，中医多以实证辨治。外寒内饮者治以解表散寒、宣肺化饮之小青龙汤；痰湿内聚者治以温阳健脾、化痰平喘之苓桂术甘汤合二陈汤加味；燥热伤肺者治以辛凉清肺、润燥化痰之清燥救肺汤加减。缓解期治疗主要是通过增强体质，提高抵抗力来预防复发，控制病情发展，中医辨证治疗在本期具有较大的优势。本期多属虚寒，反映在肺、脾、肾三脏，脾肺两虚者治以补肺健脾、益气固表之六君子汤、玉屏风散加减；肺肾两虚治以补益下元、纳气平喘之生脉散加味；偏阴虚者，与六味地黄丸合用，或合以山萸肉、诃子肉、山药滋阴敛液，或合以银柴胡、炙鳖甲、乌梅滋阴退热；偏阳虚者，予肾气丸，以附子、肉桂、核桃肉、紫石英、补骨脂、沉香补益下元，温肾纳气；熟地、茯苓、山萸肉、泽泻补养肾阴。

李延教授根据多年实践，总结出用于咳嗽的行之颇效的验方，方药组成如下：

金银花 15g，连翘 15g，生石膏 30g，杏仁 15g，甘草 10g，鱼腥草 30g，贯众 20g，大青叶 15g，桔梗 15g，知母 15g，黄芩 15g。

随证加减：伴风寒表证加生姜 10g，荆芥 10g；伴风热表证加金银花 30g，天花粉 10g，野菊花 10g；热重者加生石膏 30g；咳多稀痰者，上方去知母、黄芩，加用二陈汤；咳多黄痰者加生石膏 30g，麦冬 10g；多痰稠黏者加海浮石 10g；干咳无痰者加川贝母 10g（或浙贝母 15g），麦冬 10g，天花粉 10g；痰中带血伴胁痛者加黛蛤散 10g，仙鹤草 10g，藕节 10g；咳嗽伴咽痛者加金果榄 10g，僵蚕 10g，或锦灯笼 10g；久嗽不愈伴有喘促者加苏子、莱菔子各 10g；外邪已除，加白果 10g。

三、验案举例

医案一

李某，男，26 岁，职工，2004 年 5 月 4 日初诊。

咳嗽、发热 10 天，白细胞不高，曾 X 透视检查诊断为右下肺炎，发热 37.8℃~38.5℃，在某医院诊断为病毒性肺炎，治疗 10 余天，仍未见好转。

诊见：咳嗽，胸痛，吐黄痰，体温 37.5℃，疲乏无力，自汗，口干舌燥。舌质红，苔黄腻，脉滑数。

中医诊断：咳嗽。

辨证：痰热壅肺。

治则：宣肺祛痰，清热解毒。

处方：金银花 15g，连翘 15g，生石膏 30g，杏仁 15g，甘草 10g，鱼腥草 30g，贯众 20g，大青叶 15g，桔梗 15g，知母 15g，黄芩 15g，荆芥 10g。7 剂，水煎服，日 1 剂，分 2 次服。

二诊：药后体温正常，汗出减少，精神好转，仍有咳嗽，胸痛，咳痰不爽，大便干。舌红，苔黄，脉滑数。发热已退，余热未尽，宜加养阴之剂。

处方：麦冬 15g，竹叶 15g，南北沙参各 10g，黄芩 15g，金银花 15g，连翘 15g，贯众 15g，杏仁 15g，桔梗 15g，款冬花 15g，瓜蒌 20g。6 剂，水煎服，日 1 剂，分 2 次服。

三诊：咳嗽咳痰明显好转，精神改善，大便已通，无不适感。

【按语】李延教授认为，治疗咳嗽应从以下三方面入手：

（1）宣肺散邪：肺主皮毛，气通于表，凡时令之邪可犯表伤肺，故治宜宣散，最忌敛闭。用药如麻黄（有热象当配石膏）、杏仁、桔梗之属宣之，其中麻黄取其宣发上焦肺气，用量宜轻。盖上焦如羽，非轻不举，在 5～10g 之间，宣肺最佳。否则清肃之令不行，一味固敛，必成痼疾。

（2）肃肺养阴：肺为金脏，凡木火升腾，胃热蕴蒸，劳倦久伤，虚火上炎等皆可伤肺金，以致肺阴大伤。风寒、湿燥之邪亦能化火。故清热肃肺、养阴润燥为治咳之要道。方中常用桑皮、桑叶、知母、黄柏等，若热重必用金银花、天花粉、生石膏之属。李延教授认为金银花、天花粉配伍羚羊角有退热妙用。又肺恶燥喜润，故常用生地、元参、瓜蒌、麦冬等甘润之品以润燥金。

（3）活血凉血：肺虽主气，然百脉朝肺，气病必伤及血络，故而李延教授治病颇重活血凉血，方中常用赤芍、丹皮、生地之属，既可清金保肺，又寓"治风先治血，血行风自灭"之意。

医案二

张某，男，54 岁，2004 年 12 月 7 日初诊。

咳嗽、痰多十余年，平日痰多，无咳嗽或略咳，每到冬日加重，咳嗽痰多，咳声重浊，痰时白时黄，浓稠，每于晨间加重，胸闷气短，脘腹痞满，不思饮食，经常恶心，大便时溏，舌苔白腻，微黄，脉濡滑。

中医诊断：咳嗽。

辨证：痰湿蕴肺。

治则：健脾燥湿，化痰止咳。

处方：半夏 15g，陈皮 15g，瓜蒌 15g，黄芩 15g，贝母 15g，胆南星 20g，橘红 15g，白术 20g，茯苓 20g，甘草 15g。7 剂，水煎服，日 1 剂，分 2 次服。

二诊：药后患者自述咳痰量增加，起初有黄痰，后以白痰为主，胸闷气短、脘腹痞满等症状减轻，舌苔白腻不黄，脉濡滑。

前方减胆南星、瓜蒌、黄芩，加紫菀 10g。10 剂，水煎服，日 1 剂，分 2 次服。

三诊：药后诸症减轻。

于方中加地龙 10g，继续服用 3 个月，诸症消除。随访 1 年无复发。

【按语】李延教授认为，此患者病史较长，每于冬日加重，此为内伤咳嗽。痰湿蕴肺，肺失宣降，故咳嗽痰多，痰白黏稠，痰湿中阻。脾为湿困，故脘腹痞满，不欲饮食，呕恶，大便溏薄。舌苔白腻、脉濡滑皆痰湿内盛的表现，故用半夏、陈皮燥湿化痰。患者又有痰时黄、舌苔微黄的症状，可见痰湿内蕴日久有轻度的化热趋势，故加黄芩清肺热；瓜蒌清热化痰宽胸；贝母清热化痰润肺，防止苦寒伤肺；胆南星清热燥湿化痰。根据"脾为生痰之源"，加白术、茯苓健脾燥湿，从根本上解决问题；患者脘腹胀满、不欲饮食、呕恶皆脾胃失运的表现。此患者病程长达十年之久，久病恐伤其气，故加白术、甘草补气健脾。二诊时去胆南星、瓜蒌、黄芩，皆因仅有化热的表现，还没到痰热郁肺地步，故去寒凉药物，恐其伤脾。久病必有瘀，故加地龙通脉活血，兼能清肺平喘。嘱患者冬季注意保暖，避免诱发。

咳喘

咳喘是肺系疾病的主要证候之一，具体来讲，有声无痰为咳，有痰无声为嗽。喘证以呼吸困难、甚则张口抬肩、鼻翼翕动、不能平卧为特征。两者均为常见疾病，尤其是咳嗽，一年四季都可见，可谓人人均患过，虽非大病，但治不得法，亦缠绵难愈。在临床上两者常同时并见，又都与肺关系密切。

一、病因病机

历代医书对咳喘的论述甚多，从病因病机来讲，不外乎外感、内伤两大类，然与肺、脾、肾三脏关系最为密切。外感咳喘，六淫邪气上从鼻或皮毛而入，影响肺的宣发肃降功能，肺失宣降，肺气上逆而为咳喘。内伤咳喘，总由脏腑功能失调、内邪干肺所致，如肝火上灼伤肺，脾虚不能升清益肺，肾虚不能摄纳肺气等。正如《医学心悟》所云："肺体属金，譬若钟然，钟非叩不鸣，风寒暑湿燥火六淫之邪，自外击之则鸣，劳欲情志，饮食之火自内攻之则亦鸣。"咳嗽的病位在肺，但喘除肺外与脾肾也关系密切。从临床表现来看，咳嗽不一定兼喘，而喘多兼咳。从病情轻重来讲，咳嗽较轻而喘多较重。

二、辨证论治

在外感咳喘中，李延教授尤其重视外邪入里化热问题。他认为，由于人民生活水平的提高，体质普遍增强，所患疾病以实证、热证为多，感受外邪后，多顺应人的体质入里化热。中医治疗一般在疾病初期有表证时，以解表为主，不用血分药，因为过早使用血分药，有引邪入里之患。李延教授在治疗外感咳喘中，打破前人的惯例，从一开始就加入凉血活血之品，如丹皮、赤芍、丹参、元参等，在无血热证时，可起预防作用，如里热证已成，又可起治疗作用，与其他辛温辛凉药物配伍使用，临床效果显著，并无引邪入里的危险，反而可以先安未受邪之地。另外，外邪袭肺，影响肺的宣发肃降，进而影响人体气机的正常运行，导致气机阻滞引起血脉瘀滞，应用活血药可活血以行气，促进肺正常功能的恢复，达到治疗的目的。

对于咳喘中的痰，有广义与狭义之分。咳痰之痰是看得见的有形之物，因此也就属于狭义之痰。痰既是病理产物，又是致病之邪，痰的生成与脾关系密切，肺为贮痰之器，脾为生痰之源，多数医家在治痰病时，既要用杏仁、桔梗、前胡、瓜蒌、贝母、苏子等化痰药治标，也要用党参、茯苓、白术、半夏等健脾燥湿药治本，以阻断生痰之源。李延教授在治疗痰浊咳喘时，除宣肺化痰、健脾化痰外，还重视血分药的应用，即活血化痰。在痰涎阻塞肺经的情况下，痰作为致病之邪，阻滞气机。气滞血瘀，痰气血交结在一起，单用行气化痰之品，势必难以推动，加上活血药如丹参、赤芍等，可使血活气动，则血行痰易化。与宣肺化痰、健脾化痰等药物配合，可更快达到祛痰止咳平喘的目的。在虚证咳喘中，李延教授常用养阴益气清热之法。并认为虚证咳喘中以肺阴虚者多见，故常用沙参、玄参、生地、石斛、天花粉、知母等甘润之品滋阴益气，清热凉血。

三、验案举例

王某，男，44 岁，干部，2003 年 10 月 15 日初诊。

素患咳喘十余年，每到秋冬之交发病，近 1 月来因受凉后，咳喘发作，初起恶寒、咳痰量多，色白，近日咳痰量少，色白而黏，不易咳出，呼吸气促。西医检查：两肺布满哮鸣音。心率 115 次/分，心律齐，胸透两肺纹理增粗。西医诊断为哮喘。静点多种抗生素，使用各种气雾剂等，均难奏效或略有缓解。

诊见：心悸，胸闷不适，咳痰量少，色白而黏，不易咳出，呼吸气促，咽燥口渴，食欲冷饮，纳呆，大便干结。舌质红，苔黄腻，脉滑数。

中医诊断：咳喘。

辨证：痰热壅肺，肺气不宣。

治则：清肺化痰，宣肺平喘。

处方：炙麻黄 10g，杏仁 20g，生石膏 30g，生甘草 15g，桑白皮 20g，虎杖 15g, 鱼腥草 30g, 黄芩 20g, 大枣 15g, 远志 15g, 款冬花 15g, 白果 20g, 丹参 15g, 赤芍 15g。7 剂, 水煎服, 日 1 剂, 分 2 次服。

二诊: 药后哮喘有所减轻, 痰量增多, 易咳出, 但色黄, 胸闷腹胀, 大便仍干, 两肺仍有哮鸣音, 舌质正常, 舌苔黄腻, 脉滑疾。

治宜宣肺定喘, 理气和中。

处方: 炙麻黄 10g, 杏仁 15g, 生石膏 30g, 生甘草 10g, 虎杖 15g, 鱼腥草 30g, 黄芩 5g, 大枣 15g, 远志 15g, 丹参 15g, 赤芍 15g, 玄参 10g, 麦冬 15g。6 剂, 水煎服, 日 1 剂, 分 2 次服。

三诊: 药后咳嗽咳痰明显好转, 精神改善, 大便已通, 无不适感。

【按语】 本证初起恶寒, 咳痰较多, 后出现入里化热证。李延教授认为本病病位在肺, 但有虚实之分, 外邪侵袭, 阻遏气道, 致使气上喘逆。喘息不止者为实证, 先以宣肺定喘祛邪为主, 以麻杏石甘汤宣肺定喘, 辅以桑白皮开肺气, 虎杖、鱼腥草、黄芩清肺热, 远志、款冬花宁心祛痰, 大枣和中, 加丹参、赤芍凉血活血, 增强疗效。二诊加入少量的麦冬、玄参滋阴清热。药后病情有所好转, 咳喘减轻, 在前方基础上调整, 终使咳喘得以控制。

肺痨

肺痨是由于痨虫侵蚀肺叶引起的, 以咳嗽、咯血、潮热、盗汗、身体逐渐消瘦为特征的一种具有传染性的慢性虚弱性疾病, 即西医学的肺结核。本病的名称很多, 历代不一。《中藏经》称本病为"传尸"。《肘后方》称本病为"尸注""鬼注"。唐《千金要方》称本病为"尸疰""鬼疰"。宋代《三因方》称本病为"劳瘵"。由于本病劳损在肺, 故今称肺痨。本病的本质为阴虚血少, 肝热火旺, 故本病"阴虚者十之八九"。

一、病因病机

肺痨的病因不外内因和外因两方面。外因是感染痨虫, 内伤是气血虚弱, 二者相互为因。病变主要在肺, 但可影响其他脏腑, 而以肺、脾、肾三脏为主。病变性质为阴虚肺热, 发病及病机演变主要取决于正气强弱。

1. 痨虫传染是形成肺痨的基本因素

凡直接与病人接触, 或感受病者之气, 均可导致痨虫入侵而发病。如《医学正传·劳极门》云: "其侍奉亲密之人, 或同气连枝之属, 熏陶日久, 受其恶气, 多遭传染。"痨虫侵袭肺脏, 腐蚀肺叶, 肺失清肃, 而致咳嗽、咳痰、气喘、胸痛; 如伤及肺络, 则咯血, 或痰中带血; 痨虫致病易耗气伤阴,阴伤则虚热生，故见潮热盗汗等症。

2. 正气虚弱、阴血亏虚是致病的内在因素

素体薄弱，或嗜欲无度，忧思劳倦，大病久病后失于调养，或误治失治等，耗伤气血津液，正气内虚，抗病力弱，则痨虫乘虚而入，侵蚀肺叶，发为肺痨。故《古今医统》指出："凡人平素保养元气，爱惜精血，瘵不可得而传。惟夫纵欲多淫，苦不自觉，精血内耗，邪气外乘……乘虚而染触。"

本病的形成往往是内外因共同作用的结果。外因感染痨虫虽是致病的重要条件，但内因正虚是发病的关键。正气不足则感染痨虫后容易致病，反之，正气充足，虽感染痨虫，却不一定发病。只有"两虚相得"才能"著而为病"。

二、辨证论治

本病的临床表现及其经过甚为复杂。但简而言之，则以咳嗽、咯血、骨蒸潮热、自汗、盗汗为主症。肺阴亏虚者，方用月华丸加减；阴虚火旺者，方用百合固金汤合清骨散加减；气阴耗伤者，方用保真汤加减；阴阳两虚者，补天大造丸加减。

李延教授认为，本病的治则根据"主乎阴虚"的病机特点，应以滋阴为主，降火为辅。气虚、阳虚并见者，当同时兼顾。同时对于本病的治疗，李延教授注重脾胃的调养。"脾胃为后天之本，气血生化之源。"顾护脾胃可使精血生化有源，气阴得以补充，亦有"培土生金"之意。疾病后期出现消瘦的症状，顾护脾胃乃调治大法。李延教授多用《医学衷中参西录》中的"资生汤"。方用生山药 30g，玄参 15g，于术 15g，生鸡内金（捣碎）15g，牛蒡子（炒，捣）15g。

脾为后天之本，能资生一身。脾胃健壮多能消化饮食，则全身自然健壮。在调补脾胃的时候，同时服用《金匮要略》中的大黄䗪虫丸疗效更佳。注重脾胃的同时，李延教授还注重对肾脏的调护。因"肾为先天之本""久病及肾"，故治疗中多加补肾的中药，如杜仲、续断、菟丝子、山茱萸等。对于阴虚较明显的患者，嘱其平时可食梨。因梨性凉润，可清肺润燥。李延教授认为，阴虚多血滞，故常加活血药，如丹参，所谓"一味丹参饮，功同四物汤。"临床多获满意疗效。

三、验案举例

项某，女，26 岁，2004 年 8 月 6 日初诊。

咳嗽、咳痰、潮热、盗汗两月余，经某医院系统检查确诊为肺结核，服用两个月抗结核药疗效不显著。查肝功能：谷丙转氨酶升高至144U/L，谷草转氨酶升高到75U/L，医生把肺结核药停用，改用甘利欣（甘草酸二铵注射液200ml/d），同时服易善复（多烯磷脂酰胆碱胶囊，每次2片，3次/天）。后复查肝功恢复正常，经介绍门诊求治。

诊见：病人面色淡白，咳嗽咳痰，咳声低弱，自汗盗汗，手心微热。舌红少苔，脉细弱。

中医诊断：肺痨。

辨证：气阴耗伤。

治则：益气养阴。

处方：红参20g，黄芪30g，白术20g，茯苓20g，天冬15g，麦冬15g，熟地20g，当归15g，陈皮20g，薏苡仁30g，甘草20g，苍术20g。12剂，水煎服，日1剂，分2次服。

8月18日二诊：药后上诉症状明显缓解，精神较佳。复查肺CT见结核球。

继续上方加五味子20g。12剂，水煎服，日1剂，分2次服。

8月30日三诊：药后咳嗽咳痰、潮热、自汗盗汗等症状进一步好转，面色略显红润，精神饱满，守方守法继服。30剂，水煎服，日1剂，分2次服。

9月30日四诊：药后咳嗽咳痰、自汗盗汗诸症消除，复查胸片表现为钙化，痰检查不排菌。

【按语】此例肺痨患者主要以咳嗽咳痰、潮热、自汗盗汗表现为主，中医以肺痨论治，病位在肺。脉症合参，本例为肺气阴耗伤，治以益气养阴之法，方予保真汤加减。方中红参、黄芪、白术、茯苓补肺益气；天冬、麦冬、熟地、当归滋阴养肺；陈皮、薏苡仁、苍术理气运脾，化痰祛湿；甘草调和诸药。本例为正气虚损，痨虫侵扰，正气虚损为本，故当以扶正为主，正气盛则痨自除。

发热

发热是指体温高于正常范围者，是病邪作用于人体所引起的疾病中常见主症之一。同时，发热可出现于不同的证候中。引起发热的疾病较多，西医学认为发热大致可归纳为感染性与非感染性两大类。感染性发热包括各种慢性传染病与慢性全身的或局灶性感染引起的发热，非感染性发热包括白血病、变态反应、恶性肿瘤、结缔组织疾病、内分泌疾病及功能性发热等。

中医学认为，究其发热的原因不外乎外感与内伤两方面。外感所致的发热，发病机理为六淫外邪或疫疠侵袭肌表，卫阳奋起与之抗争而致发热。当外邪化热入里（五气化火），邪正激争，阳盛热极则壮热不已。若邪热耗伤人体阳精、津血，使阳盛阴虚，则发热迁延。

内伤所致发热主要是体内阴阳平衡失调的结果。其发病机理是七情所伤，气郁化火（五志化火），或过食辛温燥热之品，或脏腑功能过亢（气有余便是火）等阳气亢盛而发热。正如《素问·阴阳应象大论》所云："阳盛则身热。"或因暴病久病、七情、饮食、劳倦等损伤脏腑精血，导致阴精亏损而发热，即"阴虚则内热"（《素问·调经论》）。或因人体阳气虚极欲外脱，阳气浮越于外，或阴寒内盛格阳于外（阴盛格阳）而导致发热。

根据发热程度和特点的不同，发热有诸多称谓：微热、恶热、烦热、骨蒸、潮热、发热不扬、灼热、暴热、夜热早凉、发热夜甚、低热持续等。现代结合体温计的使用又分为低热、中热、高热、潮热和自觉发热等。另外，发热有同时伴恶寒者，有但热无恶寒者，有往来寒热者，亦有日晡潮热者，但都不离外感与内伤两类。

一、病因病机

外感发热属外感病范畴，病因是外感病邪引起的人体发热，如六淫病邪（风、寒、暑、湿、燥、火）。《素问·至真要大论》就提出："夫百病之生也，皆生于风、寒、暑、湿、燥、火。"所有外感病都是由六淫引起的。在外感热病理论中，还提出疫气病邪也是引起外感发热的重要致病原因。历代文献中又有毒气、乖戾之气、疠气、杂气、疫气、瘴气等称谓。疫气是单独存在于自然界中的致病因子，即杨栗山《伤寒温疫杂辨》中说的："天地间另为一种疵疠旱潦烟瘴之毒气。"《温疫论·原病》中说："病疫之母，昔以为非其时而有其气。"从审证求因的观点来看，引起温疫发病的杂气仍未完全脱离六淫范畴，实际上疫邪的性质和致病特性也可以按六淫进行分类，如引起湿热疫病的疫邪为温热疫邪，引起暑燥疫病的疫邪为暑燥疫邪。其次毒邪也是引起某一类外感热病的病因，它可以与六淫病邪形成风毒、寒毒、暑毒、湿毒、燥毒、火毒等。

对外感热病进行正确的辨证是有效防治外感发热的重要前提。李延教授非常强调治病必须辨证准确，正如清代著名医家吴鞠通在《温病条辨》中所说："着眼处全在认证无差，用药先后缓急得宜，不求识证之真，而妄议药之可否，不可与言医也。"

二、辨证论治

1. 表证发热

表证发热的特点是必与恶寒同时并见，多见微热（偶有壮热），一般多伴有鼻塞、流涕、喷嚏、头身疼痛、舌苔薄、脉浮等表现，根据发热的不同特点及伴发症状的差异，再进一步鉴别是风寒表实证（又称太阳伤寒证），还是风寒表虚证（又称太阳中风证）。前者以寒邪袭表为特点，后者以风邪伤表为主。另外还有风温（热）、湿温、秋燥，此三证虽同属表证的卫分证，但根据病邪，热、湿、燥的症状不同，治疗亦不相同。

李延教授在临床治病中，尊古人常法，通过四诊分析其病因、病位、病情，进而按照八纲、卫气营血以及脏腑气血辨证法则进行归纳，从整体观念出发，正确地处理扶正气与祛邪气的辩证关系，调整气血、阴阳，使之恢复相对平衡，以期热退病除。李延教授在临床实践中，尊古而不泥古，在治疗一般单纯性外感发热疾病时，多采用辛温解表、解肌发表、辛凉解表、清暑祛湿解表、疏风润燥解表等法，或用单方验方、葱白煎水、姜糖水以发散而退热。

对于一些原因不明或顽固性发热的病例，李延教授在辨证治疗时有他独到之处。李延教授认为，外感无论风、寒、暑、湿、燥、火均为外在因素，但内因不具备亦不会患病，内因是发病的根本。从发病学的观点讲，中医始终强调"邪之所凑，其气必虚，正气存内，邪不可干"。李延教授常讲，人无内热不会招致外感，如人体内有伏热，感受外来六淫之邪均可以化热，故治疗时热势难退。

2. 半表半里发热

半表半里属少阳证，即病邪已离太阳之表，尚未进入阳明之里的阶段。半表半里的特点是寒热往来（或称往来寒热），恶寒与发热交替出现，定时或不定时发作。在临床上单纯少阳病可用和解少阳法即可，但有时病情较为复杂，并不是孤立的。如临床上有的患者出现有头痛、恶寒、发热的太阳病证，又同时见胸胁痞满、口苦咽干、心烦喜呕等少阳病证。这是两经同时有病即所谓太少合病，如体质较弱的患者，由于正气虚弱，正不抗邪，外邪虽未离表，但已逐步深入，所以治疗时既不能用单纯的汗法，以免使正气愈伤；又不能用单纯的清法，因邪未入里，热势不著，苦寒直折易伤正气，而是应当用调和营卫的方法。《难经》中说："心者血，肺者气，血为营，气为卫，相随上下，谓之营卫，通行经络，营周于外。"所以调和营卫的临床意义就是调和气血。气血营卫得以调和，正气振奋则外邪自祛。

3. 里证发热

里证包括的内容相当广泛，张仲景在《伤寒论》中所述的六经辨证中的阳明病、太阳病、少阴病、厥阴病均属于里证。叶天士提出的卫气营血辨证，其中气分证、营分证、血分证亦多属里证。

里证发热的临床表现较为复杂。一般里证发热可以通过泄热的方法而治，但在临床上常有卫营同病、气营两燔等复杂病证。以三焦传变而言，可以有中焦的肺胃热盛，邪热燔炽或热实互结，而下焦阴液已伤的土胜克水证；以脏腑病变而言，虽然外感热病多数以某一脏腑为病变中心，但在病变过程中往往又可波及其他脏腑，造成多脏腑病变。李延教授在治疗这类复杂发热的病证时，能知常达变，既不离中医的辨证基本原则，又突出自己的治病特色，灵活确定治法。

如见里热证持续发热，并逐渐增高，恶风寒，脉洪大，口渴喜冷饮，苔黄，李延教授认为多属外感热病入里，治疗喜用白虎汤（石膏、知母、甘草、粳米）清气分热，使热退、脉静、身凉而病愈。

此外，在清里热的同时注意养阴。李延教授认为，内热盛必然伤阴，而阴亏者内热必更盛，因此在清除里热的同时，应注重养阴凉血。这种治法不但有助于消除里热，更有利于扶正祛邪，是通过增强体质来祛除外邪的，是值得重视的退热方法。

4. 其他热型

发热起伏有定时，称为潮热。每到下午三点到五点左右发热，此为日晡发热。发热时蒸蒸汗出，腹胀痛拒按，为阳明里实证，治用增液承气汤（生地、玄参、麦冬、大黄、玄明粉），热随便解。

午后或夜间低热，伴有心悸，神疲乏力，多见于久病体虚、失血失液者，治宜养血滋阴，方用六味地黄丸（生地黄、山药、山茱萸、泽泻、牡丹皮、茯苓）。

午后或夜间低热，五心烦热，发热时有热自骨内向外透发的感觉，为骨蒸劳热，治用清骨散（银柴胡、胡黄连、鳖甲、青蒿、秦艽、地骨皮、知母、甘草）。

微热，劳累后加重，或者上午发热，下午热退，伴少气懒言，动则自汗，脉弱，为气虚发热，治以甘温之法除热，方用补中益气汤（黄芪、人参、白术、当归、炙甘草、升麻、柴胡、陈皮、大枣、生姜）。

小儿每到夏季发热不止，入秋季无需治疗便停止，多发于我国南方地区，伴烦躁，口渴，尿多，无汗，为夏季热，治用清暑益气汤（沙参、麦冬、知母、甘草、竹叶、黄连、石斛、西瓜翠衣、荷叶、粳米）。

发热与恶寒交替出现，1天1次或数次，毫无规律可循，伴有口苦、咽干、胁肋胀痛，脉弦，为少阳病发热，治用小柴胡汤（柴胡、黄芩、半夏、人参、甘草、生姜、大枣）。

往来寒热，发有定时，为疟疾发热，治用青蒿素。

身热不扬，午后热甚，头身困重，身重肢倦，胸闷脘痞，舌苔黄腻，脉缓，为湿温发热，治用连朴饮（半夏、厚朴、黄连、栀子、石菖蒲、芦根、豆豉）。

妇人月经不调，常于经前寒热往来，头胀，胸闷，眩晕，吞酸，嘈杂，此为气郁化火，治用小柴胡汤合四物汤（柴胡、黄芩、半夏、人参、甘草、生姜、大枣、生地黄、当归、白芍、川芎）。

发热看似是简单的症状，但究其病因病机十分复杂，治疗用药各异，如不分清其中区别，则常常失治误治。

三、验案举例

徐某，女，33岁。外院会诊病例，会诊日期：1999年7月6日。

主诉：高热持续不退十余日。现病史：6月18日突感恶寒发热，鼻塞不通，时流清涕，咽喉肿痛，19日仍坚持工作，下班时感觉头晕加重，曾昏倒1次，急送医院，体温39.9℃，血压75/60mmHg，心肺未见异常，肝脾不大。查血：白细胞6.4×10^9/L，中性粒细胞69%，淋巴细胞30%，单核细胞1%，按高烧待查收住院治疗，先后用大量青霉素、头孢菌素及中药紫雪等未效，体温持续在39℃左右，十余日不退。住院期间无阳性体征发现。血、尿、便细菌培养无致病菌生长，西医诊断未明确。于7月6日请中医会诊。

现症：发热不恶寒，午后热重，身有汗出，神疲，面垢而赤，说话无力，口渴思冷饮，头晕头痛，心烦不宁，四肢沉困，纳呆，尿赤，大便稀软，日行1次。既往史：体健，无烟酒嗜好。舌苔黄厚而腻，质较红，两脉洪数。

中医诊断：外感发热。

西医诊断：高热待查。

辨证：外感暑湿，邪热入营。

治则：芳香化浊，祛暑利湿，清营凉血。

处方：藿香20g，佩兰20g，生石膏15g，炒僵蚕20g，生地黄25g，天花粉15g，金银花25g，赤芍20g，牡丹皮20g，黄芩15g，茵陈15g。2剂，水煎服，日1剂，分2次服。

服上方1剂后体温即降到38℃左右，继服第2剂，体温恢复正常，诸症皆除，经调养痊愈出院。

【按语】本例为夏日热病，十余天不解。初感时畏寒发热，鼻塞不通，时流清涕，咽喉肿痛乃感受暑湿外邪，未能及时宣透清解，复因工作环境为高温车间，湿邪迅速化热。会诊时，症见但热不寒，午后热重，口渴心烦，舌红，说明表证虽解，但营热仍盛，因其苔黄厚而腻，面垢而赤，四肢沉困，大便稀软，可见湿邪缠绵未解，故治当芳化利湿，清暑凉血。方用生石膏、金银花、黄芩、茵陈清暑利湿；藿香、佩兰芳香化浊；生地、丹皮、天花粉、赤芍养阴凉血活血；佐以僵蚕散风热。药证相符，热退症除。

耳鸣

耳鸣，即耳中鸣响。《外科证治全书》卷二说："耳鸣者，耳中有声，或若蝉鸣，或若钟鸣，或若火熇熇然，或若流水声，或若簸米声，或睡着如打战鼓，如风入耳。"耳鸣是多种耳科疾病的证候之一，但也可单独成为一个疾病。

一、病因病机

耳鸣多与肝肾有关。肾与耳关系密切。肾为先天之本，藏精生髓，上通于脑，开窍于耳。《灵枢·脉度》云："肾气通于耳，肾和则耳能闻五音矣。"《内经》云："髓海不足，则脑转耳鸣。""上气不充，脑为之不满，耳为之苦鸣。"《诸病源候论》云："劳动经血而气血不足，宗脉则虚，随脉入耳，与气相击，故为耳鸣。"肾虚耳鸣多发于年逾四旬之人，多见于年老体弱或虚羸之人。《内经》云："年四十，阴气自半，起居衰矣。"《杂病源流犀烛·卷二十三》云："耳鸣者，聋之渐也。"肾精不足，则耳窍失养，轻则耳鸣，重则听力下降甚至耳聋失聪。耳暴鸣者，多与肝胆实火有关，肝失疏泄，气郁化火或性情急躁，肝阳过亢等都可引起耳暴鸣。

二、辨证论治

本病的论治不外乎虚实两端，虚者责之于肾，实者责之于肝。治疗宜"虚则补之，实则泻之"。

1. 肝火上炎

临床表现：耳鸣如潮或呈风雷声，突然发作，声音较大，并伴有听力减退、耳痛或眩晕、面红目赤、口苦、便秘。舌红，苔黄，脉弦。

治则：清泻肝火。

方药：龙胆泻肝汤加减。

2. 肾精亏虚

临床表现：耳内鸣响，昼夜不停，声如蝉鸣，以午后、夜间为甚，听力逐渐下降，兼见头昏头痛、目眩、腰膝酸软、失眠多梦。舌淡，苔白，脉沉弱。

治则：滋补肾肝。

方药：耳聋左慈汤加减。

李延教授在治疗长期耳鸣时善用活血化瘀中药，如川芎、丹皮、赤芍等，效果显著。

三、验案举例

章某，男，22岁，学生，2004年5月7日初诊。

耳鸣1周。1周前在球场上打篮球，与同学发生争吵后出现耳鸣。耳鸣如潮，持续不断，严重影响学习、生活，家人带其就近西医院就诊，诊断为中耳炎，给予消炎药及维生素B族药物，未见明显疗效，耳鸣如故，为求中医治疗，遂来门诊。

现症：患者消瘦，耳鸣如潮，头痛面赤，抑郁心烦，口干口苦，大便秘结，小便赤。舌红少苔，脉弦细数。

中医诊断：耳鸣。

辨证：阴虚肝郁，虚火上扰。

治则：滋阴解郁，平火定鸣。

处方：生地20g，熟地20g，沙参20g，郁金20g，石斛15g，枸杞子20g，麦冬20g，知母15g，黄柏15g，当归15g，川楝子10g，柴胡15g，白芍20g，麝香5g。7剂，水煎服，日1剂，分2次服。

二诊：耳鸣减轻，头痛减轻，心烦未见好转，大便仍秘结，小便赤，舌脉未见明显变化。上方化裁进一步治疗。

处方：生地20g，熟地20g，沙参20g，枸杞子20g，麦冬20g，知母15g，黄柏15g，当归15g，川楝子10g，柴胡15g，白芍20g，黄连10g，栀子10g，川牛膝10g。7剂，水煎服，日1剂，分2次服。

5月21日三诊：耳鸣消失，头痛、心烦消失，二便和，舌红少苔，脉细。续以上方减清热之品调理而愈。

【按语】本案耳鸣辨为阴虚肝郁、虚火上扰之证，该患素体肝肾阴虚，情志抑郁，郁而化火，引动虚火上扰而现诸症。其本在阴亏，故遵壮水之主以制阳光，投《柳州医话》之一贯煎化裁，滋阴清火而定鸣。患者服用7剂汤药耳鸣减轻，但余症未见好转，李延教授认为此乃佳象，虚火之势较先前为弱，续投上方化裁，又服7剂，诸症皆除。

纵观治疗过程，抓主要病机是关键，同时也佐证了中医辨证论治的特点。同样一个病机，在不同患者身上表现出不同的症状，采用辨证与辨病相结合是中医临床诊治的重要思路。

自汗

自汗是昼日汗出溱溱，动辄益甚者。可见于外感六淫或内伤杂病，前者多为实证，后者多为虚证。《内经》曰："阳气卫外而为固也。卫为阳，言卫护皮肤，肥实腠理，禁固津液，不得妄泄。汗者，干之而出。邪气干于卫气，气不能为固于外，则皮肤为之缓，腠理为之疏，由是而津液妄泄，溅溅然润，漐漐然出，谓之自汗。"

一、病因病机

自汗为汗证的一种，多因营卫不和、热炽阳明、暑伤气阴、气虚阳虚等引起，成无己《伤寒明理论》谓："发热，自汗出而不愈，此卫气不和，风邪干于卫也。太阳中暍，汗出恶寒，身热而渴者，暑邪干于卫也。多汗而濡，此风湿甚者，湿邪干于卫也……"李延教授治疗自汗，多从湿邪所阻、卫外失固论治，所谓"湿胜则阳微"。

二、辨证论治

1. 营卫不和之自汗
临床表现：汗出畏风，乏力，活动后加重。舌淡，苔白，脉浮缓等。

治疗多用桂枝汤调和营卫，酌加龙骨、牡蛎。《医学衷中参西录》云："龙骨、牡蛎所谓敛正气而不敛邪气……"借龙骨、牡蛎敛正气以合阴气。

2. 湿胜阳微之自汗
临床表现：头胸汗出，手足心汗，伴胸闷，纳食欠佳。舌苔白腻，脉滑等。

治疗多以运脾化湿为法。三仁汤加苍术、厚朴、佩兰、藿香、滑石。用药以祛湿为主，湿邪祛，阳气则通，表之卫阳固摄，则腠理固密，汗出有度，不加固表止汗之品而自汗亦除。

3. 气血瘀滞之自汗
临床表现：汗出量多，活动加重。舌紫红或有瘀点，脉弦或弦涩。

治疗用血府逐瘀汤。《医林改错·血府逐瘀汤所治之症目》云："竟有用补气固表，滋阴降火，服之不效，而反加重者，不知血瘀亦令人自汗、盗汗，用血府逐瘀汤。"

4. 阳气虚弱之自汗

临床表现：自汗畏风，四肢怕冷，平素体质虚弱，易于感冒。舌淡，苔白，脉弱。

治疗桂枝附子汤加减。附子以复元气而固表。《本草正义》云："外达皮毛而除表寒……"酌加龙骨、牡蛎、山萸肉以敛正气。

三、验案举例

李某，男，57 岁，2001 年 10 月 9 日初诊。

自汗 6 个月不止，经某医院中医师用中药汤剂治疗（具体方药不详），未见疗效，自汗反而加重，为求诊治来我门诊。

诊见：头晕耳鸣，口不渴，饮食尚可，大便溏，小便利，畏风，足冷，周身自汗淋漓，必以两条毛巾捆身上，且每日换内衣 1 次，毛巾数条，苦楚异常。舌苔白，脉濡。

中医诊断：自汗。

辨证：阳虚，卫表不固，营卫不和。

治则：益气固表，调和营卫。

处方：党参 10g，白术 15g，附子 5g（先煎），炙黄芪 50g，大枣 30g，桂枝 10g，麻黄根 10g，浮小麦 30g，当归 10g，熟地 15g，白芍 10g，五味子 10g，煅牡蛎 30g，煅龙骨 15g，炙甘草 15g。5 剂，水煎服，日 1 剂，分 2 次服。

二诊：服上方 3 剂，自汗减轻。服至 5 剂，患者诉口干，大便结。

三诊：去附、桂，加麦冬 10g，石斛 10g，连进 15 剂收功。

【按语】自汗多气虚、阳虚。本案患者气不足，无以充养脑窍，故头晕、耳鸣；畏风怕冷乃卫表不固、腠理疏松、不耐风邪所致；足冷、大便溏、小便利乃阳虚无以温煦肢体、温化水液所致。气虚则腠理疏松，卫表不固，故汗自出。自汗见之临床原因多端，不可一概而论，应以脉症互参。本例之阳虚卫表不固，前医进大量汤方未奏效是未抓住病机而已。盖仲景先师之经方告诫我们要注重抓主要病机。

病态窦房结综合征

病态窦房结综合征是由于窦房结及其周围组织的器质性改变，起搏功能（冲动的形成）和（或）冲动的传出发生障碍或衰竭，产生一系列心律失常，并可伴有不同程度的脑、心、肾供血不足的临床症状，构成了一组综合征。心律失常以严重持久的心动过缓、窦性停搏、窦房传导阻滞为主，常可并发逸搏心律或异位性心动过速，严重病例可发生阿－斯综合征和猝死。本综合征多继发于冠状动脉粥样硬化性心脏病、心肌病及心肌炎，前者多为老年人，后两者多为青年和中年人。原因不明的老年病人多由退行性病变引起。所以本综合征的主要表现为心动过缓。还有因心房扑动或颤动而继发栓塞者。中医认为，本综合征"脉迟"，或迟与促、结、代、疾脉等交替，舌质淡，可有眩晕或晕厥发作，喜暖畏冷、心悸、气短、胸闷、心痛等症状，多数为虚寒的表现，病位在心、脾、肾三脏。

一、病因病机

心阳不振，鼓动无力而多致血脉闭阻、心血不濡；肾阳虚衰，不能上济心阳，阳气不能温布全身，心肾阳虚，火不生土，损及脾阳；脾失温运，水湿内停，可致湿阻气滞，气滞则可致血瘀。针对患者心、脾、肾阳虚的特点，根据中医"劳者温之""虚者补之""寒者热之"的治疗原则，李延教授多采用温通心阳、温运脾阳、温补肾阳法治疗本病。由于肾阳是全身功能、各脏腑阳气运行的主要力量，血脉的正常运行也是"资始于肾"，故肾阳强壮，心阳、脾阳也可得到扶植。

二、辨证论治

本病的治疗以温补肾阳为主，并随证加用活血药和养阴药。《濒湖脉学》云："迟来一息至惟三，阳不胜阴气血寒。"《素问·厥论》说："阳气衰于下则为寒厥。""寒厥者，阴气盛，阳气衰。"可见，阳气衰、阴气盛是本病的根本原因，责之于脏腑则主要在心、脾、肾三脏，其表在心，其本在肾，而脾次之，主要病理为心阳虚、心肾阳虚或兼脾阳不足，在阳虚的基础上兼有气虚、阴虚或夹有血瘀、痰浊等不同证候，属阴证、虚证、寒证、瘀证。李延教授将保元汤、补中益气汤和麻黄附子细辛汤三方合方组成温阳活血汤，温通心阳，温运脾阳，温补肾阳，以使脏腑阳气及血脉运行复常，起到"劳者温之""虚者补之""寒者热之"的功效。

温阳活血汤：党参 20g，黄芪 20g，柴胡 15g，干姜 10g，升麻 15g，肉桂 15g（后下），白术 20g，陈皮 15g，细辛 5g，制附子 10g，炙甘草 10g。水煎服，日 1 剂，分 2 次服。

适应证：缓慢性心律失常，包括窦性心动过缓、窦性停搏、窦房阻滞、房室传导阻滞以及以心动过缓为主要表现的病态窦房结综合征等属于阳气亏虚、血脉瘀阻者。症见心悸心慌，气短胸闷，乏力倦怠，肢体发凉，喜暖恶风，头晕，记忆力减退，甚则晕厥，舌淡，苔白，脉沉迟无力。

凡辨证属气虚阳虚、血脉瘀阻之缓慢性心律失常者多有效。阴虚有火、阳热内盛者不宜使用，误用后反助火伤阴。有血瘀征象者，可加鸡血藤30g，川芎10g，桃仁10g，三七粉3g，当归15g，以活血化瘀，取温阳活血之意；咽干口渴者，加石斛30g，知母、黄柏各10～15g，天花粉15～30g以制其燥，使温阳益气而不助火；畏冷明显、脉沉者，加肉桂末15g冲服，1日2～3次；血压高且有头晕、头痛、肢麻症状者，可酌加珍珠母30g，葛根15g，菊花15g；有痰浊可加半夏、胆南星和苓桂术甘汤等；频繁发作心房纤颤，加用北五加皮、元胡；表现为心律快者，本方效果略逊。

应用温补方药治疗病态窦房结综合征需注意温而勿燥，且慎用苦寒。这主要是由于病态窦房结综合征虚寒征象比较典型，用温补方药，以其温性、热性和补益、扶正的性能，纠虚寒之偏；助阳温中，消散阴寒，用于阳气不足疗效明显。为了提高疗效，减少伤阴助火的副作用，需注意：

①温而勿燥：温补药包括温肾助阳和温中回阳等数十种药物，其温性、热性程度不同。大辛大热、性能燥烈的有肉桂、附子、乌头、吴茱萸等；温而不燥具有温润作用的有巴戟天、仙灵脾、补骨脂等；治疗时应当掌握证候特点使用。可以用温润药治疗的就不用大辛大热药，尤其久服者更应注意阴阳寒热消长情况。但对重症虚寒患者，应用大辛大热药为好，最好配合使用一些佐药，以制其燥。如以地黄或甘草配附子、乌头；以知母、黄柏配仙茅、肉桂等，达到温阳不助火的作用。

②尽量少用苦寒药，配合应用活血药：用苦寒清热药后，往往病情易反复，心率原已提高又复下降，故尽量不用或少用。由于迟脉及结代脉亦主血瘀，适当配合当归、鸡血藤、川芎等活血通瘀药，对提高疗效有所帮助。

三、验案举例

夏某，女，50岁，干部，2001年8月10日初诊。

近20年来，脉搏跳动缓慢，每分钟40～50次，活动后可升至每分钟80～90次。曾因劳累出现心慌、气短、胸闷、心前区不适症状，并有逐渐加重趋势。遂以病态窦房结综合征住进某院。入院时心率40次/分钟，血压110/80mmHg。心电图显示：窦性心动过缓40次/分钟，阿托品试验阳性，异常心电图。住院治疗，症状有所好转，遂出院。但仍觉心前区不适，遂前来就诊。

诊见：自述心悸、胸闷气憋，心前区隐痛，伴疲乏，畏寒，四肢麻木。舌体胖嫩质淡紫，边见瘀点瘀斑，苔白滑，脉迟涩。

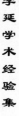

西医诊断：病态窦房结综合征。

中医诊断：心悸。

辨证：脾肾阳虚，阴寒内盛，心脉失统，血脉瘀滞。

治法：扶正培本，温补脾肾，益气扶阳，祛瘀通脉。

处方：炙麻黄 10g，桂枝 10g，制附子 10g，细辛 5g，红参 10g，黄芪 30g，淫羊藿 20g，五味子 10g，当归 10g，丹参 10g，川芎 10g，炙甘草 10g。水煎服，日 1 剂，分 2 次服。

共服上方 40 余剂，诸症基本消失。心电图检查正常。心率 71 次/分钟，1 年内多次随访，健康状况一直良好。

【按语】李延教授认为，本病病机属于阳虚阴盛。主要是脾肾阳虚，心阳不振，失去温煦肢体脏腑、统运血脉的作用，故出现畏寒、疲乏。阳虚血凝，故出现四肢麻木、舌体胖嫩质淡紫，边见瘀点瘀斑，苔白滑，脉迟涩。方中红参、淫羊藿、炙甘草、制附子等品温补心、脾、肾之阳，以培补元气，鼓舞生机，统运血脉；复以麻黄附子细辛汤佐桂枝等温阳升散之品以助阳升发；以当归、丹参养心通脉。诸药合用而获良效。

心脏神经官能症

心脏神经官能症是植物神经功能紊乱以循环系统失调为主要表现的综合征。植物神经紊乱是一种内脏功能失调的综合征，包括循环系统功能、消化系统功能或性功能失调的症状，多由心理、社会因素诱发人体部分生理功能暂时性失调，神经内分泌出现相关改变而组织结构上并无相应病理改变的综合征。

一、病因病机

对本病的认识，《类经·疾病类》云："心为五脏六腑之大主，而总统魂魄，兼赅志意，故忧动于心则肺应，思动于心则脾应，怒动于心则肝应，恐动于心则肾应，此所以五志唯心所使也。"《素问·灵兰秘典论》云："心者，君主之官也，神明出焉。"《灵枢·邪客》云："心者五脏六腑之大主也，精神之所舍也。"《类经》指出："情志之伤，虽五脏各有所属，然求其所由，无不从心而发。"

人的精神、意识、思维活动虽可分属于五脏，但主要归属于心主神明的生理功能。心主神明的生理功能正常，则精神振奋，神志清晰，思维敏捷，对外界信息的反应灵敏和正常。如果心主神明的生理功能异常，可出现精神、意识、思维异常，而见失眠、多梦、神志不宁、抑郁、恐惧、焦虑、强迫、心悸、怔忡等症，影响其他脏腑可出现纳呆、便溏或便秘、汗出异常；或反应迟钝、健忘、精神委顿等。

心主神明，脑为元神之府，心主血，上供于脑，故心脑相系。长期情绪刺激，还会导致心阴阳失调，五脏不和，心血上供于脑不足，脑失所养从而引起心主神明的功能失常，而使五脏六腑的功能失调，出现一系列的临床症状。

二、辨证论治

对于本病李延教授多从心、脾、肝论治。脾气健运，则心有所养。肝气条达则心血运行正常，五脏六腑、四肢百骸得以濡养。《素问·举痛论》云："惊则心无所依，神无所归，虑无所定，故气乱矣。"气乱则脏腑功能失调，百病皆生，治疗注重调理心胆之气。胆气不虚，则惊无所害，心气不伤，气不乱矣。治宜镇惊定志，养心安神，多用安神定志丸加减运用。

与此同时，李延教授对于本病的治疗多注重情志的变化。《素问·举痛论》云："怒则气上，喜则气缓，悲则气消，恐则气下……"临床常表现为多种情志所伤，而非单一情志发病。情志致病，使脏腑气机逆乱而出现各脏腑功能紊乱的表现，治疗以调节脏腑气机为主，多用颠倒木金散除气机逆乱所导致的疼痛，另加黄芪、党参补脾肺之气，白术健脾，脾肺之气健运则气的升降出入恢复正常；加柴胡、枳壳疏肝理气，肝气得疏，则全身气机调畅；加丹参、赤芍补血活血以助行气，"气为血之帅，血为气之母"，补气行气的同时，加以活血养血之品。

李延教授治疗植物神经功能紊乱所致的心悸，用药多加龙骨、牡蛎。岳美中云："龙骨、牡蛎能摄纳飞越之阳气，能戢敛簸摇之阴气。"用之治疗植物神经功能紊乱所致的心悸疗效显著。

三、验案举例

宋某，女，50岁，2006年7月14日初诊。

自觉心慌20天，既往体质较好，近两月由于工作经常熬夜，出现心悸，去西医院检查化验未见异常，诊断为心脏神经官能症，给予各种中西药治疗未见疗效，经介绍求治于门诊。

现症：心慌，善惊易恐，坐卧不安，少寐多梦。舌苔薄白，脉虚弦。

西医诊断：心脏神经官能症。

中医诊断：心悸。

辨证：心胆虚怯。

治法：镇惊定志，养心安神。

处方：红参20g，黄芪40g，柴胡20g，桂枝20g，煅龙骨20g，煅牡蛎20g，琥珀15g，茯神15g，石菖蒲20g，远志15g，合欢皮15g，夜交藤15g。7剂，水煎服，日1剂，分2次服。

7月21日二诊：药后心慌减轻，少寐、多梦仍未好转，续上方化裁，拟方如下：

红参20g，黄芪40g，煅龙骨20g，煅牡蛎20g，琥珀15g，茯神15g，石菖蒲20g，远志15g，合欢皮15g，夜交藤15g，柏子仁30g，五味子30g。7剂，水煎服，日1剂，分2次服。嘱患者早睡，不宜熬夜，饮食宜清淡，少喝浓茶或咖啡。注意保持心情愉快，可适当参加体育锻炼。

7月28日三诊：药后心慌、少寐、多梦诸症消除，继以上方调治而愈。

【按语】本案心悸，辨为心胆虚怯，诚如《诸病源候论》所云："心藏神而主血脉，虚劳损伤血脉，令心气不足，因而邪气所乘，则使惊而悸不定。"《丹溪心法》有"怔忡者血虚，怔忡无时，血少者多"之谓。气血不足、心失所养而见心悸，故塞其源便可止其悸，李延教授用安神定志丸加减取得较好疗效。并嘱患者晚上宜早睡，不宜熬夜，饮食宜清淡，少喝浓茶或咖啡，应保持心情开朗，可适当参加太极拳或气功锻炼。

中医治疗心悸，以神经因素（植物神经）功能紊乱最为见长，配合针灸疗效更佳，对于器质性心脏病所致心悸者，切不可盲目自信，而应中西医结合治疗。

胸痹

胸痹以胸部憋闷、疼痛，甚或痛引肩背为特征，是临床常见的老年性病证。中医学对本病有诸多论述。《灵枢·五邪》云："邪在心，则病心痛。"《灵枢·厥论》云："真心痛，手足青至节，心痛甚，旦发夕死，夕发旦死。"认为胸阳不振、阴乘阳位乃胸痹发病的原因所在，详述胸痹之证，并设瓜蒌薤白半夏汤诸方。其后历代医家在《内经》《金匮要略》的基础上，对本病的认识逐步提高，为今人研究本病提供了丰富的可鉴之论。李延教授结合多年临床实践经验，对本病的病因病机及治疗方法进行如下探讨。

一、病因病机

1. 对病因的认识

寒邪侵袭、情志失调、饮食不当、劳逸失调、年老体衰均为胸痹形成的病因。胸中为阳气所司，心居胸中。若阳气虚衰，阴寒之邪乘虚内侵；或痹阻胸阳，胸阳失展，而成胸痹；或"客于脉中则脉寒，脉寒则缩踡，缩踡则脉绌急……故卒然而痛。"因气候寒冷，胸痹之证频繁发作的病人多为阳虚体质，因此寒邪而致胸痹心痛，主要因阳气虚衰，故阴寒之邪，得以乘之。

情志失调是胸痹发病不可忽视的因素。情志失调一是伤及于心。"心藏神，怵惕思虑则伤神，神伤脏乃应，而心虚矣。""喜伤心"，暴喜过度，气血涣散，不能上奉心神，心亦虚矣。再者情志失调，也影响其他脏腑。"怒伤肝"，肝失条达，疏泄失职，肝气郁滞，气滞血行不畅而瘀滞；或气郁化火，灼津成痰。忧思伤脾，脾失健运，湿聚成痰。"心虚则邪干之"，气滞、血瘀、痰浊等乘心虚而侵之，痹阻心之脉络，故发心痛。

饮食不当，恣食肥甘膏粱厚味，损伤脾胃，脾不运化，湿聚成痰，痰浊上犯心胸清旷之区；或痹阻心脉，气血不通，遂致心痛。古人即有"痰积心痛"之谓。再者脾胃损伤，气血生化不足，心失后天之精充养，久则亦虚，虚则不荣亦痛；另心虚邪易犯之而心痛。

另外，年老体弱，气血渐衰，心失所养，亦乃本病多发于老年的重要因素。

2. 对病机的认识

《内经》曰："涩则心痛。"《金匮要略》则以胸阳痹阻而立胸痹之名。涩者，血脉不畅；痹者，瘀阻不通。古今医家多以"不通则痛"阐释胸痹心痛的病机。李延教授认为，"不通则痛"仅是胸痹心痛病机的一方面，虚则不荣，心失所养，亦可致胸痹心痛，即"不荣则痛"。血瘀、痰浊、气滞等可痹阻心脉，致不通则痛，然血瘀、痰浊、气滞等也多因脏腑虚损、功能减弱而产生。因此，本病实为"虚证"或"本虚标实"之证。心气虚为本，血瘀、痰浊、气滞均为其标。

"心主血脉"、"营行脉中，卫行脉外，营周不休……如环无端。"心具有推动血液循环之功能，此功能主要靠心气而实现。心气包括心阴、心阳两个方面，心阴是心之活动的物质基础，包括心血及其他一切营养物质，起着濡养心及血脉的作用。心居膈上，为阳中之阳脏，心阳具有温煦心脉的作用。心阴、心阳化合而产生心气，使心具有推动血液循行等功能。心阴、心阳需保持相对平衡，才能不断变化、消长，维持心脏的正常功能，无论心阴、心阳，其虚损不足均可致心脉功能减弱。"虚则邪干之"，血瘀、痰浊、气滞等乘虚衰而侵之痹阻心脉，而作心痛。"邪之所凑，其气必虚。"因此，胸痹心痛产生的本源在于心气不足。人是一有机整体，脏腑之间相互关联。人体各种功能的发挥，需要各个脏腑器官的协调作用。心气不足是胸痹心痛产生的本源，其他脏腑的功能失调均可影响及心，而致心之功能失常。如肾为水火之脏，心肾相交，水火既济，若肾虚则心失濡养和温煦。脾为后天之本，气血生化之源，脾虚则气血生化不足。肝主疏泄，心之运血靠肝疏泄之助。另外痹阻心脉之血瘀、气滞、痰浊等病理产物的产生，亦涉及多个脏腑。

总之，一种疾病的发生多以某一脏腑的病变为主，然他脏病变亦常影响此脏。因而胸痹的产生是因阴寒之邪、情志失调、饮食不当、年迈体衰、劳逸失度而致心脉虚损，及他脏虚损功能失调影响及心，或痰浊、血瘀、气滞痹阻心脉，"不通则痛"，或"心失所养，不荣而痛"。

二、辨证论治

一般认为，气滞、血瘀、痰浊等阻滞经脉，"不通则痛"是胸痹发病的原因所在，因而行气解郁、活血化瘀、祛痰散结等是常用治法。但李延教授通过临床实践认为，胸痹多为虚证，或本虚标实之证，其病本为心气虚，而气滞、血瘀、痰浊均为病之标。因此，行气、活血、祛瘀等仅是治标权宜之法，补益心气方为治本之策。立法选方用药，亦应时时考虑"心气虚"这一病之"本"，充分体现"治病求本"的原则。然脏腑相关，他脏之病亦常涉及于心，气滞、血瘀、痰浊之产生亦与多个脏腑有关，因此根据涉及脏腑不同，应常调补他脏而达到补心治本及祛邪治标的目的。

临床上一般表现为四个证型，但也不完全拘泥于此，还受其疾病本身发展变化及治疗等的影响，其证型也并非一成不变，故在临证中应根据具体病情而选方用药，方能取得较满意的疗效。

1. 胸阳痹阻型

症见胸痛彻背，胸闷气憋，心悸气短，舌体胖嫩，苔白或白腻，脉滑或弦短。

治则：通阳宣痹。

方药：瓜蒌20g，薤白20g，半夏15g，郁金10g，茯苓20g，太子参35g，桂枝15g。

本方以瓜蒌、薤白为主，瓜蒌滑润开胸涤痰，薤白辛温散胸膈结气，共奏理气、宽胸、通阳、散结之功；辅以半夏、茯苓化痰；桂枝辛温，助薤白以通阳；郁金理气而开郁；太子参补气，通补兼施，则诸症自愈。

2. 气虚血瘀型

症见胸闷胸痛，心悸气短，全身衰惫，精神不振，气力不支，动作喘息，舌质紫暗，脉象沉细或短弱。

治则：益气活血化瘀。

方药：黄芪50g，太子参35g，红花15g，桃仁15g，川芎15g，葛根20g，丹参 20g，麦冬 15g，五味子 15g。

本方以黄芪、太子参补气为主，以统血之运行，且人参有益气生津的作用，心绞痛频繁发作多出现口干舌燥等阴分不足之症，辅以麦冬、五味子为生脉饮，共奏益气生津之效；桃仁、红花、川芎、丹参等皆活血之品。诸活血药配于益气药之中，以助气旺血行之作用。

3. 气滞血瘀型

症见胸痛如针刺或胸痛彻背，憋闷气短，心悸怔忡，心烦少眠，舌质紫暗有瘀斑，苔薄或无苔，脉沉弦、沉涩、短等。

治则：理气活血化瘀。

方药：当归 15g，生地 15g，桃仁 15g，红花 15g，枳壳 15g，甘草 10g，赤芍 15g，川芎 15g，柴胡 15g，桔梗 10g，怀牛膝 15g。

本方即血府逐瘀汤原方，"气为血之帅，血为气之母。"气行血行，气滞血凝，方中当归、川芎、桃仁、红花、赤芍皆活血之品，柴胡、桔梗、枳壳能疏郁行气。此方用于心绞痛、痛有定处者，或如针刺者颇效，但此属气滞血瘀，与前症气虚血瘀兼见全身衰弱、气力不支者不同。

4. 痰湿阻络型

症见胸憋闷，气短心悸，头晕恶心，发作时气憋欲吐，舌体肥大，苔白腻，脉弦滑或短涩。

治则：理气和胃化痰。

方药：清半夏 20g，陈皮 15g，茯苓 20g，甘草 10g，竹茹 15g，枳实 15g，石菖蒲 15g，太子参 15g，五味子 15g，麦冬 15g，郁金 10g。

本方为温胆汤加味，意在"心胃同治"，温胆汤、生脉散标本兼顾。加郁金、菖蒲等开窍通络。偏于寒者，可酌加薤白温中通阳；吴茱萸温中开郁，止呕止痛；甘松理气；生姜温中止呕；丁香温中散寒。

三、验案举例

孙某，女，42 岁，干部，2010 年 5 月 9 日初诊。

胸闷胸痛、心慌气短 1 年，下肢浮肿半年。1 年前开始胸闷，阵发性胸痛，伴有心慌，烦躁，气短乏力，近半年来下肢浮肿。曾在某医院检查诊为冠心病，服药治疗无效，病情加重。

诊见：心律不齐，心音低钝，肝区压痛，下肢 I 度浮肿，舌暗苔白，脉沉细。

中医诊断：胸痹。

辨证：胸阳不振，气虚水瘀互结。

治法：宽胸理气，养心化瘀。

处方：瓜蒌20g，薤白20g，降香15g，丹参20g，三七10g（冲服），麦冬15g，玄参15g，桂枝15g，桑寄生15g，杜仲20g，炒枣仁15g，生山楂15g，半夏20g。7剂，水煎服，日1剂，分2次服。

二诊：药后诸症减轻，仍感左侧胸闷并胸痛，气短乏力，眠差多梦，下肢浮肿，每到上午腹胀，烦躁，面部潮红，舌质淡红，苔薄白，脉沉细。仍以上方化裁。

处方：瓜蒌15g，薤白20g，五加皮15g，川牛膝15g，通草15g，丹参15g，琥珀5g（冲服），炒枣仁15g，夜交藤30g，五味子15g，茯苓15g，降香10g，麦冬15g。15剂，水煎服，日1剂，分2次服。

三诊：服上方后，心慌、心悸好转，胸闷、胸痛偶有发作，浮肿已消，精神好转。近因感冒而头痛、头晕、鼻塞求诊，嘱继用前方巩固，并开辛温解表方以治外感。

【按语】胸痹之证，血瘀痰阻等为标多见，而心之气血阴阳不足为本多被忽视。此病以瓜蒌、薤白、降香、丹参、三七化痰宽胸，散结化瘀止痛以治标；麦冬、玄参、炒枣仁养心，滋心阴；桂枝、桑寄生、杜仲益心阳、肾阳以治本；山楂化瘀又护胃。二诊加通草、茯苓以利水；夜交藤、五味子以安神，以使心之阴阳两调，痰瘀得化，故坚持应用而获良效。

病毒性心肌炎

病毒性心肌炎是临床比较常见的心脏疾患，多发于青少年，是由邪毒外犯、内舍于心所致，主要表现为心悸、胸闷、气短、乏力、心律失常等。属于中医学中的"心悸""怔忡""胸痹""虚劳"等。

一、病因病机

"温邪上受，首先犯肺，逆传心包。"因此本病之初，多见邪毒袭表犯肺之症，继之邪气内舍于心，而出现心气被扰，心之气血失和，气阴受损诸症。本病早期多为心肺同病。病至中后期，则主要表现为心之气阴两亏或气血阻滞的证候。亦有因素体或诱因等差别，表现为心阳不足，痰湿内蕴；肝胆郁热，心气不足；或心肾阳虚，水气凌心等证候者。总之，本病的病位在心，而兼及他脏。病机属虚或本虚标实，而多为虚实夹杂证候。

二、辨证论治

此症为毒邪侵心，所以应及时祛邪解毒，清其血热。更应细查伤阴或伤阳，辨证施治。继而以扶正为重点，辅以祛邪，以固其本，兼治其标。

初期法当宣散解毒，养阴清热，以治血分为要。宣散解毒以竹叶石膏汤加味，增葛根 20g，连翘 15g，生地 30g，地丁 15g，蒲公英 30g，金银花 15g。养阴清热用生脉散合一贯煎加栀子、丹皮、川黄连、蒲公英等。

中期或后期出现衰象者需采用扶正祛邪法，用四君子汤加生地、地丁、紫草、板蓝根。心律不齐者可以通阳活血利水为主，配合清热解毒。因为有形的水、血、痰、食、或妊娠均可影响心律。可用活血利水的当归芍药散，合宣阳通痹的瓜蒌薤白汤加桂枝，并增加清热解毒的蒲公英、川黄连、甘草。

低热不退、畏冷恶寒者病在营卫，宜用柴胡桂枝汤调和营卫。调和营卫是调整体温的大法。营卫调和，上焦得通，津液得下，胃气得和，热退而愈。

有的热性传染病高热患者，经过治疗，热虽减低，但低烧持续，这是余邪残留的表现。当除邪务尽，不尽则遗患无穷。有的还会出现心肌炎等，故治疗应将驱邪贯穿始终，积极解毒。人体本身有生理性的解毒驱邪功能，但能力有限，需用药物以加强排毒。驱邪虽也可扶正，但仍需以药物直接扶正，双管齐下。扶正就是调动人体的抗病能力，并有增加机体抗病能力的作用。

三、验案举例

段某，男，20岁，学生，2011年6月5日初诊。

两个月前咽痛发热，继而心悸气短，活动后加重，曾住院诊断为心肌炎，1月前出院，休学，易反复感冒。

诊见：两天前发热，微恶风寒，心慌气短，汗出不畅，身痛，鼻塞流涕，口干口渴，咽喉肿痛，咳嗽，痰黄。体温37.5℃，咽部充血，扁桃体无肿大，两肺听诊未闻及干湿啰音。叩诊心界不大，心律齐，未闻及杂音。心电图有T波改变。舌红，苔白，脉浮数。

西医诊断：病毒性心肌炎。

中医诊断：心悸。

辨证：外感风热。

治法：疏风清热，解毒宁心。

处方：金银花 25g，连翘 25g，芦根 20g，薄荷 20g，牛蒡子 20g，丹参 20g，苦参 15g，杏仁 15g，竹茹 15g，甘草 10g。7剂，水煎服，日1剂，分2次服。

二诊：药后患者已不发热，但时有心悸，气短，精神好转，睡眠差，心烦。舌红，脉细弱，此为表邪已解，气阴不足。治法益气养阴。

处方：太子参 15g，黄芪 15g，麦冬 15g，五味子 15g，玉竹 20g，丹参 15g，枸杞子 20g，枣仁 15g，炙甘草 10g。服法同前。

三诊：上方加减治疗 3 个月后，已无心悸，心电图正常，心率 80 次/分钟，无明显症状，精神、体力尚可，恢复学习。

【按语】病毒性心肌炎多与外邪侵袭有关，加之体虚劳累，正不胜邪，温热邪毒耗伤气阴而发病。本例外有表邪，当先解表，表解后则宜益气养阴为主，佐以解毒活血。药证相合，邪祛正复，病情痊愈。心肌炎患者外邪多温热毒邪，易伤心气心阴。气阴耗伤，容易产生血瘀内阻，故李延教授治疗中常加活血通络之品，如丹参、鸡血藤。

胁痛

胁痛是以胁肋部疼痛为主要表现的一种肝胆病证。胁，指侧胸部，为腋以下至第十二肋骨部位的统称。如《医宗金鉴·卷八十九》明确指出："其两侧自腋而下，至肋骨之尽处，统名曰胁。"《医方考·胁痛门》又谓："胁者，肝胆之区也。"且肝胆经脉布于两胁，故"胁"现代又指两侧下胸肋及肋缘部，肝胆胰所居之处。胁痛是肝胆疾病中常见之证，临床有许多病证都是依据胁痛来判断其为肝胆病或系与肝胆有关的疾病。西医的迁延性肝炎、慢性肝炎皆可参照本病论治。

一、病因病机

胁痛主要责之于肝胆。因为肝位居于胁下，其经脉循行两胁，胆附于肝，与肝呈表里关系，其脉亦循于两胁。肝为刚脏，主疏泄，性喜条达；主藏血，体阴而用阳。若情志不舒，饮食不节，久病耗伤，劳倦过度，或外感湿热等累及于肝胆，导致气滞、血瘀、湿热蕴结，肝胆疏泄不利，或肝阴不足，络脉失养，即可引起胁痛。

西医的迁延性肝炎和慢性肝炎以胁痛为主者，其病机多属肝旺脾虚，肝脾不和，肝失疏泄而气壅热郁，脾失运化则中虚湿阻，因而形成肝气逆而乘脾，湿不化与热结。木郁土虚，湿蕴热壅为本病之症结。所以治疗慢性肝炎当以疏肝理脾为主，辅以利湿清热之法，但必须摆正主次关系，方不致误。少数慢性肝炎病机涉及肾，由于肝肾同源，缠绵日久则耗伤肾阴。如出现腰脊酸痛、盗汗、烦热等，此为"子盗母气"，治宜滋补肝肾。临床观察，造成身体正气虚弱，病情迁延的因素有过度疲劳、情绪波动、长期失眠、饮酒、感染、感冒、治疗失宜、药物中毒，以及合并其他慢性病（如结核、溃疡病）等。

二、辨证论治

胁痛（迁延性或慢性肝炎）可见下列证候：

1. 肝区（右季肋部）隐痛（或胀痛，刺痛）、腹胀满、食纳不佳、全身疲乏、头昏心烦、目干涩、手足心热、小溲色黄。舌苔白腻、脉弦滑或滑数。

2. 肝大（少数病人脾大）、触之痛、肝功能有改变（或无改变）、有蜘蛛痣及肝掌。

李延教授治疗胁痛（迁延性或慢性肝炎）的经验方：

柴胡 15~20g，白芍 50g，枳实 15~20g，甘草 15g，白术 15g，茯苓 20g。

若血清谷丙转氨酶的活性增高，可加龙胆草 15g，板蓝根 30g；乙肝表面抗原阳性者，可加白花蛇舌草 60g，蒲公英 30g 以清热解毒；舌质红、小溲黄赤、手足热属热重于湿者，可加金银花 30g，败酱草 25g，大青叶 20g；食纳不佳，可加山楂 15g，麦芽 30g，神曲 15g；腹泻除加大茯苓、白术用量外，可选加白扁豆 15g，山药 25g；脘腹胀满加厚朴、木香、槟榔；体弱气虚酌加人参、黄芪。部分正虚邪恋患者人参、黄芪与解毒清热之剂合用，肝功能亦多随之恢复或好转。

本方以白芍药为主药，取其柔肝止痛、敛阴养血之功用，为治肝脾不和、肝气郁滞之要药，适用于肝气不和所致的胸腹疼痛、痛经、手足拘挛等症。日人吉益东洞氏谓："白芍主治结实拘挛也。"因白芍能解痉而缓和肝气之"刚悍"，故称之为柔肝之品。

从临床观察，胁痛（慢性或迁延性肝炎）一般都出现肝气亢盛、肝脾不和之证候，如头昏目干、五心烦热、烦躁易怒、胁痛、腹胀、疲乏无力等。肝藏血，体阴而用阳，肝气亢逆，则化热而伤血，血热外溢，故出现蜘蛛痣、肝掌。少数病人还可出现鼻衄、齿衄等。不少妇女患肝炎伴有月经不调。随着肝炎治疗的好转，月经亦随之恢复正常。故在治疗本证时，必以柔肝止痛、敛阴养血的白芍为主。方中柴胡疏肝，枳实理气，协同芍药以平肝气之横逆；和之以甘草敛肝阴，缓肝急。肝炎病人的常见症状为胃脘痛，肝气偏亢，横逆犯脾则出现消化功能紊乱、腹胀便溏等，《金匮要略》谓："见肝之病，知肝传脾，当先实脾。"所以用白术、茯苓以健脾。

三、验案举例

陈某，女，44岁，干部，2010年2月4日初诊。

胁痛，口苦，饮食减少半年余。小便黄，脉弦数。经肝功检查，谷丙转氨酶、谷草转氨酶均升高，其余正常。肝肋下可触及1.5cm，压之稍痛，遂用疏肝理气、活血化瘀之品治疗，诸症有所改善，但转氨酶有所增高。一月前又觉口苦眼涩。

诊见：心烦易怒，胸闷气短，右胁胀痛，矢气频作，饮食减少，疲乏无力，小便黄浊，大便不爽。舌暗红，口唇紫，脉弦硬。经肝功检查，谷丙转氨酶、谷草转氨酶均升高。

西医诊断：病毒性肝炎。

中医诊断：胁痛。

辨证：肝胆郁滞，血行不畅。

治则：疏肝利胆，畅通血行。

处方：丹参20g，郁金20g，姜黄20g，决明子15g，柴胡20g，金钱草20g，白芍30g，白花蛇舌草30g，甘草10g，五味子20g。10剂，水煎服，日1剂，分2次服。

二诊：服上方后，胸闷气短、右胁胀痛、矢气频作、饮食减少、疲乏无力、小便黄浊、大便不爽均明显改善。仍口唇紫，脉弦硬。谷丙转氨酶、谷草转氨酶均有所下降。上方继服30剂，服法同前。

三诊：药后胸闷气短、右胁胀痛、矢气频作、饮食减少、疲乏无力、小便黄浊、大便不爽均消失。口唇紫、脉弦硬明显好转，谷丙转氨酶、谷草转氨酶正常。

【按语】李延教授认为，慢性肝炎一病，属于中医学"郁证""胁痛"等范畴，多因肝气郁结或气郁化火所致，宜采用疏肝解郁理气之柴胡疏肝散或丹栀逍遥散等加减调治，但郁久气滞，血行受阻，故必须重用行气活血或软坚散结之品方能显效。本方具有疏肝利胆、活血化瘀、调和胃肠的作用。因此患者服用后，症状改善，转氨酶降至正常。

鼓胀

鼓胀是以腹大胀满如鼓、皮色苍黄、腹壁青筋暴露、四肢枯瘦为主要表现的一类疾病，是中医古代四大难证（风、痨、鼓、膈）之一，又称"水鼓""石水""蜘蛛鼓""单腹胀"。早在《灵枢·水胀》中就指出其证候特征。说："鼓胀如何？岐伯曰：腹胀身皆大，大与肤胀等也，色苍黄，腹筋起，此其候也。"现代医学中的肝硬化失代偿期所致的腹水可以参照鼓胀进行治疗。

一、病因病机

中医认为，本病的发生与气、血、水三者息息相关，与肝、脾、肾三脏密不可分。历代医家对此各有所见。以李东垣、朱丹溪为代表的提出湿热论；以赵养葵、孙一奎为代表的提出火衰论；以喻嘉言为代表的提出水裹气结血凝论。李延教授认为，本病的发生有以下三点：

1. 由于黄疸、积聚、胁痛等病迁延不愈，本身调养失宜和治疗延误所致。本病初发之时，多因湿热毒邪，加之情志郁结，殃及脾胃，脾失健运，日久则水湿停留，积蓄腹中。

2. 湿伤脾阳耗气，热灼阴血耗津，湿热久羁，以致肝肾阴亏，虚火内耗，脾阳不振，湿留不化，日久则蕴热。湿热与虚热相合日渐伤正，终致气血两虚，气虚则血行滞缓，气血运行不畅，则津液不能输布，日复一日，著而不去，聚于腹中。

3. 脾失健运，湿困日久而热蒸生痰，入于肝经，阻于血络，形成血瘀，痰瘀交阻又影响肝脾运化，造成后天生化乏源。新血不生，恶血不去，三焦阻塞，决渎无权，终成肝硬化腹水。

二、辨证论治

鼓胀多由黄疸、积聚、胁痛等病迁延导致肝气郁结。肝主疏泄，疏泄失调，气滞血瘀水停，故肝脾肿胀，腹水，青筋暴露。肝属木，脾属土，木克土，肝气郁结，克伐太过，脾气结聚，不能运化水湿，水停腹中。久病脾肾阳虚。脾主运化水湿，为水液输布的中枢，肾阳不足，无法温化，故水湿内停。治疗多从肝、脾、肾论治，可分为肝郁气滞、脾肾阳虚、气滞血瘀等型。

1. 肝郁气滞型
症见腹水，大便不调，脉弦。
治宜疏肝理气，方用柴胡疏肝饮加减。

2. 脾肾阳虚型
症见腹胀满，面色少华，畏寒肢冷，全身虚浮，腰膝酸软，脉沉滑。
治宜温补脾肾，利水消肿，方用金匮肾气丸合真武汤。

3. 气滞血瘀型
症见腹部青筋明显，面色晦暗，舌紫暗。

治宜王清任之血府逐瘀汤加减。

除了按不同证型治疗，还要注意分期治疗，本病可分为三期，早期病机为气滞湿阻，治宜疏肝健脾，行水祛湿，以攻邪为主。中期邪盛正虚。晚期转变为脾肾阳虚，或肝肾阴虚，治宜温脾固肾，滋补肝肾。

同时还要注意时刻顾护脾胃，因为全身的水液依赖脾气运化，脾气虚可加四君子汤补脾气，脾虚气滞可在四君子汤基础上加砂仁或者用香砂六君子汤，脾阳虚可用附子理中丸。

李延教授认为，本病有痰血瘀阻、腹水等邪实的一面，又有肝脾肾虚损、气血大亏的一面，为虚中夹实，实中夹虚，虚实夹杂。其正虚为本，邪实为标。因此，在治疗上应以扶正为本，逐水为标，以扶正为常法，逐水为权变。水的代谢，因"其源在脾肺"，故要在中焦上下工夫。气为血帅，气旺血生，气帅血行。恶血久蓄，正气大伤，血失其帅，焉能自行？如不补气扶正，健脾化痰，而单纯寄于活血利水药物，则会往返徒劳，难以收效。活血首先要照顾到气，治气要考虑到血，气血不能分割，故当先补气养血，健脾化痰，以平和之品行血利水，再加以软坚柔肝之味就比较全面。治疗中切忌以舟车丸等逐水之法，扬汤止沸，徒伤其正，勿以三棱、莪术、水蛭、虻虫等破瘀攻伐之品，落井下石，雪上加霜。救恐不及，又安敢攻伐呢？这就叫做见水不治水，见血不治血，气旺中州运，无形胜有形。即健运脾胃，以无形之气而胜有形之水血。

李延教授治疗鼓胀的基本方：

生黄芪50g，当归10g，白术10g，茵陈30g，杏仁10g，橘红10g，茯苓30g，赤芍15g，白芍15g，泽兰20g，香附10g，藕节10g，车前子15g，木瓜10g，厚朴15g，生姜15g，大腹皮15g，丹参15g。

然而，治疗肝硬化腹水一病，非一方一药所能胜任，临床使用贵在权变。若湿热仍盛，伴有黄疸者，应先治其标，方中去生黄芪，易茵陈为君，再伍以草河车、蒲公英、小蓟、板蓝根等清热解毒之品。若脾肾阳虚明显者，酌加肉桂、桂枝、干姜、附片等通阳利水之品。齿鼻衄血者，加白茅根、血余炭、槐花炭；吐血便血、气短汗出者，可加西洋参、阿胶、三七粉等。肝脾肿大者，可选用生牡蛎、炙鳖甲、鸡内金等，慎用三棱、莪术、水蛭、虻虫之品，虑其破血伤正，促使肝脏进一步恶化，且有消化道出血之虞。蛋白异常者，加用鹿角胶、龟板胶、河车大造丸等血肉有情之品。经治疗腹水顺利消退后，因病久肝肾俱损，应取中下焦之法，滋补肝肾，健脾和胃，调理气血，以巩固疗效，如残毒余热未净者，仍可用清热解毒之品，以除后患。

三、验案举例

刘某，男，38岁，无业，2010年4月3日初诊。

患乙型肝炎10余年，近3个月因劳累，性情变急躁，心烦易怒，食欲不振，形体消瘦，两胁隐痛，腹中胀满，逐步隆起，敲之如鼓。B超显示：肝硬化腹水。肝功能检查结果：谷丙转氨酶、谷草转氨酶均升高，白蛋白降低。

诊见：腹大如鼓，面色灰黄，两颧黧黑，双下肢轻度浮肿，颈部可见少许蜘蛛痣，明显肝掌。舌暗红，苔薄白，脉弦细。

西医诊断：肝硬化腹水。

中医诊断：鼓胀。

辨证：气滞湿阻。

治则：疏肝理气利水。

处方：自拟疏肝消胀汤加减。木香20g，当归15g，白芍30g，柴胡15g，香橼15g，白茅根20g，厚朴15g，白术20g，枳壳15g。7剂，水煎服，日1剂，分2次服。

二诊：服上方后，小便增多，腹胀有所减轻，但食欲不佳，精神欠振，舌脉无变化。

上方加二丑10g。7剂，水煎服，日1剂，分2次服。

三诊：服上方后，饮食好转，腹胀减轻，精神尚可。

原方加炒莱菔子20g。7剂，水煎服，日1剂，分2次服。

四诊：腹胀基本消失，大便稀薄，两胁隐痛，仍守原方7剂，水煎服，日1剂，分2次服。

五诊：药后自觉腹胀消失，精神、饮食恢复正常，下肢不浮肿，肝功能已恢复正常。B超显示：腹水消失，肝硬化无改变，临床治愈，继续治疗肝硬化。

【按语】李延教授认为，鼓胀以腹部膨胀如鼓得名，古人亦有"单腹胀""蛊胀"之称，总因肝病日久，或情志所伤，或饮食不节，或房事劳倦，或血吸虫感染，迁延失治所致。常见的有"气臌""水臌""血臌""虫臌"，以"水臌"为多见。因气与水可以相互发生，气臌失治，可以成为水臌，水臌得治，可以化气而愈，所以中医治鼓，必须化气利水，气行水亦行，气滞水必滞。本病因发病时间较短，气滞水聚不甚顽固，故治疗仅仅一个月，则气行水去，而鼓胀病愈矣。

此外，本病多本虚标实，所以在用药时攻伐药用量不宜太多，以免过燥伤阴，加剧正虚。同样滋补时不宜过腻，以防碍脾或使邪恋不去。辨证要与辨病相结合，腹水有乙型肝炎型肝硬化腹水，有黄疸型肝硬化，有酒精性肝硬化，其治疗各有侧重。

鼓胀（肝硬化腹水）是临床上比较难治疗的疾病之一，在治疗时要时刻观察患者的变化，因为患者可能突然神志昏迷，呕血，这是危重症的表现，要及时抢救。腹水骤起难消者，预后多不良。

黄疸

黄疸是以身黄、目黄、小便黄为主要表现的疾病，同为黄疸，病因病机各不相同。黄疸一词始出《内经》。《素问·平人气象论》曰："溺黄赤，安卧者，黄疸。""目黄者，曰黄疸。"《灵枢·论疾诊尺》曰："身痛而色微黄，齿垢黄，爪甲上黄，黄疸也。"张仲景在《伤寒论》中对黄疸进行了详细的论述，后世医家对此也多有论述。西医肝细胞性黄疸、阻塞性黄疸、溶血性黄疸，皆可参照本病论治。

一、病因病机

黄疸多由于感受外邪，或饮食不节所引起，受病脏腑主要是脾胃和肝胆，发病因素主要是从外感受，或自内而生之湿邪，分湿热和寒湿两种，致病机理主要为湿邪内阻中焦，阻遏气机，影响胆汁的正常循行，外溢肌肤而发黄疸。湿邪的致病特点是遇冷则凝，遇热则蒸。由于有夹热夹寒之不同，个体虚实之差异，因此病理表现也就不一样。

二、辨证论治

黄疸治疗因病因病机不同，治则也不同。朱丹溪说："疸不必分五，皆有湿热。"湿热型黄疸清热利湿。这里要分清湿与热的关系，有热重于湿、湿重于热和湿热并重三种类型。

1. 热重于湿

症见口渴喜饮，汗出，尿赤，便秘，舌红苔黄腻，脉濡数。方用栀子柏皮汤，清热兼以化湿。岳美中曾评价此方为主治"湿热之主方"。

2. 湿重于热

症见汗出不畅，黏腻黏身，胸闷呕恶，大便溏，舌红苔腻外罩黄色，用茵陈五苓散，化湿兼以清热。

3. 湿热并重

症见口渴不欲多饮，胸闷呕恶，大便溏黄，小便短赤，苔黄腻，脉濡数。

治疗多用藿香、厚朴、柴胡、茵陈蒿、丹参、车前草、大黄等。

寒湿也可导致黄疸，其较湿热黄疸难治。湿热黄疸，身、目、小便黄色鲜艳，而寒湿黄疸颜色多晦暗。可用茵陈术附汤、茵陈四逆汤加减。辨别寒湿和湿热很重要，两者治法不同，如果误把寒湿当做湿热治疗，用大量苦寒药物，则脾阳更加受损，非但不能起到治疗作用，反而会加重病情。

黄疸亦可兼有表证，《金匮要略·黄疸病》曰："诸病黄家，但利其小便，假令脉浮，当以汗解之，宜桂枝加黄芪汤主之。"脉浮是外感表证的脉象，一般治疗黄疸多用利小便的方法祛除湿邪，但是如果有表证，就需改用汗法治疗。外感兼有里实治疗用茵陈蒿汤，如《伤寒杂病论》曰："伤寒七八日，身黄如橘子色，小便不利，腹微满者，茵陈蒿汤主之。"黄疸里实，无外感症状改用大黄硝石汤。

饮酒过多也可导致黄疸，称为酒疸。盖因长期大量饮酒能产生湿热，湿热蕴里，心中烦热，可用栀子大黄汤加减治疗，但必须禁酒，方可痊愈。

黄疸失治误治可转变为黑疸，其表现为颜面黑中带黄，身黄，小便不利，腹胀，足心热，便溏，此为黄疸晚期，预后多不良。

三、验案举例

李某，45岁，2009年8月3日初诊。

该患者颜面、目睛、皮肤均黄如橘色，右上腹疼痛如针刺状，脘腹胀满，不能食油腻食物，常常感到恶心欲呕，四肢乏力，大便黏，小便颜色金黄。舌苔黄厚腻，脉弦滑带数。总胆红素3mg%。

西医诊断：急性黄疸型肝炎。

中医诊断：黄疸。

辨证：湿热并重。

治则：清热通腑，利湿退黄，和胃降逆。

处方：藿香20g，厚朴20g，姜半夏20g，陈皮20g，栀子15g，柴胡15g，茵陈20g，薏苡仁10g，丹参15g，车前草15g，山楂15g，大黄10g。20剂，水煎服，日1剂，分2次服。

药后诸症消失。随访半年，无复发。

【按语】李延教授认为，治疗黄疸时一定要细致辨证，要分清湿热与寒湿，湿热本身又细分为三种，还要辨别缓急，另外黄疸日久可致血瘀，用药时要酌加活血药，如此多获得良效。

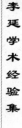

胃痛

胃痛又称胃脘痛，多由外感邪气、内伤饮食、情志不遂、脏腑功能失调等导致气机郁滞，胃失所养，以上腹胃脘部近歧骨处疼痛为主症的病证。该病在脾胃病证中最为多见，是临床中常见病、多发病。胃痛包括西医学的急慢性消化性溃疡、胃痉挛、胃下垂、胃神经官能症等疾病，属于中医"心胃痛""肝胃不和""嘈杂""吞酸"等范畴，病情常常迁延日久不愈，反复发作而且多变，辨证时要注意寒、热、虚、实，并对症下药。

一、病因病机

胃痛可由外邪犯胃、饮食伤胃、情志失调、脾胃虚弱引起。外邪内客脾胃，导致脾胃气机壅滞，气滞则痛。纵恣口腹，暴饮暴食，损伤胃气，气机失调，或过食肥甘、烟酒，生湿生痰，化热化燥，耗液伤津。气郁恼怒伤肝，肝气犯胃或思虑过度伤脾，脾胃不和，气机失调。脾胃虚弱，运化无权，升降转输乏力，稍有外因即可发病。

1. 七情内伤

喜、怒、忧、思、悲、恐、惊均可引起脾胃功能失常，但以怒为主。怒伤肝，肝主疏泄，能疏通、畅达全身的气机。脾主升清，胃主降浊，脾胃的运化功能体现在升降协调上。肝的疏泄功能可以促进脾胃之气的升降。肝与胆相表里，胆汁来源于肝，是由肝精、肝血之余气凝练而成的。胆汁平时贮存在胆腑，在肝气疏泄的作用下流入胃中。胆汁是运化、腐熟水谷，参与饮食物消化的重要物质，肝气疏泄正常，胆汁的生成、排泄才能正常。朱丹溪在《格致余论·阳有余阴不足论》中提出："司疏泄者肝也。"在病理上，肝、脾、胃常相互影响，肝喜条达，恶抑郁。肝为刚脏，若肝气疏泄不及，肝气郁结，无法协调脾胃的升降，肝脾不和，脾胃气机失调，气机郁滞而发为胃痛。肝五行属木，脾属土，木克土本是正常的生理现象，若肝气疏泄太过（多由生气恼怒引起），或气郁日久化火，肝木乘脾土，肝气横逆犯胃则发为胃痛。《类证治裁》云："诸病多自肝来，以其犯中焦脾（胃），则刚性难驯。"

2. 脾胃虚寒

素体肾阳不足或后天失养，脾胃虚寒，脾阳不振，运化失常，则表现为胃痛喜热、呕吐清涎、喜按、手足发冷等症，此症状临床上较为常见。

3. 饮食失节

过食辛辣，过饥过饱，恣食膏粱厚味可使脾胃受伤。脾失运化，湿浊内停，日久生热，而致胃痛，临床多表现为腹胀纳呆、舌苔厚腻、四肢困倦等。

二、辨证论治

1. 气滞胃痛

证候：胃脘部膨满作痛，其痛窜走无定处，频发噫气，或呃逆不休，心烦易怒，屡欲太息，逢恚怒则胀痛增剧，纳少口干。舌赤苔白，脉象沉弦而滑。

治法：疏肝和胃，理气止痛。

常用药：香附20g，陈皮20g，柴胡15g，紫苏15g，枳壳10g，麦芽20g，木香15g，薄荷10g。

方中香附、柴胡、枳壳、薄荷疏肝解郁；陈皮、紫苏、麦芽理气和胃；木香行气止痛。此乃"治肝可以安胃"之意，使肝气条达，胃不受侮，则胃安和而疼痛止。

频发噫气者，加旋覆花、藿香、青皮；泛吐酸水者，加黄连、吴茱萸、煅瓦楞子；气实上逆者，加焦槟榔、莱菔子；呃逆不休者，加旋覆花、赭石；两胁胀满者，加青皮、郁金；兼有腹部膨满者，加川厚朴、大腹皮。

2. 血瘀胃痛

证候：胃脘痛有定处，状若锥刺而畏按，每因食硬物而诱发剧痛，或吐出食物，混杂鲜血，状若胶漆，粪便中混有败血，大便滑而易出。如食辛烈或过于冷热之饮食，可致刺痛发作。舌质多紫暗，或见血瘀斑点，口干欲饮，但不欲咽下。脉沉涩，或细弦。

治法：活血散瘀，理气止痛。

常用药：丹参20g，红花15g，莪术15g，元胡20g，没药15g，香附20g，紫檀香15g，炙甘草15g。

方中丹参、红花、没药活血散瘀而止痛；莪术、元胡、紫檀香、香附、炙甘草理气缓急而止痛。

若吐食物杂衄血者，加侧柏叶、大蓟、藕节；思水不欲咽者，加生地、玄参、牡丹皮；如便若胶漆者，合《小品方》生地黄汤，加炒槐花、炒地榆；若大吐下鲜血者，当急凉血泻火，酌用《金匮要略》泻心汤与犀角地黄汤之合方，或加山栀子、犀牛角生磨汁。

3. 寒凝胃痛

证候：腹部自觉冷感，拘急掣痛，甚则隆起如拳状，得温则痛减。常欲

以掌抚按之，避寒就温，肢端多清冷，溲清长。舌淡无苔，泛吐清水，脉沉微，或沉紧。

治法：温中祛寒，缓急止痛。

常用药：丁香20g，砂仁20g，陈皮20g，紫苏15g，炮姜15g，肉桂15g，乌药15g，炙甘草10g。

方中丁香、砂仁、炮姜、肉桂、乌药温中祛寒止痛；陈皮、紫苏、炙甘草理气和中，缓急止痛。

若脘痛隆起如拳，加元胡、吴茱萸；肢端清冷者，加制附子、人参；泛吐清水者，加吴茱萸、白豆蔻、生姜。

4. 火郁胃痛

证候：自觉胃脘发热，甚则如烧灼，吞酸呕苦，或消谷善饥，食饮辛辣及热物则痛增剧，心烦口渴，喜饮冷物，大便燥涩，溲短色赤。舌质红，苔黄燥，或龟裂，脉沉滑，或洪大有力。

治法：清泻胃火，和中止痛。

常用药：栀子20g，黄芩20g，大黄15g，连翘20g，竹茹15g，青皮15g，川楝子15g，炒麦芽20g。

方中栀子、黄芩、大黄、连翘清泻胃中实火而解毒；竹茹、青皮、川楝子、炒麦芽理气和胃而止痛。

若消谷善饥，加生石膏、黄连；心烦口渴者，加生石膏、知母、天冬；吞酸者，加胡黄连、煅瓦楞子；心烦少寐者，加酸枣仁、知母；大便干结者，加玄参、芒硝（单包分次冲服）。

5. 伤食胃痛

证候：恣嗜肥甘，贪饮无度，致伤胃气，脘中嘈杂胀痛，泛恶善呕，噫有嗳气，恶闻食臭，口中呼出臭气。舌苔厚腻腐秽，舌尖多红，脉滑大，或洪大。

治法：消食导滞，理气和胃。

常用药：神曲20g，炒麦芽20g，枳壳20g，陈皮20g，豆豉20g，藿香20g，生姜15g，厚朴20g。

方中神曲、麦芽消食导滞；枳壳、陈皮、豆豉、厚朴理气燥湿；藿香、生姜和胃止呕。诸药相合，则有消食和胃之功。

如脘中胀满甚者，加莱菔子、焦槟榔；呕甚不能纳食者，加砂仁、清半夏、竹茹；吞酸者，合左金丸；噫有嗳气者，加焦山楂、莱菔子、薄荷；呼气腐臭者，加佩兰、白檀香；脘部痞硬、气上冲咽不止者，宜因势利导，先以烧盐作浓汤，饮后探吐之。

6. 停饮胃痛

证候：中虚里寒之人，贪饮水液，阳虚不能化，停潴于中脘，则可发为胃脘重按作痛，以手揉按之，濯濯作水鸣音，如按水囊。水不欲饮，强饮入则复吐出。舌淡口润，体重肢倦，脉徐缓而濡。

治法：温中益脾，和胃化饮。

常用药：茯苓 20g，白术 15g，清半夏 15g，陈皮 20g，人参 15g，桂枝 20g，炙甘草 15g，生姜 15g。

方中茯苓、白术、半夏、陈皮、生姜健脾除湿，和胃化痰饮；人参、桂枝、甘草温中补阳，缓急止痛。

如胃脘揉按有水鸣音，加苍术、干姜、细辛；呕吐清水者，加炮姜、白蔻仁；强饮水则吐者，加砂仁、川厚朴；小便不利者，加猪苓、泽泻、车前子；头目眩晕欲仆者，加干姜、细辛；手足厥逆者，加制附子、干姜、生黄芪。

7. 中虚气滞胃痛

证候：胃痛隐隐，时而攻胀作痛，脘痛过胁，每因情志因素而痛作。食少乏味，嗳气频作，神疲肢倦，大便不调。舌淡苔白，脉细弦。

治法：补中健脾，理气止痛。

常用药：人参 20g，白术 10g，茯苓 20g，陈皮 20g，香附 15g，紫苏 20g，砂仁 15g。

方中人参、白术、茯苓、砂仁补中健脾；陈皮、香附、紫苏疏肝理气。

如中满者，加神曲、焦山楂；中满胀甚连胁者，加枳壳、莱菔子；逢恚怒痛加甚者，加合欢花。

三、验案举例

医案一

孙某，女，44 岁，教师，2005 年 4 月 21 日初诊。

胃脘痛病史 7 年余，每年冬天及春天发病，吐酸水，曾作上消化道造影显示为十二指肠球部病变，反复发作。此次发作两周，上脘部疼痛，喜按，喜暖，遇寒加剧，反酸，纳呆，腹胀，消瘦乏力。脉沉细，苔白腻，舌质正常，边有齿痕。

西医诊断：十二指肠溃疡。

中医诊断：胃痛。

辨证：寒凝胃痛。

治则：温中和胃，活血止痛。

处方：黄芪 20g，桂枝 20g，白术 20g，木香 10g，佛手 15g，法半夏 15g，赤白芍各 15g，元胡 15g，乌贼骨 15g，干姜 20g，炙甘草 10g。7 剂，水煎服，日 1 剂，分 2 次服。

二诊：药后胃痛减轻，反酸也有好转，仍感乏力。脉沉细，苔白，舌质正常，边有齿痕。

前方加党参 15g。7 剂，水煎服，日 1 剂，分 2 次服。

三诊：药后胃脘痛明显好转，已不吐酸，但仍怕冷，喜暖，胃脘部胀满不适，乏力，脉舌同前。

处方：黄芪 30g，桂枝 20g，白术 20g，木香 20g，佛手 20g，法半夏 20g，赤白芍各 20g，元胡 15g，乌贼骨 20g，炙甘草 10g。10 剂，水煎服，日 1 剂，分 2 次服。

四诊：药后症状缓解，但偶有胃部不适。脉滑，苔薄白，舌质正常，边有齿痕。

处方：党参 20g，黄芪 30g，乌贼骨 20g，干姜 20g，元胡 50g，大贝母 50g，白及 50g。上药共研细粉，每日 3 次，每次 5g。

【按语】溃疡病又称消化性溃疡，属于中医胃脘痛范畴，为临床常见病。本例属于虚寒胃脘痛，治疗中用黄芪、党参补气，桂枝、生姜温中，白术健脾，佛手、木香、半夏和胃理气，甘草和中，元胡、赤芍活血止痛，乌贼骨具有促进溃疡愈合之效，得效后改散剂，以防复发。

医案二

李某，男，40 岁，2006 年 5 月 24 日初诊。

胃脘间歇疼痛 10 年余。近来疼痛时发，胃部堵闷不适，少食则胀，嗳气频频，大便不调，时溏时干，精神忧郁，时常太息。脉弦细，苔少，尖边红而有齿痕。

中医诊断：胃痛。

辨证：阴伤胃痛。

治则：疏肝滋阴。

处方：北沙参 20g，当归 20g，枸杞子 20g，川楝子 15g，麦冬 15g，生地 30g，石斛 10g，白芍 20g，生甘草 15g。10 剂，水煎服，日 1 剂，分 2 次服。

二诊：药后疼痛减轻，嗳气消失，进食较以前增多，嘱继续服用 5 剂。

三诊：药后疼痛消失，大便恢复正常，精神好转。嘱患者保持良好心情，注意休息。

【按语】此为肝气不疏、肝脾不和、脾胃失权、气机不利所致。李延教授认为，该患者病程较长，脉弦细、苔少、舌边红是久病伤阴的表现。方中生地滋阴补肝，沙参、麦冬、石斛、当归滋阴养血柔肝，枸杞子补肝阴，白芍、甘草缓急止痛，诸药相配滋阴养肝，佐以少量川楝子疏肝泄热，理气止痛，合肝喜条达之性。诸药合用，使肝体得以濡养，肝气舒畅，则胃痛胀闷之感消失。

医案三

赵某，女，44岁，2003年8月9日初诊。

素日体虚气弱，近日因家庭琐事，恼怒非常，至夜胃脘疼痛，伴呃逆不止。舌淡，苔薄白，脉弦。

中医诊断：胃痛。

辨证：气滞胃痛。

治则：疏肝和胃，理气止痛。

处方：太子参20g，白术15g，甘草10g，茯苓15g，代赭石25g（先煎）。3剂，水煎服，日1剂，分2次服。

二诊：药后胃痛减轻，呃逆虽减但仍作，故代赭石减至10g，其余不变，一剂后痊愈。

【按语】本患者素体脾胃虚弱，情志不遂，因怒伤肝，肝气亢盛，横逆犯胃，胃气上逆，故呕逆不止。方中代赭石平肝潜阳，重镇降逆，为治肝气犯胃的佳品，但考虑患者平素身体虚弱，恐其伤气，故加入太子参、白术、茯苓、甘草补虚护胃。肝气平复则胃痛愈。

医案四

常某，女，45岁，农民，2008年3月9日初诊。

多年前患十二指肠球部溃疡，西药治疗无明显疗效，时常发作。现胃脘胁肋疼痛，饮食后稍缓，偶尔疼痛剧烈，无法行动。

诊见：呕恶吐苦水，吞酸嘈杂，失眠不寐。舌尖红，苔薄白，脉弦细。

中医诊断：胃痛。

辨证：阴伤胃痛。

治则：滋阴疏肝。

处方：酸枣仁30g，川芎20g，甘草15g，元胡索15g，郁金15g，佛手10g，白芍15g。5剂，水煎服，日1剂，分2次服。

二诊：药后胃痛、呕吐减轻，夜而能安。嘱继服原方5剂，诸症皆消。

【按语】李延教授认为，本患者肝气克伐则胃痛吐苦水；肝阴不足则失眠不寐。治疗以肝为本，木气平则诸症自消。李延教授在治疗肝阴虚证时多用酸枣仁、川芎。《古今名医方论》曰："枣仁酸平，应少阳木化，而治肝极者，宜收宜补，用枣仁二升，以生心血，养肝血，所谓以酸收之，以酸补之是也。

故肝郁欲散，散以川芎之辛散，使辅枣仁通肝调营，所谓以心补之。肝急欲缓，缓以甘草之甘缓，防川芎之疏肝泄气，所谓以土保之……"方中甘草、白芍酸甘化阴，滋肝胃之阴而止痛；佛手、郁金疏肝理气，和胃止痛；元胡索止痛。诸药合用，应证而获良效。

医案五

方某，男，40 岁，2002 年 3 月 6 日初诊。

患者常有气短乏力、畏寒等症状，平素嗜食辛辣油腻，胃火较盛，一周前受凉后出现恶寒身痛，发热，无头痛、呕吐，自服感冒药后症状缓解，约两天前患者突然出现胃痛。

诊见：胃脘部疼痛，伴有烧灼感，胃部痞胀，有轻微恶寒，欲呕，反酸，大便不成形，日 3～4 次，小便微黄。舌质淡红，苔薄腻微黄，脉弦数。

中医诊断：胃痛。

辨证：寒热错杂型（胃热肠寒型）。

治则：辛开苦泻，清胃温肠。

处方：半夏泻心汤合丹参饮加味。法半夏 25g，干姜 15g，黄芩 15g，黄连 10g，党参 30g，丹参 30g，檀香 10g（后下），吴茱萸 10g，煅瓦楞子 15g，砂仁 10g（后下），陈皮 10g，桂枝 10g，藿香 10g，桃仁 10g，红花 10g，大枣 10g，炙甘草 5g。3 剂，水煎服，日 1 剂，分 2 次服。

二诊：药后胃痛明显缓解，恶寒、欲呕消失，反酸减轻，舌质转红，苔薄白，脉弦。

前方去吴茱萸、藿香，党参减为 20g，丹参减为 20g，继服 3 剂，诸症消失。

【按语】《素问·举痛论》说："寒邪客于肠胃之间，膜原之下，血不得散，小络引急，故痛。"本例患者素体气虚，卫表不固，外感寒邪后首入手太阴肺经，引起恶寒发热等肺卫表证，治疗不彻底，病邪传入足阳明胃经，与胃火搏结，渐从火化，使气血妄行，导致气血不和，经络不通，胃脘疼痛。同时，肺与大肠相表里，肺经感寒，大肠经感应受邪，寒凝气滞，导致大便不成形，日解 3～4 次。患者本病的病机为本虚标实，胃热肠寒，故治疗以补虚泻实、清胃温肠为大法，方用半夏泻心汤合丹参饮加味。其中党参大补脾胃之气；法半夏、干姜辛开散寒，温胃止呕；黄连、黄芩苦寒泄热；桂枝、干姜、吴茱萸温肠散寒以止泻；丹参、桃仁、红花活血化瘀通络；檀香行气降逆；砂仁、陈皮行气温胃；大枣、甘草调和营卫；藿香解表止呕；吴茱萸、瓦楞子制酸。全方寒热并调，散结除痞，表里同治，故而获效。

医案六

邓某，男，37岁，2004年11月10日初诊。

患者自诉近1年内经常胃痛，痛能忍受，于西医院确诊为浅表性胃炎，经中西药治疗未收疗效，且最近较先前疼痛更加频繁，为求中医治疗，经介绍来我院门诊求治。

现症：胃部隐隐作痛，口干口渴，大便干，舌红少津，脉细。

西医诊断：浅表性胃炎。

中医诊断：胃痛。

辨证：胃阴亏虚。

治则：滋养胃阴，凉润和中。

处方：沙参30g，麦冬20g，玉竹20g，生地20g，枸杞子20g，当归15g，芍药20g，茯苓15g，百合15g，薤白15g，鸡内金15g，川芎15g，三七粉10g（冲服）。7剂，水煎服，日1剂，分2次服。

二诊：药后胃痛减轻，口干口渴好转，大便稍干，嘱继续服用上方。8剂，水煎服，日1剂，分2次服。

三诊：药后胃痛好转，口干口渴消失，大便和，舌脉正常。复查胃镜示：胃部各处未见异常改变。

【按语】分析病史脉症，辨为胃阴亏虚之证。患者罹患胃炎许久，服用大量温热暖胃之品，致胃阴亏耗，实属失治误治之弊。李延教授在治疗中以滋养胃阴、凉润和中为法。因胃喜润恶燥，以润为顺，故重用生津润胃之品，同时佐以行散之品，以防碍胃之弊。因药证相符，故而获效。

泄泻

泄泻是以大便次数增多，大便质稀，或完谷不化，或甚如水状的临床常见疾病。泄指便下徐缓，泻指便势急暴，而实际上两者难以截然分开，实质则一，故统称泄泻。

中医学对本证早有丰富而系统的认识。《内经》称之为"泄"，列有飧泄、濡泄、洞泄、溏泄及注泄等名称。《难经》曰："泄凡有五，其不同，有胃泄，脾泄，大肠泄，大瘕泄，小肠泄，其中小肠泄、大瘕泄属痢疾。"《金匮要略》将泄泻与痢疾并论，统称下利，并设专篇进行论述，其中治疗泄泻的不少方剂至今仍为临床所用。后世医家对泄泻分型与证治又有所发展。《景岳全书》以暴泄、久泄为纲，《医宗必读》概括治泄泻有九法，即淡渗、升提、清凉、疏利、甘缓、酸收、燥脾、温肾、固涩九法。

一、病因病机

导致泄泻的发生有以下几种常见的原因：

1. 感受外湿

常见为风、寒、暑、湿、热邪。其中与湿邪关系最为密切，湿邪兼风、寒，伤人多转化为寒湿，湿邪兼暑、热，伤人多转化为湿热。

2. 饮食不节

贪食生冷，饮食不洁，脾胃受损，饥饱无常，过食肥甘，亦伤脾胃。脾胃受损，运化传导失职而生泄泻。

3. 脾胃虚弱

久病体虚，劳倦太过或久泄不止，致脾弱，肝气郁结。气机不畅，木郁克土，致脾胃运化失常，每因情绪变化而发作。脾之运化，全赖肾阳温煦，大便的调节为肾所司。肾阳不足，一则不能温煦脾阳，使脾失传导出现泄泻。二则肾阳虚衰，阴寒内生，清气沉降，水湿下注而生泄泻。

李延教授认为，本证的发生外因在于湿，无湿不作泄，内因在于脾胃虚弱。湿邪困脾，易伤脾阳，脾阳不振而运化无权，脾胃虚弱则水谷清浊不分，反变湿浊。湿浊与脾胃互相影响，互为因果乃是泄泻缠绵不愈之所在。或有肝气乘脾，或脾虚及肾，进一步增加脾失健运的程度。泄泻有急缓之分，病情有长短不同，一般来讲，病程超过 2 个月以上者称为慢性泄泻。急性易治，慢性难愈。

二、辨证论治

1. 治脾注意升清

脾主运化是指脾有主管消化饮食和运输水谷精微的功能，亦关系到水液的代谢和输布。脾之运化功能正常，则饮食水谷精微的消化吸收与运输的功能才能旺盛。反之，若脾失健运则上述功能失职，水液代谢失常，水湿流注胃肠会导致腹胀、泄泻。脾主运化的功能主要依赖于脾气的作用，而脾气的功能特点是以上升为主，只有脾气上升，脾的运化功能才能正常进行，脾气不升则久泄不愈。李延教授强调，在治疗上一定要注意脾气升清的生理特点。

2. 腑病以通为补，治胃注意降浊

六腑主要功能是传导化物，主司食物的消化、吸收、排泄等一系列功能活动。六腑宜通不宜滞。胃是六腑之一，它的主要作用是受纳、腐熟水谷。它的消化功能又称为胃气。胃气主降，胃气下降糟粕才得以下行。脾主升，胃主降，脾胃一脏一腑，一阴一阳，升降相谐，阴阳相合，才能维持人体的

消化、吸收、排泄等正常功能。大肠亦为六腑之一，是传导糟粕的通道，亦以通为用，通道阻塞，可加重脾胃的损害，仍可导致泄泻，以致里急后重。

李延教授强调，治疗时不能一见久泄即用健脾涩肠之品，要注意通腑导滞。临床症见大便稀溏、泻而不畅、频频欲便者，虽然久泄，仍应诊为大肠湿热未清。如泻有不消化物，脘痞纳呆，粪便臭秽，苔垢厚腻者，则为有宿食内停之象。在治疗上，一方面或以清利湿热，或以消食导滞，因势利导，以通为补；一方面注意和胃降浊，使脾胃得健，湿浊得除，泄泻乃止。

3. 扶土注意抑木

肝的疏泄功能可以调畅气机，协助脾胃之气的升降，肝之疏泄条达实为保持脾胃正常消化功能的重要条件。如暴怒伤肝，或肝郁不舒，肝失疏泄条达，气机不利，可以横逆犯脾，为木克脾土。而脾胃虚弱，易招致肝气来犯，为木乘土虚，致使受纳、运化功能失常，升降失职，而出现肝气犯胃与肝脾不和的腹痛、嗳气、腹胀、泄泻等症。在治疗时可用痛泻要方化裁，调理肝脾，疏泄亢盛之肝木，以达抑木扶土而止泄泻之目的。

4. 健脾不忘温肾

脾之运化水谷精微需借助肾阳之温煦。脾为后天之本，肾为先天之本，命门之火又有赖于后天之精气的滋养。脾肾之间互相依存，互相促进，在病理上亦互相影响，互为因果。肾虚不能温煦脾阳，脾阳久虚而损及肾阳均可导致腹部冷痛、下利清谷、五更泄泻的发生。故在慢性泄泻治疗中，脾虚日久，在健脾的同时不可忘温肾，以治本止泄。

三、验案举例

医案一

戴某，女，44岁，2004年8月26日初诊。

大便溏泄3月余。自当年5月份始，大便溏泄，每日4~5次，纳食渐减，倦怠乏力，无腹痛，无里急后重。曾多次在某医院就诊，口服黄连素、乳酶生及中药等，均无显效。于8月26日来我院请李延教授诊治。

诊见：大便溏泄，每日4~5次，无腹痛，纳食不佳，四肢乏力，面色苍白少光泽，平素讲话多则觉气短，微活动则觉累，粪便检查为稀水便，无异常所见。舌苔白，脉沉略缓。除体质较弱外，素无他病。

西医诊断：消化不良。

中医诊断：泄泻。

中医辨证：脾虚不健，运化失常。

治则：健脾益气，升清止泻。

处方：党参20g，白术15g，茯苓15g，生黄芪20g，甘草15g，山药20g，苡米15g，莲子肉15g，柴胡15g，陈皮20g，升麻15g。7剂，水煎服，日1剂，分2次服。

9月3日二诊：药后患者症状明显减轻，大便次数由4～5次减至1～2次，且较前成形，纳食有增，四肢乏力已不明显，但纳食尚欠佳，讲话多时仍觉气短，面色同前，舌苔薄白，脉象沉滑。

上方党参加至30g，生黄芪加至30g，加砂仁15g，桔梗15g。7剂，水煎服，日1剂，分2次服。

9月11日三诊：药后大便基本正常，日行1次，偶有日行2次，纳食佳，无气短、乏力，面色已稍显红润。

上方继服4剂，水煎服，日1剂，分2次服。

9月26日四诊：药后患者已无任何不适感觉，纳佳，大便正常，体力增加，精神好。嘱其上方再进5剂，隔日1次，以巩固疗效。

【按语】患者腹泻3月余，平素体弱，久泄不止，临床症见与舌脉之象证属脾胃虚弱，运化失常。李延教授用党参、白术、茯苓、炒山药、苡米、莲子健脾益气，和胃止泻；生黄芪补中益气升阳，生黄芪、党参合用，加强益气健脾之功。7剂药后症状明显减轻，但仍觉气短，纳食欠佳，故加重生黄芪、党参的用量，并加砂仁和胃醒脾，桔梗载药上行。方中升麻、柴胡协助主药以升提下陷之阳气，陈皮理气和胃，甘草益气和中。诸药合用，补其虚，脾健胃强；调其气，清气升，浊气降，而泄泻止。

医案二

许某，女，34岁，2001年3月12日初诊。

该患者每日大便三四次，大便不成形，严重时呈水样便，持续了1年多，西医院诊断为溃疡性结肠炎，经西药治疗皆未收效，转来我院门诊求治。

诊见：面色晦暗，形体消瘦。舌红少津，脉沉弱。

中医诊断：泄泻。

辨证：脾肾阳虚。

治则：涩肠止泻，补脾益肾。

处方：伏龙肝100g，白术20g，西洋参20g，山药20g，赤石脂40g，诃子20g，肉桂15g，黄柏10g，甘草10g。10剂，水煎服，日1剂，分2次服。

二诊：药后泄泻日减为2次，大便呈线形。

嘱其继续服上方。10剂，水煎服，日1剂，分2次服。

三诊：药后大便转为日1次，呈条形，稍溏，体重增2kg。

患者续服上方5剂，诸症皆除，嘱其注意戒食生冷油腻之物。

【按语】综合病史，四诊合参，当属日久之泄泻，津伤甚重，其原本由脾肾虚衰。脾虚则食少纳呆致生化无源，仓廪匮乏；肾虚则固涩失司，久泻不禁，津液大伤。本案泄泻为久泻，久泻者多由脾肾虚衰所致，治当扶脾肾，脾肾充则泄泻自止。切勿一味桃花汤、诃子散收涩止泻，不会收长效。伏龙肝为灶心土，久烧而具温性，能除寒燥湿而复脾阳，重用100g而见速效。若用小量，对于此类脾肾虚衰至极之症，当无济于事耳。

医案三

夏某，女，34岁，2004年8月15日初诊。

患者五更泄2年余，近半年来每日腹泻五六次，黎明前腹泻，泄后感舒，腹部畏寒，腰酸肢冷，食纳不佳，面黄微肿，倦怠乏力，动则气喘，已不能从事体力劳动。经中西药治疗未收效，遂来门诊治疗。

诊见：脉沉迟而弱，以脾、肾、肺尤甚，舌质淡、边有齿痕，苔薄白。便常规检查示：质软、色黄、白细胞轻度增高，其余为阴性。

中医诊断：泄泻。

辨证：脾肾阳虚证。

治则：温肾健脾，佐以涩肠止泄之品。

处方：补骨脂25g，炒山药15g，吴茱萸20g，陈皮12g，砂仁12g，炮姜10g，红参15g，肉豆蔻15g，五味子15g，罂粟壳10g，炙甘草10g。煨枣3枚为引。7剂，水煎服，每日1剂，分2次服。

8月27日二诊：由于路途较远，未能及时复诊，药后现每日排便两三次，四肢稍温，腹痛减轻，食纳亦增，舌脉同前。

处方：补骨脂25g，炒山药15g，吴茱萸15g，陈皮15g，砂仁15g，炮姜15g，红参15g，肉豆蔻10g，五味子15g，罂粟壳15g，炙甘草10g，肉桂10g，煨枣3枚为引。7剂，水煎服，每日1剂，分2次服。

9月6日三诊：药后每日排便2次，五更泄已停止，食纳增加，腹痛消失，大便化验（－）。仍以原方加减以巩固疗效。

处方：补骨脂25g，炒山药15g，吴茱萸15g，陈皮15g，砂仁15g，炮姜10g，红参15g，肉豆蔻15g，五味子10g，炙甘草10g，肉桂15g。7剂，水煎服，每日1剂，分2次服。

9月15日四诊：药后大便正常，食纳增加，可参加轻度体力劳动，停药观察。嘱其避风寒，慎饮食。后经随访患者未再发生腹泻，体质逐渐增强。

【按语】四诊合参，辨为脾肾阳虚之证，以肾阳虚为主，固摄无力而致。泄泻一病有急慢虚实之分，其病因有感受外邪、饮食所伤、脾胃虚弱、肾阳虚衰、肝气乘脾等。历代医家对于泄泻有不同见地，本案泄泻的病机乃脾肾阳虚，故用四神丸加减，重在补脾益肾，同时应用收涩之品，涩肠止泻。

便秘

李延教授认为，便秘可由多种原因引起，临床表现可有多种形式：便质干涩不通、大便排出困难、排便间隔延长或次数减少等等。《内经》中曾将本病描述为"大便难""便不利"。《伤寒论》则将本病称之为"不更衣""脾约""阴结""阳结"等证。宋·朱肱《类证活人书》中曾论及大便秘的概念。清·沈金鳌在其《杂病源流犀烛》中则明确提出"便秘"。

一、病因病机

本病可并发于许多急慢性疾病过程中，亦可独立发病。便秘可分为多种证型，如青壮年和急性病多见胃肠积热之热秘、气滞痰阻之气秘；老年人及慢性病多见阳虚寒凝、气血津液不足之虚秘、冷秘。寒凝胃腑，脾胃阳气被遏，或食积等可导致大肠气机郁滞，传导不利，糟粕内停；热结脾胃，耗伤津液，或阴血素亏，导致肠道干涩，糟粕无法下行。《内经》称其为"后不利""大便难"。《素问·厥论》云："太阴之厥，则腹满胀，后不利。"说明便秘与脾胃受寒有关。《素问·举痛论》曰："热气留于小肠，肠中痛，瘅热焦竭，则坚干不得出，故痛而闭不通矣。"说明便秘与小肠积热有关。《诸病源候论·大便难候》曰："大便难者，由五脏不调，阴阳偏有虚实，谓三焦不和则冷热并结故也。"指出便秘因于五脏不调，阴阳虚实寒热。后朱丹溪又提出血虚肠燥便秘之说。便秘日久，肠道气机阻滞，可致脘腹胀痛，食少纳呆，甚至呕吐。张仲景根据便秘寒、热、虚、实的不同，创立了苦寒泻下之大承气汤、温中泻下之大黄附子汤、滋阴润下之麻子仁丸、行气通下之厚朴三物汤。李延教授常使用仲景之法，每见良效。

二、辨证论治

本病虽病位在大肠，但与肺之肃降、脾胃之转输、肝气之疏泄、肾气之气化密切相关，所以顺应五脏六腑之性，通过调节五脏六腑之功能以达到通泻大便之功，此乃治病求本之具体体现。如果便秘只用通泻之法，不从根本上调理脏腑气机，则只为权宜之计，病情多时好时坏，难以根治。

胃肠积热者治以清热润肠通便，李延教授常选用承气汤之类及麻子仁丸等加减；气滞不通者治以顺气导滞，常选用六磨汤加减；寒凝便秘者治以温里散寒，润肠通便，选用大黄附子汤及济川煎加减；气虚便秘者治以补气健脾，选用补中益气汤加减；津血亏虚者治以滋阴养血，润肠通便，选用增液汤、润肠丸、左归丸加减；虚实夹杂者则选用温脾汤（大黄、附子、干姜、人参、甘草）加减。对于本病的治疗，李延教授巧用杏仁之开宣肺气之提壶揭盖法；应用玄参、麦冬、生地、石斛和何首乌之增水行舟法；以及热者寒之、寒者热之、虚则补之和实则泻之的正治之法。

李延教授治疗便秘善用大黄，轻者选用酒大黄，重者选用生大黄，如《本草正义》载"大黄欲速者生用，泡汤便吞；欲缓者熟用，和药煎服"；喜用五仁丸（郁李仁、桃仁、杏仁、柏子仁、松子仁）润肠通便治疗便秘，且经多年的临床观察发现，有很多便秘投以泻下之品虽然有效，但停药后又复发，此类多是使用寒凉，或滋润之品之故。有很多脾胃阳虚便秘者，若只用行气、润燥之法，只能治标，然"治病必求于本"。李延教授每每使用温中泻下之法，常获意外疗效。

三、验案举例

医案一

刘某，女，60岁，离休干部，2010年6月5日初诊。

该患素有便秘宿疾20余年，每2～3日一行，干燥而困难，甚则4～5日一行，严重时要用甘油灌肠，经常服果导等通泄剂，但服后腹痛不适。

诊见：身体消瘦，疲乏无力。舌质暗红，苔白腻，脉沉细。

中医诊断：便秘。

辨证：气阴两虚，津液不足。

治则：益气滋阴，通便润肠。

方药：麻仁25g，杏仁20g，生地25g，麦冬25g，芝麻25g，党参15g，百合20g，知母20g，鸡内金15g，山药15g，炒莱菔子15g，肉苁蓉20g，全瓜蒌15g。6剂，水煎服，每日1剂，分2次服。

二诊：药后大便即通畅，每日1次，稍软不稀，腹胀满减轻，食纳有所好转，苔薄白，脉沉细。

效不更方，6剂，水煎服，日1剂，分2次服。

三诊：药后大便每日1次，色质正常，精神、体力也有所改善。

【按语】习惯性便秘老年人常见，常使生活质量下降，带来很多痛苦与不便，治疗上不宜久用泄剂，而要以滋阴润肠为主。方中麻仁、芝麻、杏仁润肠通便，杏仁还可开宣肺气，所谓"提壶揭盖"之法；知母、生地、麦冬、瓜蒌、百合滋阴润肠通便；党参、山药补气，且健运脾胃；鸡内金、莱菔子行气消食；肉苁蓉温肾润肠。药证相符，故而获效。

医案二

程某，男，65 岁，2007 年 2 月 25 日初诊。

患者骨瘦如柴，身患肿瘤，开腹探查时发现肿瘤已转移，故放弃手术治疗，直接缝合。之后开始便秘，并且越来越严重。经询问，肿瘤并无压迫肠道，所以排除肿瘤压迫导致便秘的情况。因肿瘤疼痛，故用镇痛药芬太尼，经询问主治医师得知该类药物有引起便秘的副作用，几乎无法进食，全靠静脉输注营养液，大便 3 周未解，腹中胀痛非常，全靠家属用手抠大便，便硬如羊屎。曾口服通便药，但食入即吐，转而想灌肠，但超声显示肠道粪便积聚过多，灌肠稍有不慎恐致肠道破裂，后果不堪设想。舌红无苔。

中医诊断：便秘。

辨证：血虚便秘。

治则：养血润燥通幽。

方药：桃仁 15g，当归 20g，火麻仁 15g，炙甘草 10g。1 剂，水煎服。

二诊：述服上药后全部吐出。

处方：生地 20g，枳壳 15g，桃仁 15g，当归 20g，火麻仁 20g，大黄 15g，炙甘草 10g。1 剂，水煎服。

三诊：亦述服上药后全部吐出。

上方加入柿蒂，以降气止呕。

四诊：家属诉患者服后又全部吐出。

以上三方均以扶正降逆、润肠通便为法，但是患者全都吐出，可见通腑泻下之药根本无法吸收。思考良久后，改用温下之法。拟方如下：

附子 15g，干姜 20g，人参 15g（后下），大黄 15g（后下），芒硝 15g，炙甘草 10g。频频饮之，不必一次服尽。

这次患者没有吐出，大约八九个小时后，患者入厕排便，开始粪便坚硬如羊屎，随后便质溏稀，便后腹胀大减。

【按语】李延教授观其症状，舌红无苔，认为此属血虚便秘。此患者年高阳气衰微，开腹手术，大伤元气。脾阳被伤，物极必反，寒极而热，现真寒假热之象，中焦格拒，故用附子、干姜温补脾肾之阳，人参补其元气，大黄泄下，甘草助人参补气，佐大黄以缓其泄下。全方用药以温补为主，使格拒消，通便之药方可起效。

医案三

孙某，女，44 岁，教师，2003 年 10 月 7 日初诊。

自诉大便秘结 3 年余，时有腹胀腹痛，曾服大黄、果导等中西药未能见效，每因劳累时频发，经人介绍求治于门诊。

诊见：大便秘结，心烦易怒，胁胀纳差，头晕目眩，倦怠乏力。舌苔薄黄腻，舌质偏红，脉弦细而沉。

中医诊断：便秘。

辨证：肝郁脾虚，湿热内滞。

治则：疏肝健脾，清解湿热。

处方：柴胡20g，白芍20g，枳实20g，佛手15g，当归20g，苏叶10g，瓜蒌皮10g，桑寄生15g，云茯苓20g，甘草10g。7剂，水煎服，日1次，分2次服。

10月15日二诊：药后大便通畅，已无所苦，即以原方隔日1剂，连服1个月，大便每日1次。追访两年未见复发。

【按语】本案患者思虑过度，暗伤心脾，肝木乘之，致津液失布而便秘时发。以四逆散加减使肝脾调和，升降相因，则郁热可解，心脾功能自复，津液盈润自如，便秘即除。四逆散乃宣达郁滞、疏肝理脾之平剂。仲景用本方治疗阳郁欠伸之四逆证，后世扩大其应用范围，凡气滞气郁气逆所引起的系列病证多由本方化裁用之。方中柴胡、芍药为肝经药，枳实、甘草为脾胃经药，故能疏肝理气，调和脾胃。且芍药与甘草相伍，可以除血痹，缓挛痛，有缓急止痛之功。临床实践证明，四逆散组方简单，应用广泛，对诸多肝脾不和的病证具有较好的疗效。

医案四

韩某，女，45岁，2000年6月14日初诊。

患者自诉病初发于5年前，时常大便艰难，四五日一行，甚时七八日一行，食欲旺盛，口苦，腹胀，几经治疗，服用过诸多中西药物，难奏长效，辗转求治于我院门诊。

诊见：面色红，身体消瘦，脘闷纳呆，小便频数，大便已3日未解。苔微黄，脉细涩。

中医诊断：便秘。

辨证：胃肠燥热。

治则：润肠泻热，行气通便。

处方：麻子仁30g，杏仁25g，大黄15g，厚朴15g，枳实15g，白芍20g，黄连10g，白蜜10g。5剂，水煎服，日1次，分2次服。

6月19日二诊：药后大便得通，每日一行，口苦、腹胀诸症亦轻。

上方去黄连，加神曲15g，麦芽20g。

三诊：连续服用12剂患者欣喜前来告知，多年痼疾已告痊愈。

【按】便秘之症多因热结津亏，本证为胃强脾弱之证。胃中燥热，脾被热邪所约束，不能为胃行其津液，但输膀胱，因此症见大便秘结、脘闷纳呆、小便频数、苔微黄、脉细涩等。方中用麻子仁、杏仁润肠通便；大黄、厚朴、枳实清下焦热结；白芍滋阴养血；黄连清中焦之火；白蜜调和诸药。复诊加神曲、麦芽以健脾和胃。因药证相符，故获良效。

腹痛（胃肠胀气）

　　腹痛是指胃脘部以下、耻骨毛际以上部位发生疼痛的病证。腹部范围较广，内有肝、胆、肾、脾、大小肠、胞宫、膀胱等脏器，并为手少阳、足阳明、手足三阴、冲、任、督、带等经脉循行之处，因此当其发生病变时，均可导致腹痛。西医学的肠炎、肠结核、肠粘连、胃肠功能紊乱、消化不良、胃肠神经官能症、肠系膜和腹膜病变等，均可参照本病辨证治疗。阑尾炎、痢疾、肠蛔虫症以及外科、妇科疾病等引起的腹痛，可参照有关章节及专科内容进行辨证施治。

　　一、病因病机

　　"不通则痛"是中医对疼痛病因的基本认识，腹痛的基本病机是气血受阻，经脉不通。治疗总以畅通血脉、疏调气机为大法。腹痛的发生常与外感时邪、饮食不节、情志失调和素体阳虚等有关。

　　1. 外感时邪

　　以寒邪为多见。寒为阴邪，易伤阳气，其性凝滞收引。寒邪侵袭，脾胃运化失健，气血滞涩，则可引起疼痛。如《素问·举痛论》云："痛者，寒气多也，有寒故痛也。"若寒邪不解，郁而化热，或暑邪湿热中阻，邪气壅滞于内，腑气不通，亦可引起腹痛。

　　2. 饮食不节

　　饮食不节多见暴饮暴食，伤及脾胃，致食滞内停；或恣食肥甘辛辣之品，或食入腐蚀不洁之物，致湿热秽浊留滞胃肠；或过食生冷，阻遏脾阳，影响脾胃健运，以致腑气通降不利，而发生腹痛。

　　3. 情志失调

　　情志抑郁，忧思恼怒，则肝失调达，气血郁滞；或肝气横逆，乘犯脾胃，肝脾失和，气机不畅而腹痛。

　　4. 素体阳虚

　　因素体阳虚，脾阳不振，运化无权；或真火不足，寒从内生，气血不能温养脏腑，而致腹痛。

二、辨证论治

1. 寒性腹痛

证候：腹痛急暴，得温痛减，遇寒更甚，怕冷蜷卧，小便清长，大便或溏薄或秘结。舌淡苔白，脉沉紧。

治则：温中散寒止痛。

方药：正气天香散加减。

2. 热性腹痛

证候：突然腹痛，持续加重，或阵发性加剧，腹满拒按，心烦口渴，大便多秘结，或泻而不爽，小便黄赤，或胸脘痞闷，嗳腐吞酸。舌苔黄腻，脉濡数。

治则：清热化湿，通腑导滞。

方药：大承气汤加减。

3. 食积腹痛

证候：脘腹胀痛，拒按，食后尤甚，嗳腐吞酸，或痛而欲泻，泻后痛减，或大便秘结不通，恶食，恶心呕吐。苔腻，脉滑实。

治则：消食导滞。

方药：保和丸加减。

4. 虫积腹痛

证候：腹痛发作有时，痛势剧烈，平素胃脘嘈杂，睡中磨牙，嗜食异物，面黄肌瘦，唇内有粟粒状小点，或面有色黑不均匀花斑。

治则：以驱虫为主，佐以理气化滞。

方药：使君子散或化虫丸加减。

5. 气滞腹痛

证候：脘腹或胁下胀痛，攻窜不定，满闷不舒，或痛引少腹，得嗳气或矢气则痛减，恼怒、忧虑则加重。舌苔薄白，脉多沉弦。

治则：疏肝解郁，理气止痛。

方药：柴胡疏肝散加减。

6. 血瘀腹痛

证候：腹痛如刺，或如刀绞，痛势较剧，痛处固定而拒按，经久不愈。舌质紫暗，或有瘀斑，脉细涩。

治则：活血化瘀通络。

方药：少腹逐瘀汤加减。

7. 虚寒腹痛

证候：腹痛绵绵，时作时止，喜温喜按，饥饿或劳累后痛甚，得食或休息后痛减，兼见气短乏力，怯寒神疲，面色无华。舌淡苔白，脉沉细。

治则：温中补虚，缓急止痛。

方药：小建中汤加减。

三、验案举例

贺某，女，27岁，硕士研究生，2002年11月3日初诊。

患者表情痛苦，被扶入诊室，自诉今晨与同学吵架，后吃街边小吃煎饼果子则感不适，随即出现恶心呕吐，午后出现腹痛，不断加重，呈胀痛。

诊见：腹部胀大如皮球，疼痛剧烈，不能碰触，碰则痛甚。叩诊鼓音，X线片见胃肠大量积气。既往身体健康，否认消化系统病史。舌苔黄腻，脉弦。

西医诊断：胃肠胀气。

中医诊断：腹痛。

辨证：湿热中阻，中焦枢机不利。

治则：清热利湿，疏利气机。

处方：大黄15g，厚朴20g，芒硝15g，枳实15g，葛根15g，枳壳15g，陈皮15g。1剂，水煎服，立即顿服。

二诊：服后1小时患者自诉有矢气连连不绝，顿觉腹部舒适，疼痛减轻。

续上方1剂水煎服，随即顿服，1小时后患者腹痛大减，表情自如，正常行走。续以上方化裁。

处方：藿香15g，薏苡仁30g，砂仁20g，陈皮15g，厚朴10g，半夏10g，槟榔10g，黄芩10g，柴胡15g，茯苓15g。15剂，水煎服，日1剂，分2次服。

三诊：药后患者来诊，见面色红润，舌红苔薄白，脉沉实有力。

嘱患者慎饮食，调情志。

【按语】肠胀气当检查无任何器质性病变时，选择中医方法是较佳的。此案胃肠胀气，症见腹痛，故中医辨病为腹痛，患者急性腹痛，遵循急则治其标的原则，速投大承气汤加减清利湿热，行气消满。腹痛大减后，急症已缓，当遵循缓则治其本的原则，以三仁汤加减清利湿热，调理中焦，以绝腹痛之因。

由于人的情绪与胃肠功能息息相关，因此首先要保持良好的情绪，使胃肠功能保持正常。在饮食方面，一日三餐要合理分配，饥饱均匀，一般宜吃八分饱，勿过食，以适应胃肠的消化能力，吃得太多则易发生胀气。

呃逆

呃逆俗称"打嗝"。《内经》谓之"哕",是指气逆上冲,呃声连连,声短而频,不能自制之证。呃逆有偶然发作和持续发作两类。偶然而作者,不药自愈,为一时气机不调,闭息、受惊、取嚏,皆可立愈。连续发作者,少则几分钟,甚则数日不止,须经治疗方可止呃。

西医学认为,呃逆是膈肌痉挛所致,常见于胃肠神经官能症及其他急慢性疾病过程中。

一、病因病机

张景岳认为:"致呃之由,总有气逆。"气逆之根,名目繁多,食滞痰湿,过食生冷,寒热交阻,木郁横逆,郁热化火或胃阴不足,升降失和,中虚气逆等,皆可导致本病。

1. 饮食不节

由于食入过快或食时嬉笑,而致胃气一时失降;亦可因过食生冷,寒积于胃,胃纳失降;或过食辛热,胃中蕴热,胃火上冲;或饮食不节,损及中焦,运化失职,水湿内蓄,痰湿中阻,而致呃逆。

2. 情志内伤

恼怒抑郁,肝郁横逆犯胃,胃失和降;或肝郁日久,郁而化火,胃热气逆而作。《古今医统大全·咳逆》云:"凡有忍气郁结积怒之人,并不得行其志者,多有咳逆之证。"

3. 中焦不足

《素问·宝命全形论》云:"病深者,其声哕。"久病重病之后,损其正气,胃中虚弱,阳虚、阴虚、气弱均可导致胃之升降失常,气逆作呃。

二、辨证论治

呃逆一症总由胃失和降、气机上逆而成,故治疗当以理气和胃、降逆止呃为原则。实证以驱邪为主,因于寒者温之,热者清之。虚证以培补为主,宜用温补和滋阴之法。

1. 胃中寒冷

证候:呃声沉缓有力,遇寒则甚,得热可减,胃脘不舒,纳食减少,喜热饮。苔白,脉迟缓。

治则:温中散寒,降逆止呃。

方药：丁香柿蒂汤加减。

2. 胃火上逆

证候：呃声洪亮有力，连续而出，口臭烦渴，喜冷饮，尿赤便秘。苔黄或黄燥，脉滑数。

治则：清胃降火，和中止呃。

方药：竹叶石膏汤加减。

3. 气滞痰阻

证候：脘胁胀闷，呃逆连声，肠鸣矢气频作，或兼嗳气恶心，纳食减少，常因情志不舒而发作。苔薄腻，脉弦滑。

治则：理气化痰，镇逆平呃。

方药：旋覆代赭汤加减。

4. 脾肾阳虚

证候：呃声低弱无力，气不接续，泛吐清水，面白少华，脘闷食少，形寒肢冷，腰膝酸软，神疲气怯，大便溏薄。舌淡，苔薄白，脉细弱。

治则：温补脾肾，和胃降逆。

方药：附子理中汤加减。

5. 胃阴不足

证候：呃声短促而不连续，心烦不安，口干舌燥，不思饮食，或食后饱胀，口渴便秘。舌红而干，脉细数。

治则：养阴生津，和胃平逆。

方药：益胃汤加枇杷叶、石斛、柿蒂等。

三、验案举例

医案一

章某，男，46岁，2000年2月15日初诊。

呃逆1周，伴发热恶风。患者1周前宴饮后兜风受凉，次日晨起即感胃脘部不适，伴呃逆频频，并觉全身疲倦，汗出恶风，低热（37.4℃）。自服藿香正气丸、伤风感冒胶囊症状无明显改善。曾求治于中医，服用行气和胃降逆之药物，仍呃逆不断，伴大便秘结。

诊见：呃逆1周，上症仍存。舌淡红，苔黄，脉浮弦。

中医诊断：呃逆。

辨证：内伤并外感，营卫不和，胃气上逆。

治则：解肌发表，升散降逆。

处方：桂枝20g，白芍20g，旋覆花20g（包煎），生姜15g，大枣15g，甘草 15g，蝉蜕 15g，僵蚕 15g，姜黄 15g，生大黄 10g（后下）。6 剂，水煎服，每日 2 剂，嘱药后进热粥 1 碗，以助药力。

二诊：3 日后再诊，患者诉药后全身汗出渐渐，热退，便通，呃止，唯感胃部不适，胃纳不佳，疲倦。予健脾和胃之品善后而愈。

【按语】呃逆是指胃气上逆动膈、气逆上冲喉间、呃呃连声、声短而频、不能自制为主要表现的病证。中医对于"逆气"传统的治则为"逆则平之"，对胃气上逆引起的呃逆主张和胃降逆止呃。临床常用旋覆代赭汤、丁香柿蒂汤、橘皮竹茹汤之类。这对初起单纯的轻症疗效是肯定的，但对持续不断之顽固性呃逆，尤其是急慢性病严重阶段之呃逆，单用和胃降逆之法往往难以奏效。若常法无效时，则需灵动方法。李延教授在临证时常借鉴仲景之辨证思路，紧扣病机，运用经方辨治，每多效验。

医案二

刘某，女，32 岁，2004 年 7 月 10 日初诊。

呃逆反复发作半年，伴有尿频。患者患肾炎近 7 年，近 3 月尿频，尿蛋白持续（＋）～（＋＋），并出现呃逆症状。经住院中西医药物治疗，尿蛋白减少，但呃逆反复发作，发作时每天除入眠后呃逆停止，醒后即作，故来求治于中医。

诊见：呃逆发作，但断续不继，时有气不顺接，呃声低长不甚响亮，伴尿频，口淡，纳差，四肢欠温，望其面色淡白，唇淡。舌质淡嫩，苔白，脉沉细。

中医诊断：呃逆。

辨证：肾气亏虚，肾不纳气。

治则：补肾纳气，降逆止呃。

处方：熟地黄 30g，山茱萸 15g，山药 15g，泽泻 15g，茯苓 15g，牡丹皮 15g，熟附子 20g（先煎），肉桂 15g（焗服），丁香 15g，柿蒂 10g，枳壳 15g。7 剂，水煎服，日 1 剂，分 2 次服。

二诊：药后呃逆减半，尿频明显好转，纳增。

效不更方，上方 21 剂，水煎服，日 1 剂，分 2 次服。

三诊：药后呃逆止，胃纳明显增加，精神好转。继以金匮肾气丸加减调理。随访半年呃逆未再复发。

【按语】本案以金匮肾气丸加减，该方在《金匮要略》中应用有五：一治脚气上入少腹，少腹不仁；二治虚劳腰痛，小便不利；三治短气有微饮；四治男子消渴小便多；五治妇女转胞不得溺。李延教授治疗本病抓住主要病机，虽未见有治呃逆之说，但究其病机均为肾气不足，阳气衰微。此患者虽年轻，但患慢性肾炎多年，久病肾阳亏虚，致使肾气不能摄纳，虚气上逆动膈而发为呃逆。《金匮要略》之肾气丸能温补肾阳，固摄纳气，使气纳于肾而不致上逆动膈，故呃逆自止。

小儿厌食症（慢性消化功能紊乱综合征）

小儿厌食症是指小儿较长时间食欲不振或食欲减退，见食不贪，食量减少，甚则拒食的一种慢性消化功能紊乱综合征，是儿科常见病。1～6岁小儿多见，且有逐年上升趋势，城市儿童发病率较高，但预后良好。若病程迁延不愈，可使气血化生乏源，导致小儿营养不良、贫血、消瘦，甚至转为疳积，影响小儿的生长发育。

李延教授认为，本病的治疗不仅要补脾，最重要的是注重运脾。同时注重小儿情志的变化，方中多加疏肝健脾之麦芽。对于喂养不当的小儿，注意健脾消食的同时，不过用克伐之品。

一、病因病机

对于本病的认识，古医籍中的"恶食""伤食""纳呆"均属本病范畴。本病的发生多由于喂养不当、他病伤脾、先天不足、情志失调所致。病变脏腑在脾胃。脾主运化，胃主受纳，脾胃的功能失调，影响水谷的受纳和运化，而造成厌食。现今社会独生子女较多，娇生惯养，所愿不遂，则出现肝郁气滞，横克脾土，脾失健运，胃失受纳，则出现厌食。喂养不当，过早过多食用油腻或零食，损伤脾胃之阴，造成厌食。素体脾虚，受纳健运失常，造成厌食。《灵枢·脉度》云："脾气通于口，脾合则口能知五谷矣。"

二、辨证论治

本病的治疗多以运脾开胃为原则，对于不同的临床表现给予不同的治疗，并注重小儿"脏腑娇嫩，脾常不足"的生理特点，不易克伐，不忘时时固护正气。

1. 脾胃阴虚

证候：消瘦面黄，皮肤干燥，口干，心烦，大便干，小便黄，手脚心热，唇红。舌红，苔腻，脉细数。

治则：滋阴健脾和胃。

方药：太子参、生白术、炒鸡内金、山药、苍术、石斛、砂仁。

方中太子参滋阴而不碍脾胃运化；生白术既健脾又治疗便秘；砂仁醒脾

升胃，行气宽中；张锡纯谓："山药能滋阴又利湿……健脾补肺"；石斛滋胃肾之阴，先后天并补；苍术运脾燥湿，行气和胃；炒鸡内金和胃健脾，宽中消食。诸药甘缓而不滋腻。

小儿手脚心热者，多会出现光脚走路、好动等症状，临床辨证应悉心体会。

2. 肝胃不和

证候：神疲面黄，食少恶心，情绪急躁，爱哭闹。唇舌淡白，脉微弦。

治则：疏肝理气，健脾和胃。

方药：太子参、柴胡、白术、佛手、砂仁、生麦芽、炒鸡内金。

方中太子参补气益阴；柴胡条达肝气；佛手、生麦芽疏肝健脾；炒鸡内金和胃健脾，宽中消食；白术健脾，便秘者用生白术；便溏者，用炒白术；砂仁醒脾和胃，行气宽中。

3. 脾胃亏虚

证候：面黄，食少，甚则拒食，口中无味，喜辛辣刺激性食物，便溏，小便频。舌淡胖或有齿痕，脉缓或弱。

治则：健脾和胃，兼以消食。

方药：参苓白术散加焦山楂、焦神曲、炒鸡内金。

李延教授在治疗本证时，对于小儿素体虚弱、易患感冒者，加桂枝汤调和营卫；加白花蛇舌草增强小儿免疫功能。

三、验案举例

赵某，女，10 岁，2001 年 10 月 3 日初诊。

家属诉小儿长时间食欲不振，厌恶进食，经西医院确诊为小儿厌食症，服用中西药未见疗效。

诊见：厌食加重，精神不振，形体消瘦，面色少华，气短懒言，唇干裂。舌红少津，脉细弱。

中医诊断：厌食症。

辨证：气阴两虚。

治法：健胃运脾，益气生津。

处方：苍术 15g，太子参 10g，山药 10g，砂仁 10g，焦山楂 10g，鸡内金 15g，谷芽 30g。7 剂，水煎服，日 1 剂，分 2 次服。

10 月 15 日二诊：药后精神较前佳，食欲见好，诸症见好转，嘱续服原方。继服 10 剂，食欲旺盛，诸症悉除。嘱其服健脾丸巩固调养。

【按语】本案厌食症，其主要病因为娇生惯养，同时由于家长缺乏科学喂养知识，膳食成分、结构不合理，片面追求高营养等引起，致脾胃失和，脾失健运而发为厌食。

方中苍术运脾燥湿，行气和胃，能就脾之所喜而去脾之所恶，使脾气舒展，运化之机恢复而达健旺，炒之则可用其燥而制其燥，故用为君药。太子参健胃补脾，益气生津，配伍苍术，以防苍术香燥伤津；山药能滋阴又利湿；砂仁醒脾升胃，行气宽中；陈皮理气降逆，调中开胃，与太子参、砂仁共为臣药。焦山楂消食化滞，下行活血，善消肉食之积；炒鸡内金和胃健脾，宽中消食；炒谷芽健脾开胃，消食化积。诸药配伍，共奏醒脾健运、和胃消滞之功。

慢性肾小球肾炎

慢性肾小球肾炎以水肿、蛋白尿、血尿等为主要临床表现，与多种中医疾病相关，一般而言，以浮肿为主者，当属"水肿"病范畴；若水肿消退或无水肿，而以显微镜下蛋白尿为主，尤其是大量蛋白尿，血浆蛋白低下，而表现为面色㿠白、倦怠等虚弱征象者，当从"虚劳"论之；或以尿黄赤呈肉眼及镜下血尿为主，可概称"血尿"；亦有以腰痛为主要症状，又宜从"腰痛"求之。

一、病因病机

慢性肾炎虽然表现特点不尽相同，但就其疾病演变过程分析，与肺、脾、肾功能失调，三焦气化失司密切相关，尤其脾肾虚损贯穿慢性肾炎的始终。盖脾位中州，主运化、升清。若脾失健运，水湿内停，泛溢肌肤而为水肿；脾气虚弱，清阳不升，精微下注，酿成湿浊而成蛋白尿，所谓"中气不足，溲便为之变"。脾为后天之本，主四肢，脾虚后天不足，四肢失其充养，则现倦怠乏力等虚劳征象。蛋白属人体精微物质，大量丢失必损阴精，导致脾之气阴两虚。肾主封藏，受五脏六腑之精而藏之焉。"肾者，胃之关，关门不利，故聚水而从其类也"。慢性肾病日久，水液代谢障碍，势必耗伤肾气。肾阳衰微，失于化气行水，则出现水肿。肾气亏虚，精关不固，精微失守而下泄尿中，精微遗泄日久，更耗肾之阴阳，使肾之阴阳益虚，病情加重。临证中脾肾虚弱致病者不乏其例，乃由脾虚而后天之本不充，日久及肾，肾虚温煦滋养失职，必脾气亏虚。因此，二者时常相互为患，不可截然分开。

脾肾虚弱在慢性肾炎病机演变中起重要作用，但邪气留滞对该病的影响亦不容忽视。就邪气而言，最主要的有水湿、湿热、血瘀。

水湿内停、泛溢肌肤的外在表现为水肿，有些病人虽无水肿症状，却有头晕沉、四肢困重、舌体胖嫩有齿痕、苔滑润等水湿内停之证。水湿内停常有寒化、热化之势，寒化则为寒湿，热化则为湿热。

在慢性肾炎中湿热更为常见，究其原因在于：一是慢性肾炎病程长，湿郁日久，易从热化，而成湿热；二是慢性肾炎患者易反复合并感染，所谓感染，其临床表现相当于中医的湿热或热毒；三是久用肾上腺皮质激素每有助湿化热之弊。因此，湿热内蕴亦贯穿于慢性肾炎的整个过程。

血瘀作为慢性肾炎的一个重要因素早已引起广大学者重视。慢性肾炎血瘀可由于病程长，"久病入络"及湿热内停，血行滞涩而成。血瘀的形成是加重水肿、蛋白尿及血尿的主要因素，因此，治疗上必须活血化瘀才能取效。

慢性肾炎病程日久，病机错综复杂，复因失治误治，每呈虚实并见、寒热错杂之势。因虚易留邪，邪留易伤正，故虚实寒热交互并见可谓慢性肾炎缠绵难愈的主要原因。因此，临证时要辨明虚实的轻重、寒热之甚微、湿瘀之有无，以进一步确定治疗方法。

二、辨证论治

本病病变机理复杂，临床常常表现为水肿、蛋白尿以及高血压等症状伴随出现，因此辨证较困难，必须综合病情分析判断，方能切合病机。

1. 宣肺解表，利水清热法

本法针对风寒犯肺，肺气不宣，水气不行之证而设。用于慢性肾炎急性发作而见面目浮肿或周身浮肿，尿少黄赤，咽喉肿痛，恶寒发热头痛，咳嗽气喘。苔薄白，舌尖赤，脉滑或滑数。

方药：加味越婢汤。

组成：麻黄15g，生石膏50g，苍术10g，杏仁10g，甘草10g，生姜15g，红枣3个，红小豆50g，车前子25g。

2. 宣肺温肾利水法

本法针对肺气失宣，肾阳衰微，开合失司之水气内停之证而设。用于慢性肾炎症见周身浮肿或头面部及上半身肿甚，小便不利，畏寒肢冷，周身酸楚，面色苍白，舌润口和。舌苔白滑，脉沉或弱。

方药：麻辛附子桂甘姜枣汤加减。

组成：桂枝15g，甘草10g，附子15g，麻黄10g，细辛5g，生姜15g，益母草50g，川椒10g，大枣3个。

3. 温中散寒除湿法

本法针对寒湿凝聚中焦，运化失职，水湿潴留之证而设。用于慢性肾炎见周身浮肿，脘腹膨隆胀满，面苍形寒，四肢厥冷，尿短少，呕恶纳少。舌淡嫩，苔白滑，脉沉缓或沉迟。

方药：中满分消汤加减。

组成：厚朴 25g，炙川乌 15g，吴茱萸 15g，当归 15g，麻黄 15g，半夏 15g，升麻 15g，木香 15g，干姜 20g，草果仁 10g，党参 20g，黄芪 30g，茯苓 15g，泽泻 15g。

4. 温肾健脾，清肺利水法

本法针对肺热、肾寒、脾虚之上热下寒病机而设。症见周身浮肿，尿少，腰酸腰痛，口干渴，咽痛，畏寒肢冷，四肢困重，大便不实。舌红苔白，脉沉或滑。

方药：花粉瞿麦汤。

组成：天花粉 20g，瞿麦 20g，附子 15g，泽泻 20g，山药 20g，茯苓 15g，麦冬 20g，知母 15g，黄芪 30g，桂枝 15g，甘草 10g。

5. 化瘀利水法

本法针对慢性肾病水停日久，血瘀阻滞，或病久入络，血瘀内阻，气化不利，水湿内停之病机而设。症见浮肿屡治不消，面色晦暗，腰痛如刺或痛处固定。舌质紫暗或瘀点瘀斑，脉细涩。

方药：坤芍利水汤。

组成：益母草 20g，赤芍 20g，茯苓 20g，泽泻 15g，桃仁 15g，红花 15g，白花蛇舌草 50g，萹蓄 20g，瞿麦 20g，甘草 10g。

三、验案举例

宋某，女，21 岁，学生，2010 年 5 月 10 日初诊。

3 个月前面部浮肿两次，均未治疗而自然消退。3 天前，眼睑、头部出现水肿，渐渐蔓延至全身而住院。西医诊断为慢性肾炎急性发作，经用激素、利尿药与五苓散、五皮饮等治疗，水肿在 1 周内消退，而后隔日服强的松 80mg，共 50 天。其中加服环磷酰胺半月余，但尿蛋白持续阳性，并出现激素副作用，全身毛细血管扩张而发红，脸上长痤疮，两颞有搏动性头痛，服安眠药始能入睡但易惊醒，易兴奋激惹，头发脱落。遂求治于中医。

尿常规检查结果：尿蛋白（+++），尿红细胞（++），小便稍少，大便正常，口微苦。舌边尖略红，苔灰黄浊腻，脉弦滑，重按无力。

西医诊断：慢性肾小球肾炎。

中医诊断：水肿。

辨证：脾肾两虚。

治法：补益脾肾，利水消肿。

处方：黄芪 30g，山药 15g，茯苓皮 15g，生薏仁 30g，泽泻 15g，山茱萸 15g，白茅根 30g。10 剂，水煎服，日 1 剂，分 2 次服。

二诊：药后诸症减轻，尿常规检查结果：尿蛋白（＋），尿红细胞（＋）。

前方继服 20 剂，服法同前。

三诊：药后尿常规检查结果：尿蛋白（＋），尿红细胞（－）。前方继服 20 剂，服法同前。

四诊：药后查尿常规：尿蛋白（－），尿红细胞（－）。临床治愈。

【按语】本案为慢性肾炎急性发作，临床症状控制后，尿蛋白持续不退，就诊时出现一派阴虚阳亢症状，但这是激素的副作用所致，掩盖了原有病证。中医认为，肾上腺皮质激素虽有补肾阳之作用，但剂量过大，使用时间过长，极易耗损阴液而出现阳亢症状。根据患者舌齿痕，有苔灰黄浊腻，脉重按无力，并且服用激素后蛋白不消退等，认为脾气虚弱，失于升发，水谷精微与湿浊混杂下注是主要矛盾。论证时舍弃用西药所出现的假象，抓住主要矛盾加以解决。治疗中以黄芪、山药为主药，益气健脾；生薏仁、茯苓皮、泽泻、白茅根利水而健脾；山茱萸固肾涩精。药虽少而力专攻，故而收效。

关格

关格是以脾肾虚衰，气化不利，浊邪壅塞三焦，而致小便不通与呕吐并见为临床特征的危重病证。分而言之，小便不通谓之关，呕吐时作称之格，多见于水肿、淋证、癃闭的晚期。本病与西医学中的慢性肾功能衰竭类似。

一、病因病机

1. 脾肾两虚，升降失司，湿浊毒邪内蕴，耗损气血，阴阳两伤，虚实夹杂

关于湿浊的产生，中医学认为，脾在生理上主司运化水湿及水谷精微，为人体气机升降之枢纽，脾气健旺则水液通过脾的转输及肺的肃降下达于肾，并在肾气的作用下，吸收水分的精微，其余变为尿液下达膀胱，排出体外，以维持人体水液代谢平衡。若脾气衰败，则运化功能失调，水液不能正常分布，湿浊内生，弥漫于三焦。湿性重浊，又最易阻碍脾运，使升降逆乱，故临床出现一系列消化道症状。因湿为阴邪，其性重浊黏滞，每多迁延难却；湿浊郁久成毒，湿毒化热则易入侵血分，造成气血凝滞而出现一系列毒热入

血症状。

2. 与脾胃功能虚弱有关

盖脾在生理上，除运化水湿外，尚有运化水谷精微之功能。饮食入胃后，通过脾的运化功能，将精微物质化生气血，使脏腑经络、四肢百骸、筋骨皮脉得以濡养，即"中焦受气取汁变化而赤，是谓血"。《血论证》亦谓："生血之源，则在于脾胃。"关格可影响脾胃功能，使脾胃虚弱，水谷精微不能吸收，气血化生乏源，而呈现贫血、乏力及脾胃虚弱诸症。因此，脾胃功能之强弱，与本病预后密切相关。

二、辨证论治

1. 化湿浊，解毒活血，急则治标

关格以恶心呕吐、胃脘胀满、口气秽臭、头痛烦闷为主者，病情多较急重，应急施治标之法，以求病情稳定。如湿浊热毒入侵血分，气血凝滞为主，宜清热解毒，活血化瘀治疗。在治疗上应紧紧抓住"急则治标，缓则治本"的原则，标证若以湿浊化热上逆表现为主，症见恶心呕吐、胃脘胀满、口气秽臭、舌苔垢腻、舌质灰淡、舌体胖大、脉弦滑或沉滑等，治以芳香化湿、苦寒泄热法。

基本方：醋炙大黄15g，黄连10g，黄芩20g，草果仁15g，藿香15g，苍术20g，紫苏15g，陈皮10g，半夏15g，生姜15g，砂仁10g，甘草10g。水煎服，每日1剂。

本方用醋炙大黄、黄连、黄芩苦寒泄热；砂仁、藿香、苍术等芳香辛开，驱除湿邪。两类药相互协调，既不苦寒伤胃，又无辛燥耗阴之弊，其目的在于使湿浊毒热之邪得以蠲除。

2. 益气血，补脾肾，缓则治本

关格通过祛邪治疗，一般可见病情初步缓解，随之则应从本图治。如以脾虚证候为主者，当益气健脾和中；若脾肾两虚证候俱现，则宜脾肾并补。

调补脾胃对治疗关格十分重要。临床针对此类患者李延教授多以补益气血、健脾和中为法，以资化源。常用方药为六君子汤加当归、白芍。

关格以阴阳俱伤者居多，此时用温补刚燥之药会重伤其阴，往往格拒不受，使阴虚愈甚，临床可出现诸如五心烦热、头痛咽干、鼻衄齿衄等症。此时若纯用甘寒益阴之品，则阴柔滋腻有碍阳气之布化，影响脾之运化功能，腹胀满、便溏、呕逆诸症会随之加重，因此刚柔之药皆不可用。唯气味中和之六君子可调理脾胃，资助化源，补益气血，最为适宜。但此方中人参甘温，白术苦温，虽有茯苓之淡渗，甘草之甘平，仍偏于燥。且重于补气，略于补

血，故李延教授常于方中加入当归、白芍二药，白芍酸苦微寒，敛阴养血，柔肝理脾；当归为补血润药，二药一则可以调节六君子汤之偏干燥，二则柔肝间接助脾胃之运化功能，三则补血与补气并重，用于慢性肾衰之贫血，每见效验。

3. 补脾肾，泄湿浊，解毒活血，标本同治

关格往往以本虚标实、阴阳俱伤、湿毒稽留、虚实夹杂者居多。临床呈现头眩、倦怠乏力、气短懒言、唇淡舌淡、腰膝酸软、腹胀呕恶、口中秽味、或舌淡紫苔厚、脉沉滑等症。

治则：通补兼施，正邪兼顾。补脾肾，泄湿浊，活血为法。补与泄融于一体，扶正不留邪，祛邪不伤正。

基本方：红参 15g，白术 20g，茯苓 15g，菟丝子 20g，熟地 20g，黄连 10g，大黄 15g，草果仁 10g，半夏 15g，桃仁 15g，红花 15g，丹参 20g，赤芍 20g，甘草 10g。

三、验案举例

汪某，女，45 岁，工人，2001 年 10 月 25 日初诊。

5 年来颜面、下肢反复水肿，伴腰酸，夜尿增多，劳累后加剧，诊为慢性肾炎。近 3 个月面色萎黄，肢倦乏力。1 周前出现呕吐，不能进食，食入即吐，日尿量少于 200ml。尿常规检查：尿蛋白（++++），尿红细胞（+++）。肾功能检查结果：血尿素氮 46.9mmol/L，血清肌酐 10.57mmol/L。B 超提示两肾偏小，弥漫性病变。经多方医治无效，请中医会诊。

诊见：颜面浮肿而萎黄，精神倦怠，恶心呕吐，尿少。舌质淡胖，苔薄腻，脉沉细。

西医诊断：慢性肾炎。

中医诊断：关格。

辨证：脾肾两亏，水湿内停。

治则：温阳泄浊。

处方：附子 10g，干姜 10g，生半夏 15g，党参 20g，白术 20g，猪苓 15g，泽泻 20g，陈皮 15g，生大黄 10g，益母草 15g，丹参 20g。水煎服，每日 1 剂，分 2 次服。

二诊：服上方 20 剂，尿量增多，每日约 1000ml 左右，呕吐减少。复查尿常规：尿蛋白（++），尿红细胞（+）。肾功能检查：血尿素氮 26.7mmol/L，血清肌酐 355mmol/L。舌淡苔薄，脉细。

上方加黄芪 30g，红花 15g，桃仁 15g。服法同前。

三诊：继服上方25剂，日尿量达1500ml，恶心呕吐消失，知饥思食。复查尿常规：尿蛋白（＋），尿红细胞（－）。肾功能检查：血尿素氮 6.7mmol/L，血清肌酐 55mmol/L，舌淡苔薄，脉细。嘱服金匮肾气丸善后。

【按语】李延教授认为，慢性肾炎发展为尿毒症，为中医关格重症。《伤寒六书》云："关则不得小便，格则吐逆。"肾病日久，迁延不愈，致肾阳衰微，湿浊内停，为病之渊薮，治疗当以温肾阳、调气化、泄尿毒为原则。

方中附子、生黄芪、干姜、党参温阳益气助气化；半夏、茯苓、猪苓、泽泻、生大黄泄浊解毒止呕，其中尤以生军为降浊要药，使毒邪从大便而去，亦寓通后窍以利前阴之义；加丹参、桃仁、益母草等活血化瘀之品，以水血并治。

石淋

石淋以小便排出砂石为主症，或排尿时突然中断，尿道窘迫疼痛，或腰腹绞痛难忍，甚则牵及外阴，尿中带血。巢元方在《诸病源候论》中指出："石淋者，淋而出石也，肾主水，水结则化为石，故肾客砂石，肾虚为热所乘。"本病类似于西医的尿路结石。

一、病因病机

石淋的基本病机为湿热蕴结膀胱。湿热久蕴煎熬尿液，结为砂石，阻塞尿路，故排尿艰涩而中断。尿路阻塞，气血瘀滞故腰腹绞痛。砂石损伤脉络，故尿血。

1. 膀胱湿热

如下阴不洁，湿热移浊内侵，或有他脏外感之热邪传入膀胱，或饮食不节，久嗜甘醴肥厚，致使湿热蕴结膀胱，煎熬尿液，久之则尿中渣滓成石，发为石淋。

2. 肝气郁结

情志不遂，肝气郁结，气郁化火，气火郁于膀胱，煎液成石，发为石淋。《医宗必读·淋证》言："妇女多郁，常可发为气淋和石淋。"

二、辨证论治

治疗此病用清热利湿、涤石通淋法有一定效果。其机理是通过药物的利尿作用，增加尿流量，促进输尿管蠕动，以利于结石之排出。但据临床观察，这一治法效果有限。对结石停留于上尿路，特别是肾盏较高部位，体积较大者则效果不显。尤应重视的是，凡结石停留必使气血阻遏，而结石之排出又必赖气血之宣通以推动之。

基于以上理论，李延教授除用清热利湿之剂外，常伍以行气活血、软坚化积之品。一方面使气血畅通，另一方面使结石溶化，效果较好。不少病例结石年久固结不下，经用此法治疗，结石可以排出。有的病例出现结石溶解现象，化成小块随小便排出。

李延教授自拟排石汤用于本病治疗。方中金钱草为治疗尿路结石之首选药。此药始见于《本草纲目拾遗》。谓："性微寒，祛风，治湿热……治脑漏，白浊，热淋，玉茎肿痛……"但并未记载治砂石淋。近代始发现其有清热解毒、利尿排石、活血散瘀之作用。故本方以之为主药；三棱、莪术、生内金破积软坚行气；赤芍、牡丹皮、丹参、桃仁、红花活血祛瘀，散痛消肿；再配以萹蓄、瞿麦、滑石、车前子清热利湿。上药相互协同，故能奏溶石、排石之效。

李延教授以此方治疗本病颇多，效果较为满意。如结石体积大难以排出，可加入山甲、皂角刺以助散结消坚之功。如病程久、肾气虚者可辅以补肾之品，如熟地、枸杞子、山茱萸、菟丝子等；肾阳不足者，可加肉桂、附子、茴香等；兼气虚者，配以黄芪、党参以益气。

曾治一肾结石患者，经用一般排石药物治疗无效。后发现病人面色萎黄，有气短易倦等气虚现象，故于排石汤中加入黄芪 30g，党参 20g。服药 30 剂，结石随小便排出，此扶正与祛邪兼顾之意。

三、病案举例

医案一

赵某，男，43 岁，工人，2000 年 7 月 10 日初诊。

患者半年来经常发生右侧腰痛，特别在劳累后加剧，伴恶心、尿频、尿赤、少腹坠胀，最近在市某医院作 B 超检查：诊断为"右肾多发性结石"。小便检查：红细胞（＋）。脉沉细，舌黯淡，苔薄黄。

西医诊断：肾结石。

中医诊断：淋证（石淋）。

辨证：肾气亏虚，湿热下注。

治则：补肾利尿排石。

处方：补骨脂 20g，川续断 15g，石韦 25g，金钱草 25g，海金沙 25g，鸡内金 25g，郁金 15g，牛膝 15g，白茅根 30g，冬葵子 15g，王不留行 15g。7 剂，水煎服，日 1 剂，分 2 次服。

二诊：药后腰痛减轻，尿赤转淡，不恶心，少腹仍坠胀，舌脉同前。

原方加通草 15g，7 剂，水煎服，日 1 剂，分 2 次服。

三诊：前 1 天小便开始排石，第一次随小便解出绿豆大小结石一枚，以后又陆续排出砂粒状数颗，患者精神好转，腰不痛，少腹仍胀。

原方加滑石 30g，7 剂，水煎服，日 1 剂，分 2 次服。

四诊至六诊：患者仍坚持服药，中间又排出绿豆大结石一枚，从此腰不痛，小便清亮，尿时通畅。效不更方，原方再进。

七诊：复查 B 超，结石消失。尿常规检查正常。

【按语】李延教授认为，命门火旺，又多食酒热肥甘之品，以致湿热蕴积于下焦，尿液受其煎熬，日积月累，尿中杂质结成结石。小者如砂，大者如石，或在肾，或在输尿管，或在膀胱，小者或圆形光滑易随尿排出，大的如菱者不易排出，且易刺破脉络，引发血尿。中药补肾气，利小便，可促使结石排出。其中最令人棘手的是，旧的排出，新的又生，不断排又不断生，有的患者每半年或 1 年自然排石 1 次，砂石细小光滑，往往自行排出，并无痛苦。砂石菱形、角形、粗糙有刺，排出相当困难，且给患者带来痛苦。治疗本病的关键在于除下焦湿热，养成良好的饮食习惯，从根本上治疗本病才可防止其复发。

医案二

谭某，男，42 岁，2006 年 6 月 10 日初诊。

患者自诉发病时腰痛，并放射到大腿内侧及同侧睾丸部疼痛，尿频、尿急、血尿，同时伴有恶心、呕吐。最近频繁发作，经中西药治疗未收甚效，转来我院门诊求治。

诊见：自带泌尿系彩超，见左肾输尿管狭窄处有一个大小为 3mm 的结石，边缘光滑。患者面色晦暗，表情痛苦，弯腰手扶。舌体胖大，舌质暗有瘀斑瘀点，苔白腻，脉沉弦。

西医诊断：肾结石。

中医诊断：石淋。

治则：清热利湿，通淋排石。

处方：鸡内金 30g，金钱草 30g，海金沙 20g，萹蓄 15g，瞿麦 15g，滑石 15g，车前子（包煎）15g，丹参 15g，白术 15g，茯苓 15g，党参 15g，赤芍 10g，陈皮 12g，枳壳 20g，牛膝 15g，甘草 6g。5 剂，水煎服，日 1 剂，分 2 次服。

嘱其大量饮水，做跳绳运动，清淡饮食。

二诊：药后疼痛消失，紧张神情但见好转，复查泌尿系彩超，输尿管未见结石。患者自诉现尿频尿急，予中成药金银花泌炎灵片，1 次 4 片，日 3 次口服。

药后诸症消失。

【按语】《丹溪心法》认为："淋有五，皆属乎热。"《诸病源候论·诸淋病候》云："石淋者，淋而出石也，肾主水，水结则化为石，故肾客砂石。"本方重用鸡内金、金钱草、海金沙等清热利湿、通淋排石之药物，同时兼顾调理脾胃。因通淋排石之品皆寒凉，若一味攻石排石，则令脾胃寒伤，事倍功半也。主次有之，方显疗效。

癃闭

癃闭为临床常见的老年病之一，以小便不利、点滴而下、甚则小便闭塞不通为主症，其中又以小便不利、点滴而短少、病势较缓者称为"癃"；以小便闭塞、点滴全无、病势较急者称为"闭"。二者虽有区别，但也只是程度不同，故多合称癃闭。西医学中的老年人前列腺增生症可参照本病辨证论治。

一、病因病机

李延教授认为，本病之所以为老年常见病，与老年人肾气虚弱、邪气易于阻滞的生理病理特点密切相关。《内经》云："丈夫八岁肾气实……八八天癸竭，精少，肾脏衰，形体皆极，则齿发去。"肾主水而司二阴，肾虚则膀胱气化失司，日久湿热血瘀阻滞，故而尿淋沥而不通。治疗首当益肾，但又不可忽视祛邪，只有标本兼顾，方能提高疗效。

二、辨证论治

李延教授常以益肾活血法治疗，每用滋肾通关丸加味施治，近期及远期疗效颇为理想。癃闭多由肾中阴阳俱虚、膀胱气化不利、湿热蕴结闭塞其流、气血郁滞而致，故以黄柏清热除湿，知母滋肾水而育阴。然"无阳则阴无以生，无阴则阳无以化"，只顾滋阴，不知助阳，则阴终不能生，故辅以肉桂佐以助阳，俾阴得阳化，则膀胱气化出焉，而小便自然而通利。李延教授临床常以此方与八味地黄丸合用，调补肾中之阴阳，加活血消坚之品以消其郁滞，如三棱、莪术、桃仁、赤芍等。诸药合用，补肾之阴阳而益肾气，除湿热血瘀而通利水道。湿热血瘀得祛，阻滞消除，肾气充沛，气化正常则小便畅利。若下焦湿热症状明显而现尿黄赤、尿道灼热疼痛、舌根部苔黄厚腻、脉弦滑数者，可加瞿麦、萹蓄、蒲公英、白花蛇舌草等清热利湿解毒，疗效可明显提高。

三、病案举例

孙某，男，55 岁，干部，2002 年 5 月 7 日初诊。

小便不畅 1 周余，排尿困难而涩痛，会阴部胀痛，且有阳痿半年余，经西医检查诊断为前列腺增生。

诊见：舌质紫暗，脉沉，尺中尤弱。

西医诊断：前列腺增生。

中医诊断：癃闭。

辨证：肾阴阳俱虚，瘀浊内阻，膀胱气化不利。

治则：补肾助阳活血。

处方：枸杞子 20g，知母 15g，黄柏 15g，熟地 20g，附子 15g，山药 15g，丹皮 15g，泽泻 15g，三棱 15g，桃仁 15g，赤芍 15g。10 剂，水煎服，日 1 剂，分 2 次服。

二诊：药后小便通利无间断，余症基本消失，唯仍阳痿。

上方去三棱、桃仁、赤芍，加淫羊藿 20g，菟丝子 20g，女贞子 20g，甘草 10g。继服 20 剂，服法同前。

药后诸症消失而愈，随访半年无复发。

【按语】李延教授认为，本病与老年人肾气虚弱、邪气易于阻滞的生理病理特点密切相关。治疗首当益肾，但不可忽视祛邪，标本兼顾，方能提高疗效。

方中附子、熟地、枸杞子、山药、知母补肾助阳，助膀胱气化功能以治本；黄柏、丹皮、泽泻清泄湿热；三棱、桃仁、赤芍活血化瘀。全方标本兼顾故而获效。

腰痛

腰痛是指腰部一侧或两侧疼痛为主要症状的一类病证。凡外感寒湿或湿热之邪，或跌仆外伤，气滞血瘀，或肾亏体虚均可引起气血运行失调，脉络绌急，腰府失养而致腰痛。西医学的腰肌劳损引发的腰痛，可参照本病辨证论治。

一、病因病机

1. 外感寒湿

久居冷湿之地，或涉水冒雨，劳汗当风，衣着湿冷，感受寒湿之邪，寒邪凝滞收引，湿邪黏聚不化，致腰腿经脉受阻，气血运行不畅，而发生腰痛。

2. 湿热蕴结

秽气湿热当令，或长夏之际，湿热交蒸，或寒湿蕴积日久，郁而化热，而致湿热，人感此邪，阻遏经脉，引起腰痛。

3. 血瘀阻滞

跌仆外伤，损伤经脉气血，或因久病，气血运行不畅，或体位不正，腰部用力不当，跌仆闪挫，导致气血阻滞不通，使血瘀留着腰部而发生疼痛。

4. 肾脏亏虚

先天禀赋不足，或劳累太过，或久病体虚，或年老体衰，或房事不节，以致肾精亏损，无以濡养筋脉而发生腰痛。

二、辨证论治

1. 外感寒湿

腰部冷痛重浊，转侧不利，逐渐加重，每遇阴雨天或腰部感寒后加剧，痛处喜温，体倦乏力，或肢末欠温，食少腹胀。舌质淡，舌体大，苔白腻而润，脉沉紧或沉迟。

治法：散寒除湿，温经通络。

方药：肾着汤。

组成：干姜 15g，甘草 10g，丁香 20g，苍术 15g，白术 20g，橘红 15g，茯苓 20g。

加减：寒甚痛剧，拘急不适，肢冷面白者，加附子、细辛温阳散寒；湿盛阳微，关节沉重胀闷，面白尿少，肢冷不温者，加藿香、木通宣通渗利；疼痛移走不定者，加桂枝、独活、羌活以疏风散邪；病久不愈，累伤肾阳者，可用独活寄生汤。

2. 湿热蕴结

腰部掣痛，牵掣拘急，痛处伴有热感，每于热天或腰部着热后痛剧，遇冷痛减，口渴不欲饮，尿色发黄，或午后身热，微汗出。舌红，苔黄腻，脉濡数或弦数。

治法：清热利湿，舒筋活络。

方药：加味二妙散。

组成：黄柏 15g，苍术 15g，防己 15g，萆薢 20g，当归 15g，牛膝 15g，龟板 15g，木瓜 20g，土茯苓 15g。

加减：热重烦痛、口渴尿赤者，加栀子、生石膏、知母清泄湿热；兼风象，见咽喉肿痛、脉浮数者，加柴胡、黄芩、僵蚕发散风邪；湿热久羁伤阴明显者，加二至丸滋阴补肾。

3. 血瘀阻滞

痛处固定，或胀痛不适，或痛如锥刺，日轻夜重。或持续不解，活动不利，甚则不能转侧，痛处拒按，面晦唇暗。舌质紫青或有瘀斑，脉弦涩或细数。

治法：活血化瘀，理气止痛。

方药：身痛逐瘀汤加减。

组成：秦艽 15g，川芎 20g，桃仁 15g，红花 10g，甘草 15g，羌活 15g，没药 20g，当归 15g，五灵脂 15g，香附 15g，牛膝 20g，地龙 15g，乳香 15g，鸡血藤 15g。

加减：肾虚而见腰膝酸软者，加杜仲、续断、桑寄生以强壮腰肾；由闪挫扭伤或体位不正而引起者，加青皮、豨莶草以行气活络止痛。

4. 肾虚亏虚

腰痛以酸软为主，喜按喜揉，腿膝无力，遇劳更甚，卧则减轻，常反复发作。偏阳虚者，少腹拘急，面色㿠白，手足不温，少气乏力，舌淡，脉沉细；偏阴虚者，心烦失眠，口燥咽干，面色潮红，手足心热，舌红少苔，脉弦细数。

治法：偏阳虚者，温补肾阳；偏阴虚者，滋补肾阴。

方药：偏阳虚者，右归丸加减。

组成：熟地黄 25g，山药 15g，山茱萸 20g，枸杞子 15g，菟丝子 15g，鹿角胶 15g，肉桂 15g，当归 20g，制附子 10g。

偏阴虚者，左归丸加减。

组成：熟地黄 25g，山药 20g，枸杞子 20g，山茱萸 15g，川牛膝 15g，菟丝子 15g，鹿角胶 15g，龟板胶 20g。

加减：肾虚火甚者，酌加大补阴丸送服。腰痛日久不愈，无明显阴阳偏虚者，宜用青娥丸补肾为治；肾虚日久，不能温煦脾土，或脾气亏虚，甚则下陷，兼见气短乏力，语声低者，治宜补肾为主，佐以健脾益气，酌加党参、黄芪、升麻、柴胡、白术等。

三、验案举例

程某，男，43 岁，司机，2001 年 8 月 10 日初诊。

腰痛 3 年，近半年加重。西医诊断为慢性细菌性前列腺炎，历经中西医治疗不效，病人已丧失治疗信心，经介绍门诊治疗。

症见：腰骶部疼痛，小便淋涩赤痛，少腹拘急，会阴部胀痛，尿道口滴白浊，舌苔黄腻，脉滑数。

西医诊断：慢性前列腺炎。

中医诊断：腰痛。

辨证：湿热下注。

治则：清热利湿。

处方：黄柏20g，知母20g，蒲公英30g，败酱草20g，水蛭10g，穿山甲10g，王不留行20g，沙苑子10g，白茅根30g，柴胡10g，牡丹皮10g，赤芍10g，川楝子10g，车前子10g，萹蓄20g，萆薢20g，滑石粉30g，甘草10g。15剂，水煎服，日1剂，分2次服。

二诊：药后腰痛大减，小便淋涩赤痛、会阴部胀痛亦减轻，尿道口仍有白浊滴出，续以上方化裁。

处方：黄柏10g，知母20g，蒲公英30g，败酱草20g，王不留行20g，沙苑子20g，牛膝15g，白茅根30g，柴胡15g，牡丹皮15g，赤芍15g，川楝子15g，车前子10g，萹蓄20g，萆薢20g，桂枝10g，甘草10g。15剂，水煎服，日1剂，分2次服。

三诊：药后腰已不痛，诸症皆除。嘱病人清淡饮食，节制性生活，注意适度体育锻炼，保持愉快心情，防止复发。

【按语】本案慢性前列腺炎李延教授辨病为腰痛，四诊合参辨证为湿热下注，拟方剂随症加减取得了较好的疗效。李延教授认为，治以清热利湿之时，要重视活血化瘀之法，"久病多瘀"，瘀则不通，不通则痛，瘀去则经络通，通则不痛。

本病易复发，病人愈后能否慎饮食、调情志、节欲望成为预后的重要因素。所以李延教授认为本病防大于治。

水肿

水肿是指因感受外邪，饮食失调，或劳倦过度等，使肺失宣降通调，脾失健运，肾失开合，膀胱气化失常，导致体内水液潴留，泛溢肌肤，以头面、眼睑、四肢、腹背，甚至全身浮肿为临床特征的一类病证。《内经》中称为"水"，并根据不同症状分为风水、石水、涌水。《灵枢·水胀》对其症状作了详细的描述，如："水始起也，目窠上微肿，如新卧起之状，其颈脉动，时咳，阴股间寒，足胫肿，腹乃大，其水已成矣。以手按其腹，随手而起，如裹水之状，此其候也。"《金匮要略》称本病为"水气"，按病因、病证分为风水、皮水、正水、石水、黄汗五类，又根据五脏证候分为心水、肺水、肝水、脾水、肾水。至元代《丹溪心法·水肿》才将水肿分为阴水和阳水两大类，指出："若遍身肿，烦渴，小便赤涩，大便闭，此属阳水；若遍身肿，不烦渴，大便溏，小便少，不涩赤，此属阴水。"这一分类方法至今对指导临床辨证仍有重要意义。

一、病因病机

《素问·水热穴论》指出："其本在肾，其末在肺。"《素问·至真要大论》又指出："诸湿肿满，皆属于脾。"明代《医学入门·杂病分类·水肿》提出疮痍可以引起水肿，并记载了"脓疮搽药，愈后发肿"的现象。病因主要有风邪袭表、疮毒内陷、外感水湿、饮食不节、禀赋不足、久病劳倦。形成本病的病机为肺失通调，脾失转输，肾失开合，三焦气化不利。

二、辨证论治

对于水肿的治疗，《内经》中提出"开鬼门""洁净府""去菀陈莝"这三个治疗水肿原则。李延教授临床治疗水肿多采取上述治疗原则，并每获良效。

对于风水水肿，多采用解表发汗、利水消肿之法。肺为水之上源，主宣发肃降，调节全身的水液代谢，肺气不宣，水液代谢障碍，发为水肿。风邪外袭，内舍于肺，肺失宣发肃降，水道不通，风遏水阻，风水相搏，流于肌肤，故发为水肿。《素问·阴阳应象大论》云："在皮者，汗而发之。"用汗法宣肺气，祛风邪，肺气得宣，则水液代谢恢复正常，水肿悉消。方用加味越婢汤。

药物组成：麻黄15g，生石膏50g，苍术10g，杏仁10g，甘草10g，生姜15g，红枣3个，红小豆50g，车前子25g。

李延教授还善用防己黄芪汤治疗风水水肿。黄芪生用，祛除肌肤之水邪。白术健脾燥湿，湿祛脾健则水液输布正常，水肿亦渐消。防己通行十二经脉走而不守，领诸药到达全身，使诸药上出下达，内出外宣，为治疗水肿之主药。

"洁净府"乃利小便也。方多用猪苓汤、五苓散。然发汗与利小便同时应用效果更佳，所谓"表气通则里气亦和，里气和则表气亦通"。但是发汗、利尿的方法只能用于阳证、实证，而不适于阴证和虚证。

水肿日久则气滞不行，气滞则血瘀，血瘀更加重水肿，故对于原因不明或长期水肿的患者，李延教授多用活血化瘀法治疗，每获良效。除此之外，李延教授在方中酌加白茅根。《医学衷中参西录》云："为其淡也，故能利小便。又能宣通脏腑，畅达经络……"用之，效果更佳。《医学正传》有云："夫水肿证，盖因脾土虚甚而肝木太过，故水湿妄行其中。"李延教授临床多用逍遥散治疗本证。其调畅气机，输布水湿，使水液循常道而走，水肿得消。

三、验案举例

金某，男，21岁，2010年8月10日初诊。

患者水肿伴恶寒发热、咳嗽、咽痛1周。服用中西药无效，求治于门诊。

症见：全身高度水肿，腹部及阴囊肿大，皮色光亮，不思饮食，小便量少。舌质淡，苔薄，脉浮滑。

中医诊断：水肿。

辨证：风水泛滥。

证属：风邪束肺，肺失宣降，肺闭水停。

治则：解表宣肺，利水消肿。

处方：麻黄15g，杏仁10g，金银花20g，葶苈子15g（包），桔梗15g，紫菀15g，浮萍草15g，陈皮10g，大腹皮10g，茯苓10g，泽泻15g，车前子15g（包）。5剂，水煎服，日1剂，分2次服。

二诊：服上方后，患者遍身汗出，稍有咳嗽，小便增多，周身水肿渐消，饮食较前增加。舌质淡，苔薄，脉沉滑。守原方治法，辅以益气行水。

处方：杏仁10g，葶苈子10g（包），陈皮10g，茯苓10g，泽泻10g，益母草10g，白术20g，生黄芪20g。10剂，水煎服，日1剂，分2分服。

三诊：服药后，病情明显好转，周身水肿不明显，精神稍差，时自汗，舌淡胖，苔薄，脉软。

虑病后体虚，治宜益气健脾，佐以利湿。以参苓白术散调理善后。

【按语】水肿是机体气化功能失司，导致水液代谢障碍致水液泛溢肌肤而成。水液的生成、输布、排泄都靠气的升降出入运动和脏腑的气化功能。肺主行水，主治节，对水液代谢起调控作用。肺为水之上源，上焦不通则下焦不泄。五脏六腑能各司其职，有赖于肺气的主持，肺之功能正常则气道通畅，呼吸均匀调和。若肺病则不仅会引起呼吸功能失常，而且可影响宗气的生成，甚则导致水液代谢失调。故从肺治水肿，要法也。患者因风邪束肺，肺失宣降，肺闭水停，调控失职以致水肿，以升提肺气的方法，使肺气通畅，则浊阻易降。本方以麻黄、桔梗、杏仁、紫菀升提肺气，发汗解表；大腹皮、车前子、茯苓、泽泻、陈皮等以助宣肺利水消肿，故小便通利，水肿消。

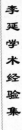

头痛

头为"诸阳之会""清阳之府",又为髓海所在。凡五脏精华之血,六腑清阳之气,皆上注于头。若气血充盈,阴阳升降如常,外无非时之感,不会有头痛发生。故凡六淫外袭,或内伤诸疾,导致气血逆乱,瘀阻经络,脑失所养都可以引发头痛。老年人头痛可由外感风、寒、湿、热之邪引起,内伤性的则由肾虚、痰浊、血瘀、阳亢等所致。

一、病因病机

《丹溪心法·头痛》认为:"头痛多主于痰,痛甚者火多,有可吐者,可下者。""痰乃津液之变,瘀乃血液凝滞,津血同源,痰瘀相互渗透。""痰瘀同源、同病,痰瘀同治。"李延教授遵循古训,结合自己多年的经验认为,痰与血同属阴,易于交结凝固,特别是老年内科疾病,或虚或实,均有不同程度的夹痰夹瘀,并指出痰瘀阻遏引起的头痛、眩晕一般多见实证,而又以本虚标实最为多见。

从老年人的生理病理上来讲,人到老年脏腑日衰,五脏俱虚,而脏腑虚衰是老年人发病的重要因素。"邪之所凑,其气必虚",故老年病以虚为本,但虚能致实。心主一身血脉,心气虚则鼓动无力,而致血行迟缓,久则成瘀;肝主疏泄一身之气,肝气虚则疏泄无力,气滞血凝。脾主运化全身水谷精微,脾虚运化失常,精微反聚而为痰。肺主治节,通调水道,肺气虚则失于宣肃,肺津不布,凝而成痰。肾为先天之本,老年人肾气日虚,元阳不足,气血凝滞易致血瘀。加之肾主水,肾气虚而水液易于聚为痰饮。故老年人五脏虚衰均可引起痰或瘀,痰阻气滞,血行不畅则瘀;血瘀阻滞,水津输布运行不利又可聚而为痰。随着人们生活水平的提高,肥甘厚味逐渐增多,而老年人脾胃虚弱,运化不及反生痰湿。加之老年人活动减少,久坐久卧血液运行缓慢,也易产生痰瘀互结之证。此类患者往往痰瘀互结,致使清阳不升,浊阴不降,清窍痹阻,经络不通,不通则痛;痰浊血瘀内生,使清阳精血不能上充脑脉,清窍失于濡养,经脉不荣,而致头痛。

二、辨证论治

在治疗方面,李延教授以活血化瘀、祛痰通络、痰瘀同治为总的论治原则,标本兼顾,祛邪佐以扶正,在活血祛痰的同时,根据患者个体因素给予补气养血、健脾安神养心等,概以缓急止痛为要务,而切忌头痛医头,单纯使用止痛药物。

常用的方药有川芎、当归、地龙、水蛭、茯苓、半夏、菖蒲等。

李延教授治疗血瘀证善用地龙、水蛭等虫类活血化瘀药，取其强大的"逐恶血""搜逐风邪""通经络"之功，祛除停滞于经络血脉的血瘀痰浊，以达到止痛之目的。川芎具有活血行气、祛风止痛之功，又秉升散之性，能上行头目，为治头痛之要药。同时配以当归、赤芍、丹参等缓和之品，既能行气化瘀又可补血，使瘀血去而新血生，祛邪而不伤正。常用方剂如通窍活血汤加减，对头痛经久不愈，如锥如刺，固定不移，舌暗或有瘀斑，脉涩等以血瘀偏重者效果甚佳。

治疗痰浊常用半夏、菖蒲、茯苓等化痰祛浊健脾药，半夏为治痰要药，善治肺胃湿痰以及经络之痰浊；菖蒲辛温开窍，芳香而散，能"利九窍，明耳目，发声音"；茯苓健脾利水，治痰之根本。常用方剂如半夏白术天麻汤加减，对头痛不甚，而昏蒙眩晕较重，伴有胸脘痞闷、苔腻、脉弦滑等痰浊偏重者疗效较好。

头痛伴失眠者，加炒酸枣仁、夜交藤、远志；纳呆重，加焦三仙、白术、党参；恶心，加生姜、竹茹。

李延教授指出，治疗头痛引经药的使用对发挥药效有一定的意义，根据头痛的部位可选用葛根、柴胡、苍术、细辛、吴茱萸等引经药。采用痰瘀同治之法，同时根据患者的不同临床表现随证加减，可取得明显效果。

三、验案举例

医案一

孔某，女，38岁，某机关干部，2005年7月18日初诊。

患者3年前开始左侧偏头痛，经常发作，工作紧张则加重，CT检查未发现异常。

诊见：头痛时胀闷不舒，并伴有眩晕、恶心等。脉弦细，舌黯淡，苔薄黄。血压120/80mmHg。

西医诊断：血管神经性头痛。

中医诊断：头痛。

辨证：风热头痛。

治则：平肝疏风，清热止痛。

方药：自拟方心脑通络液化裁。

处方：川芎20g，白芷20g，蔓荆子20g，防风15g，菊花15g，麦冬15g，丹参20g，细辛5g，藁本20g。7剂，水煎服，日1剂，分2次服。

二诊：服上方后，头痛减轻，有时头昏、腹胀、腰酸。

上方加郁金15g，川楝子20g。7剂，服法同前。

三诊：服上方后，头痛明显减轻，恶心症状减轻，但头昏时甚，舌脉无变化。

原方加天麻15g，僵蚕15g，再进7剂，服法同前。

药后头痛无再发作。半年后追访，头痛尚未复发。

【按语】血管神经性头痛属于中医内伤头痛，因为患病时间长，慢性发作，与外感头痛急性发作容易区别。内伤头痛多与肝肾有关，例如情志不适，肝失条达，郁而化火生风，或肾水不足。水不涵木，木火生风，两者均能导致肝阳上亢，成为头痛的主要原因。脾虚生痰，痰浊上扰，或脾虚血少，血虚生风，亦可导致头痛，但发病率很少。本案辨证为肝火化热生风，风火相煽而致头痛，故用本方平肝疏风，清热止痛而获疗效。

医案二

李某，男，43岁，2003年1月7日初诊。

两年前在工作中突然发生右侧头痛，头痛如裂，痛连目系，甚则上攻颠顶乃至弥漫整个头部，短则15分钟骤消，长则数天不解，痛苦非常，精神负担甚大。曾在某医院治疗，经许多医生会诊，及脑电图等检查，诊断为血管性头痛。服用中西药未见良效，辗转来我院门诊治疗。

就诊时症见右侧偏头痛时发时止，痛连右眼酸麻发胀，视物闪光，旋即右太阳穴骤起掣动，犹如鸡啄，继之头痛暴作，如锥直入，甚则上攻颠顶至弥散到整个头部。发止无常，怒则剧增，痛解如常人。平素嗜酒，性情暴躁，无特殊家族病史。形体消瘦，痛苦病容，面红，目赤畏光。舌质红，脉弦。

中医诊断：头痛。

辨证：肝阳上亢。

治则：清泻肝火，祛风解痉止痛。

处方：天麻20g，钩藤15g，牛膝15g，桑寄生15g，黄芩10g，川芎10g，茯神10g，夜交藤10g，蜈蚣2条，全蝎10g，僵蚕10g。2剂，水煎服，日1剂，分2次服。

二诊：药后精神好转，偏头痛好转，睡眠良好。舌脉如前。肝风渐平，药已对证。

前方加蔓荆子10g。3剂，服法同前。

三诊：药后头痛大减，偶有腰隐痛，间有头晕，舌仍红，脉细数。此乃肝肾不足也。

上方去蜈蚣、全蝎、僵蚕，加熟地20g，山药20g，山萸肉20g。15剂，服法同前。

药后 1 年未复发。

【按语】李延教授体会，大凡痛证，皆因邪恋经络、郁滞不通所致，头痛一症更不例外，即为"痛则不通，通则不痛"。"头为诸阳之会"。《素问·方盛衰论》说："气上不下，头痛颠疾。"李延教授认为，头为"清阳之府"，往往受诸邪所凑，上犯颠顶，滞留经络，使清阳受遏，而致气血逆乱，经络不通而疼痛，因而治疗上当先以"通"为主。大禹治水成功之秘全在疏导，所以先用辛散走窜的虫类药做先导，蜈蚣、全蝎、僵蚕均具有息风、通络、止痛之功用，川芎活血行气止痛，用牛膝引气血下行。诸药合用，共奏通经止痛之功。

中风

中风是一种常见病，多发病，西医学见于脑血栓、脑出血。随着生活水平的提高，发病率呈急剧上升趋势。虽然随着医学的进步，病死率得到一定控制，但是后遗症却十分严重，给社会和家庭带来严重负担。其病位主要在脑，但又与肝、心、脾、肾有紧密关系。肝、心、脾、肾平素阴阳气血失调，可遇外因而引发。七情不调，过度饮酒，或劳累过度等，亦可导致肝阳上亢，肝阳化风，风动气逆，肝风或逆乱之气引动痰火，阻滞经络或蒙闭心窍而引发中风。

一、病因病机

李延教授认为，脑梗死即属于中医的"中风"范畴。"中风"的病名源于《内经》。张仲景将其分为"中经络"和"中脏腑"。李延教授综合诸家学说并结合自己的临床经验认为，本病的病因病机即积损正衰、饮食不节、情志所伤、气虚邪中，归纳起来有虚（阴虚、气虚）、火（肝火、心火）、风（肝风、外风）、痰（风痰、湿痰）、气（气逆）、瘀（血瘀）六端，其中以肝肾阴虚为本。水不涵木，木枯精亏，即产生肝火、肝阳、肝风。龙雷之火引风上燔，血随气涌，风火夹中焦垢腻之痰上犯于脑，痰瘀互结于脑络，血脉不畅，营津不布，外渗于脉外为饮，更加阻滞脑脉，而使脑神经失去濡养。如《素问·八正神明论》云："血气者，人之神。"脑失去神的物质基础，故出现眩晕、头痛、言语謇涩或不语、肢体失用的临床表现。总之，本病病位在脑，涉及心、脾、肝、肾，痰浊壅滞和脑络瘀阻是本病的主要致病因素，下元亏乏为致病之本，本虚标实、虚实夹杂贯穿疾病的整个过程。

二、辨证论治

在临床中，中风的证型比较复杂，肝阳上亢、气血亏虚、肾精不足、痰浊互阻多相互胶结。若仅依证处方，孰轻孰重很难掌握，效果亦多不明显。李延教授根据此病的发展阶段，提出了"三期五法"治疗思路，并确立了各期的治法方药，不仅易于应用，而且效果彰显。

1. 初期——风痰上扰，痰瘀阻窍（发病1周内）

症状：平素头晕头痛，耳鸣目眩，少寐多梦，突然口眼㖞斜，语言謇涩或不语，半身不遂，心烦，痰多而黏。苔黄腻，脉弦滑。

治法：平肝息风，化痰通络。

方药：天麻15g，钩藤15g，刺蒺藜15g，石决明30g，寒水石30g，代赭石30g，清半夏15g，茯苓15g，石菖蒲15g，炙水蛭10g，川芎15g，桃仁10g。

加减：便干者，加大黄、芦荟；不寐者，加合欢花、夜交藤、炒枣仁；心中烦热者，加栀子、黄芩、竹叶。

2. 中期——气虚血瘀，脑络瘀阻（发病2周~2个月）

症状：半身不遂，口眼㖞斜，面色少华，气短乏力，纳差，感觉减退或消失，自汗出，口角流涎，心悸，手足肿胀。舌质黯淡，舌苔白，或舌体不正，脉沉细。

治法：益气养血，活血通络。

方药：黄芪50g，党参20g，全当归15g，川芎15g，防风10g，玄参15g，白术15g，茯苓15g，白芍20g，生地黄15g，麦冬15g，牡丹皮15g，赤芍15g，丝瓜络15g。

加减：患侧肢体浮肿者，加泽泻、茯苓、牛膝、车前子；上肢偏废者，加桂枝、桑枝；下肢软弱无力者，加杜仲、桑寄生、怀牛膝。此期可合服大黄蟅虫丸，每日2丸，以祛瘀生新。

3. 末期——肾精亏虚，络虚不荣（发病3个月后）

症状：头晕头痛，耳鸣、耳聋，头颤肢摇，行走则甚，伴健忘，腰膝酸软，夜尿频多，语言謇涩或不语。舌红或无苔，脉弦细。

治法：益精填髓，补虚通络。

方药：熟地黄20g，山茱萸20g，石斛15g，麦冬15g，五味子15g，石菖蒲15g，远志15g，肉苁蓉20g，龟甲20g，丹参20g，砂仁15g，苍术20g，薄荷15g，蛤蚧15g（研粉冲服）。

加减：语言不清者，加蝉蜕10g，诃子10g；头项不举者，加鹿茸粉10g

冲水服。

李延教授临床工作中也常用以下五法治疗中风：

1. 开窍法

中风是痰热随逆气蒙闭心窍所致，治以清热痰，开心窍，药用冰片开窍；竹沥、清半夏、瓜蒌、胆南星清热痰；石菖蒲清热开窍醒神；大黄泻下，使痰火下行。

2. 豁痰法

痰是中风重要的致病因素，豁痰重剂可选礞石滚痰丸，和缓之剂可选二陈汤、温胆汤，可加天竺黄、贝母、瓜蒌、黄芩。

3. 通下法

中风患者常有饮食积滞肠腑、大便不通的症状，宿食积久化热，化生浊气，浊气上蒸，使肝火痰热更剧，神志昏迷，嗜睡。舌红苔黄燥，脉弦有力。药可用芒硝、大黄、枳实、厚朴、木香通腑泄热。大便通利后，神志会较前清醒，血压也会有所下降，病情趋于平稳。

4. 活血化瘀法

不论是缺血性脑栓塞中风，还是出血性中风都可用此法。痰火阻塞，气血瘀滞，脉道不通，宜活血化瘀，疏通血脉。药物可用川芎、丹参、鸡血藤、桃仁、红花、当归、地龙、赤芍、牛膝；严重者可加莪术、三棱、水蛭。

对于脑出血有些医家不擅用活血药，恐加剧出血，但殊不知离经之血亦称血瘀，"血瘀不去，则新血不生"。血瘀阻滞脑窍，阻碍气血运行，脑窍失养，甚则危及生命，故可用三七、大黄、茜草、蒲黄，既可化瘀，又可止血。

5. 滋补肝肾法

肝体阴而用阳，在急性期过后，为防止复发，必须治本，可地黄、何首乌、枸杞子、山茱萸、女贞子、桑椹子、牛膝、墨旱莲、黄精、龙眼肉合而用之。

本病在急性期过后，恢复期要继续治疗，注意锻炼，饮食起居有度，保持良好的心情，防止复发。

三、验案举例

医案一

张某，女，70岁，2004年3月15日初诊。

头痛10余年，服止痛片可缓解，反复发作，未系统诊治。今晨5时许，起床后语言不清，右侧半身不遂，口眼㖞斜，仍能勉强步行，从邻家归来时突然仆倒，诸症加重。由某医院确诊为"高血压脑病"，后转来本院。

诊见：患者神志欠清，血压 200/120mmHg，大便两日未行，小便色黄，口气臭秽，舌苔黄厚腻，舌质红，脉象沉弦有力。

中医诊断：中风。

辨证：肝阳上扰，虚风夹痰，瘀阻经络。

治则：镇肝息风，化痰通络。

处方：天麻钩藤饮化裁。天麻 20g，钩藤 15g，白芍 15g，天冬 15g，石菖蒲 15g，生石决明 30g，天竺黄 15g，生地 15g，牛膝 25g，赤芍 15g，陈皮 15g，远志 10g，大黄 10g。7 剂，水煎服，日 1 剂，分 2 次服。

3 月 23 日二诊：药后病情变化不显著。

上方加生石膏 15g。服法同前。

4 月 7 日三诊：语言较前清晰，肢体可以活动，头晕大为减轻，神志完全清晰。脉象同前。上法略为变通，重用通经活络之品。

处方：当归 15g，白芍 10g，钩藤 15g，地龙 15g，桃仁 10g，桑枝 25g，牛膝 15g，石菖蒲 15g，生石决明 30g，远志 10g，陈皮 15g。6 剂，服法同前。

药后诸症消失，能自己行走，唯觉两腿无力，予滋肾疏肝之品调理。

【按语】 此为高血压脑病，入院血压为 200/120mmHg，出院 150/90mmHg。初诊治以镇肝息风，化痰通络，然清热之力不足，症状改善不明显，小便仍色黄，舌苔厚腻。可见除痰湿外，内热亦较重，当清实火，药加生石膏，以清内热。热除则无助阳之势，故肝阳渐平。药后三诊症状大为改善，继用通经活络中药为主，加地龙，以其走窜之性通经活血，除经络之痰瘀，以利肢体功能的恢复。后期采用补肾疏肝之品，以治其本。经脉通，气血行，肢体经脉得养，诸症自除。因患者年迈，故用药平和，未加水蛭等破血逐瘀之品。

医案二

陈某，男，62 岁，退休干部，2007 年 6 月 5 日初诊。

左半身麻木无力 3 月余，伴疲乏无力，气短，健忘，少神。曾在某医院住院治疗 1 月余，诊断为脑梗死、颈椎病、高血压。舌质淡，苔白，脉弦缓。

中医诊断：中风。

辨证：中经络，气虚血瘀。

治则：益气活血通络，兼以平肝息风。

处方：补阳还五汤加减。黄芪 30g，当归 20g，赤芍 20g，川芎 15g，桃仁 10g，红花 10g，远志 20g，地龙 15g，丹参 15g，生山楂 20g，天麻 15g，水蛭 10g，路路通 15g，桑寄生 20g，川牛膝 20g。15 剂，水煎服，日 1 剂，分 2 次服。

6月13日二诊：初服时自觉效果较好，但手脚运动则较差。

上方去远志，加葛根、伸筋草。

经服1个月，病情大为好转，半身麻木消失，气短乏力改善，半身功能无障碍。嘱定期复查，以巩固疗效。

【按语】此患者是一个比较典型的中风中经络的病人，以半身麻木、乏力、神疲、健忘等为主要症状，既有脑血栓形成，又有高血压，还有颈椎病等。其病机要点为气虚血瘀，故以益气活血通络为法，使化瘀而不伤正气。

方中丹参、生山楂、天麻、水蛭、路路通等化心脑血瘀；桑寄生、川牛膝补肝肾之虚；天麻、远志等平肝息风化痰。老年人中风病情较复杂，风、痰、瘀、虚交织在一起，辨证有一定的困难，且病情虽突然出现而得病却非一日，故不少人欲图速效，却往往欲速不达。对此证，只要辨证无误，坚持用药，持久论治，常常可显奇功。

痴呆

痴呆多由七情内伤、久病年老等导致髓减脑消、神机失用而致，是以呆傻愚笨为主要临床表现的一种神志疾病。轻者可见寡言少语，反应迟钝，善忘等症；重者表现为神情淡漠，终日不语，哭笑无常，昼夜不分，外出不知归途，不欲食，不知饥，二便失禁等，生活不能自理。

中医对本病的论述可以追溯到先秦时期，如《左传》中载："不慧盖世谓白痴。"汉代《华佗神医秘传》首次提出"痴呆"的病名。西医学中的老年性痴呆、血管性痴呆可参照本病辨证论治。

一、病因病机

1. 精血枯，心－脑－肾－精血系统功能失灵

人之神智虽与五脏六腑皆有关系，但与心肾二脏最为密切，是由心－脑－肾这条轴来完成的。《素问》云："心者，神之变也。"明·李时珍曾谓："脑为元神之府。"此"府"即闭藏也。"元"即真之意，因此心主神明的功能也就是脑的生理功能，功能正常则精神振奋，神智清晰，思维敏捷，对外界信息的反应则灵敏。

心主神是以心血为物质基础的，心血不足，神不内守，不司其职，故有思维、记忆、感觉及自主运动的功能障碍。唐容川说："事物之所以不忘，赖此记性，记在何处，则在肾经。益肾生精，化为髓，而藏于脑中。"《医学心悟》又明确指出："肾生智，肾虚则智不足。"

肾主智的物质基础是精,而"脑为精明之府",人体衰老之渊薮在于肾,所以随年龄增长而发生的肾精亏损、肾气不足常是脑衰老、老年痴呆发生的最基本变化。可见,精血是脑发挥作用的物质基础和关键,也是心-脑-肾这条轴运行的机要。但脑的生理功能是这三者共同作用才实现的。《医方集解·补养之剂》曰:"人之精与智,皆藏于肾,肾精不足则志气衰,不能上通于心,故迷惑善忘也。"清·陈士铎也认为:"人之聪明,非生于心肾,而生于心肾之交也;夫心肾交则智慧生,心肾离则智慧失。"即心藏神和肾藏智之间具有协调的关系,血与精之间具有气运关系。

2. 情志不遂,木郁土壅

老年性痴呆与情志也有关系。《景岳全书·杂证谟》曰:"痴呆证凡平素无痰,而或以郁结,或以不遂,或以思虑,或以惊恐而渐至痴呆。"陈士铎在《辨证录·呆病门》也说:"大约其始也,其于肝气之郁。"叶天士在《临证指南医案》更言:"神呆,得之郁怒。"明确指出肝郁与痴呆的关系。此论述是指肝脾在本病中的作用而言的,肝主疏泄,脾主灌溉百络,而灌溉之"闸门"——膜原的开合为肝疏泄所主。肝气郁滞,脏腑外层之膜原也会闭合不透,膜原在机体内深层与表层各个组织间起着桥梁和纽带作用。人体之精微即使有脾的升清也不会到达脑窍,而精血不升脑窍,坎离何安?故《辨证录》有云:"人有气郁不舒,乎乎如有所失,目前之事竟不记忆,夫肝气最急,欲则不能急矣,于是肾气来滋,至肝则止,心气来降,至肝则回,以致心肾两间隔,至有遗忘也……"可见,肝在本病中也有重要的作用,其主疏泄气机之功制约五脏六腑的发挥,肝气调畅是心肾相交的基础,同时气机运行通畅又是心-脑-肾这条轴发挥作用的关键。

3. 痰瘀作祟,神机失用

脑为清灵之脏,"脑髓纯者灵,杂者顿"。似娇胜娇,一有怫郁,使神不外达,而致痴致呆。人至老年,肾气肾精亏虚,脏腑功能虚衰,阳气虚衰,津液失于气化蒸腾而为痰浊;阴精亏虚,阴虚火动,炼液为痰。如《医贯》云:"肾虚而不能治水,则水不归源,如水逆行,洪水泛滥而为痰。"若痰浊上犯头部,蒙闭清阳,则可见"痰迷心窍"之头痛、眩晕、嗜睡、神痴癫狂等症。陈士铎《辨证录》更言:"……痰积于胸中,盘踞于心外,使神明不清而成呆病矣。"《石室秘录》进一步指出"痰气最盛,呆气最深"。

另外,医之过也可以导致此病的发生,张山雷在治中风时曾指出:"又有龙脑、麝香芳香走窜……扰乱神志,逼痰入络,酿成癫痫,不可妄试。"痰积日久,阻碍气机升降,气血运行不畅,则成血瘀。《医林改错》曾指出:"凡有血瘀也令人善忘。"认为本病是由于"气血凝滞脑气,与脏腑之气不相接"

而致。唐容川《血证论》又指出："凡心有血瘀，亦令人健忘，血在上则浊闭而不明矣。"

二、辨证论治

补虚益损、解郁散结是其治疗大法。同时在用药上应重视血肉有情之品的应用，以填精补髓。此外，移情易性，智力和功能训练与锻炼均有助于康复与延缓病情。李延教授临床治疗老年性痴呆多年，所用临床经验方人参益智汤疗效颇佳。

方药组成：人参15g，熟地20g（砂仁炒），黄精20g，菟丝子20g，制首乌20g，柴胡15g，白芍30g，远志15g，茯苓15g，淫羊藿20g，川芎15g，当归15g。临床辨证加减，变化无穷。

1. 髓海不足

临床表现：智力减退，记忆力和计算力明显减退，头晕耳鸣，懈惰思卧，齿枯发焦，腰酸骨软，步行艰难。舌瘦色淡，苔薄白，脉沉细弱。

治法：补肾益髓，填精养神。

在人参益智汤中加大熟地量，滋阴补肾，以补先天之本；人参、白术益气健脾，用以强壮后天之本；当归养血补肝；加杏仁，佐远志宣窍化痰。本方填补脑髓之力尚嫌不足，可选加鹿角胶、龟板胶等血肉有情之品，佐淫羊藿、菟丝子等，以填精补髓，益肾健脑，还可以本方制蜜丸或膏滋以图缓治。

2. 脾肾两虚

临床表现：表情呆滞，沉默寡言，记忆力减退，失认失算，口齿含糊，词不达意，伴气短懒言，肌肉萎缩，食少纳呆，口涎外溢，腰膝酸软，或四肢不温，腹痛喜按，泄泻。舌质淡白，舌体胖大，苔白，或舌红，苔少或无苔，脉沉细弱。

治法：补肾健脾，益气生精。

在人参益智汤中加肉苁蓉、巴戟天、小茴香温补肾阳；杜仲、怀牛膝、楮实子补益肝肾；五味子、石菖蒲养心安神开窍；如见气短乏力较著，甚至肌肉萎缩，可配伍阿胶、川断、杜仲、鸡血藤等益气养血。

若脾肾两虚，偏于阳虚者，出现四肢不温、形寒肢冷、五更泄泻等，则淫羊藿加量，并加桂枝、肉桂、附子温肾通阳，再加鹿角胶、龟板胶等血肉有情之品，填精补髓；若伴有腰膝酸软，颧红盗汗，耳鸣如蝉，舌瘦质红，少苔，脉弦细数者，为肝肾阴虚，可去淫羊藿、制首乌，改熟地黄为生地黄，加知母、黄柏、龟甲等滋阴清热。

3. 痰浊蒙窍

临床表现：表情呆滞，智力减退，或哭笑无常，喃喃自语，或终日无语，伴不思饮食，脘腹胀痛，痞满不适，口多涎沫，头重如裹。舌质淡，苔白腻，脉滑。

治法：健脾化浊，豁痰开窍。

在人参益智汤中去黄精、熟地黄，酌加半夏、陈皮健脾化痰；附子协助参、草以助阳气，使正气健旺则痰浊可除；茯神、酸枣仁宁心安神；石菖蒲芳香开窍；神曲和胃。

若脾气亏虚明显者，可加党参、黄芪、山药、麦芽、砂仁等健脾益气之品，以截生痰之源；若头重如裹、哭笑无常、喃喃自语、口多涎沫者，痰浊壅塞较著，重用陈皮、半夏，可配伍胆南星、莱菔子、白豆蔻、全瓜蒌、贝母等豁痰理气之品；若痰郁日久化火，蒙闭清窍，扰动心神，症见心烦躁动、语言颠倒、哭笑不休甚至反喜污秽等，酌加黄芩、黄连、竹沥以增强清化热痰之力。

4. 血瘀内阻

临床表现为表情迟钝，语言不利，善忘，易惊恐，或思维异常，行为古怪，伴肌肤甲错，口干不欲饮，双目晦暗。舌质暗或有瘀点瘀斑，脉细涩。

治法：活血化瘀，开窍醒脑。

在基础方中，配以桃仁、红花、赤芍活血化瘀；大枣、葱白、生姜散达升腾，使行血之品能上达颠顶。如久病气血不足，加党参、黄芪以补益气血。瘀血不去，新血不生，血虚明显者，可加鸡血藤、三七以养血活血。血瘀日久，郁而化热，症见头痛、呕恶、舌红苔黄等，加丹参、丹皮、夏枯草、竹茹等清热凉血、清肝和胃之品。临床以针灸配合治疗，疗效尚佳。

三、验案举例

郑某，男，63 岁，退休工人，2006 年 8 月 5 日初诊。

该患者 3 年前发生脑梗死，右半身不遂，曾住院治疗 1 月余，好转出院。生活可自理，但行动缓慢，语言不利，渐渐远期记忆消失，且呈进行性记忆力减退，起初近事易忘，发展到远事也忘，1 年来认知能力减退，从不认远亲至不认家人，不能正确判定是否在家里，不能正确回答问题，表情淡漠。

诊见：近 1 月病情又加重，大小便不自知，舌苔薄白，舌质紫黯有瘀斑，脉弦细弱。CT 检查：局灶性脑萎缩。缺血性积分量表 8 分。

中医诊断：痴呆。

辨证：肾精不足，血瘀阻窍。

治则：益精填髓，化瘀通窍。

处方：经验方人参益智汤加减。人参20g，川芎15g，红花15g，赤芍15g，桃仁15g，郁金15g，菖蒲20g，益智仁20g，山萸肉20g，肉苁蓉15g，香附10g。20剂，水煎服，日1剂，分2次服。

二诊：药后病情无明显好转，喜怒无常，郁闷不舒，记忆力减退，二便不知，脉弦，苔薄黄腻，质紫红。仍宗前法，加重活血化瘀之剂，以疏通血脉。

处方：三棱、莪术、丹参、川芎、赤芍各20g，红花、桃仁各15g，路路通、地龙、菖蒲、香附、郁金各20g。20剂，服法同前。

三诊：药后病情有所好转，主要表现为二便时能呼叫家人，饮食也有一定的自知力，但有时烦躁，大便干。舌苔薄白，舌质紫红，有瘀斑，脉弦。

前方去地龙，加柴胡15g，珍珠母30g，瓜蒌20g。30剂，服法同前。

四诊：药后病情逐渐稳定，能与家人对答，二便有自控能力，舌脉无明显变化。

【按语】老年脑血管性痴呆中医称为"癫疾""呆痴""呆病"等。王清任在《医林改错》中明确提出了病所在脑，说："灵机记忆在脑不在心。"认为"高年无记性者，脑髓渐空"，类似于西医学的脑萎缩。他创制的"癫狂梦醒汤"至今常用于治疗老年性痴呆，尤其是血管性痴呆。本例以活血化瘀、醒脑开窍法治疗，先予以理气活血化瘀之剂，用后见效不够明显，遂用活血破瘀之剂三棱、莪术而渐见效，说明重症宜用重药。对因血脉瘀阻，致使脑窍不通者，当用活血化瘀重剂，配合开窍之剂也十分重要。

眩晕

老年人经历了"生""长""壮"这三个阶段后进入了"老"这个阶段，肾在生长发育中起到了很重要的作用，所以人从出生到进入老年期也是肾气充满到肾气盛，再到肾气渐衰的过程。《素问·上古天真论》说："女子七岁，肾气盛，齿更发长。二七，天癸至，任脉通，太冲脉盛，月事以时下，故有子。三七，肾气平均，故真牙生而长极。四七，筋骨坚，生长极，身体盛壮。五七，阳明脉衰，面始焦，发始堕。六七，三阳脉衰于上，面皆焦，发始白。七七，任脉虚，太冲脉衰少，天癸竭，地道不通，故形坏而无子也。丈夫八岁，肾气实，发长齿更。二八，肾气盛，天癸至，精气溢泻，阴阳和，故能有子。三八，肾气平均，筋骨劲强，故真牙生而长极。四八，筋骨隆盛，肌肉满壮。五八，肾气衰，发堕齿槁。六八，阳气衰竭于上，面焦，发鬓斑白。

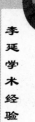

七八，肝气衰，筋不能动，天癸竭，精少，肾脏衰，形体皆极。八八，齿发去。"《内经》这段关于人一生肾气变化的论述提示了肾气在人的生、长、壮、老过程中的重要性。

《内经》云："肾虚则头重高摇，髓海不足，则脑转耳鸣。"肾为先天之本，主骨生髓。髓海不足，不能上滋于脑，故发为眩晕。老年人肾气不足，无法生髓，髓海空虚，眩晕始发。

一、病因病机

眩晕病变主要属肝，但可涉及肾、心、脾等脏，病理性质有实有虚，以虚者为多；实证主要是肝阳和痰浊，虚证为阴精或气血的亏耗。然虚实之间往往互相夹杂而成本虚标实。历代医书对本病论述很多，《内经·至真要大论》记载："诸风掉眩，皆属于肝。"指出眩晕多属肝的疾病。《河间六书》认为：本病是因风火为患，有"风火皆阳，阳多兼化，阳主乎动，两阳相搏，则为之旋转"的论述。《丹溪心法》提出"无痰不作眩"，主张以"治痰为先"。《景岳全书》强调"无虚不作眩"，当以治虚为主。这些理论从不同角度阐明了眩晕的病因病机和临证治疗。

1. 肝阳上扰清窍

忧思恼怒过度，使肝阴耗伤，肝火偏亢，风阳升动，上扰清窍而发生眩晕。或素体肾亏，病后伤及肾阴，水不涵木，阴虚则阳亢，亦令风阳上扰，发为眩晕。

2. 肾精不足

先天不足，或劳欲过度，导致肾精亏耗，生髓不足，不能上充于脑。脑为髓海，髓海不足而发为眩晕。

3. 气血亏损

久病不愈，耗伤气血，或失血之后，虚而不复，或脾胃虚弱，不能健运水谷以生化气血，致气血两虚。气虚则清阳不升，血虚则脑失所养，气血亏虚，不能上荣头目而发为眩晕。

4. 痰浊上扰清窍

恣食肥甘，损伤脾胃，健运失司，以致水谷不化精微，湿聚生痰，痰湿交阻，则清阳不升，浊阴不降而发为眩晕。

二、辨证论治

眩晕病患者除头晕、目眩主症外，常伴有肾虚的症状。如精神倦怠，昏昏欲睡，甚或萎靡不振，反应迟缓，思维能力下降，记忆力减退，腰膝酸软，头发稀少变白，牙齿脱落，耳鸣等。若偏肾阴虚者，形体瘦弱，两颧泛红，五心烦热，潮热盗汗，口渴咽干，舌红、少苔或光剥；偏于肾阳虚者，可见面色白或黧黑，畏寒肢冷，手足不温，小便清长，舌淡胖，苔薄白，脉迟弱沉等。

治疗以填补肾精为主。在用药上，可选用血肉有情之品，如鹿茸、鹿角、紫河车、龟板、鳖甲肉、冬虫夏草、海狗肾等。肾阳虚者可加肉苁蓉、锁阳、巴戟天、胡桃肉、熟附子、仙茅、淫羊藿、杜仲、续断、补骨脂、益智仁、菟丝子、沙苑子、蛤蚧、山萸肉；肾阴虚者，可选加黄精、枸杞子、黑芝麻、胡麻仁、女贞子、旱莲草、龟板胶、五味子、熟地黄、首乌、阿胶、桑椹子、桂圆肉、熟地、桑寄生等。

三、验案举例

医案一

李某，女，63 岁，2009 年 8 月 12 日初诊。

主诉：眩晕伴耳鸣 2 周余。病者自述近两三年来，时常感到头晕目眩，耳鸣，整日昏昏沉沉，记忆力明显下降。患者平素身体较弱，腰膝酸软，腰部时有疼痛，畏寒怕冷，手足欠温，近来因家庭琐事较多，眩晕严重，双耳似闻蝉鸣，严重影响生活。

诊见：面色苍白，精神萎靡，头发稀少，卧床不能起身。舌淡胖、苔厚，脉沉细弱。

中医诊断：眩晕。

辨证：肾精亏损，髓海不充，脑失所养。

治则：补肾阳，益肾精。

处方：右归丸加减。熟地 30g，杜仲 20g，枸杞子 20g，熟附子 15g，补骨脂 20g，巴戟天 15g，淫羊藿 15g，肉苁蓉 15g，当归 10g，鹿角胶 10g（烊化），黄精 15g。7 剂，水煎服，日 1 剂，分 2 次服。

二诊：药后症状缓解，可下地走动。

效不更方，继服两周，眩晕症状基本消失。但畏寒肢冷、腰膝酸软症状尚存，嘱其服人参、鹿茸片泡水代茶频频饮之。或服用金匮肾气丸。

调理 3 个月，身体状态明显好转。

【按语】李延教授认为，眩晕一症病因颇多，常见有风、火、痰、瘀、虚诸端。虚者又有肾精不足与气血亏虚之别。肾精不足者，多因年老肾精亏虚，或劳累过度，髓海失养以致眩晕。本案患者年逾七旬，平素身体较弱，腰膝酸软，头晕目眩，双耳鸣响，遇劳则加重，此乃肾精不足、髓海不充所致，故投补肾填精、益阳生津之品而获效。

医案二

汪某，女，50岁，干部，2003年11月2日初诊。

近半年患者多次出现头晕目眩，肢体轻度麻木无力，常易跌倒，眼黑蒙。西医诊断"短暂性脑缺血发作"，经中西医治疗，近半月仍然发作，且程度较之前加重。病人平素嗜酒肥甘，饥饱无常，经介绍来门诊治疗。

症见：眩晕，头重如裹，胸闷，食少多梦。舌淡红，苔白腻，脉濡滑。

中医诊断：眩晕。

辨证：痰浊上扰清窍。

治则：燥湿祛痰，健脾和胃。

处方：半夏白术天麻汤加减。半夏20g，陈皮20g，苍术20g，白术20g，天麻20g，代赭石30g，竹茹15g，生姜15g，白豆蔻20g，砂仁15g，合欢皮20g，夜交藤20g。7剂，水煎服，日1剂，分2次服。

二诊：药后头晕目眩诸症减轻，舌苔腻减轻，脉滑。

继上方7剂，服法同前。

三诊：药后头晕目眩诸症俱除，但仍有小发作。

一诊方减代赭石、竹茹，加桂枝20g。7剂，服法同前。

四诊：药后近日未有发作，饮食佳，睡眠和。

【按语】此案诊断为短暂性脑缺血发作，属中医"眩晕"范畴。《丹溪心法·头眩》云："头眩，痰夹气虚并火，治痰为主……无痰则不作眩。"《医灯续焰》云："胸中痰浊，随气上升，头目高而空明，清阳所注，淆浊之气，扰乱其间，欲其不晕不眩，不再得矣。"李延教授在临证中发现，眩晕者十之八九乃痰浊中阻者也，嗜食肥甘厚味，饥饱无度，或思虑劳倦，伤于脾，脾失健运，水谷不能化为精微，而聚湿生痰。痰浊中阻，清阳不升，浊阴不降，蒙闭清窍而发为眩晕。遂以半夏白术天麻汤随症加减，而止晕定眩。

不寐

不寐是常见病之一，是以经常不易入寐为特征的病证，属神志病范畴。轻者不易入寐，或寐而易醒，或醒后不能入寐，顽固性不眠缠绵日久，严重危害身心健康。

一、病因病机

《景岳全书·杂证谟·不寐》言："不寐证虽病有不一，然惟知邪正二字则尽之矣。盖寐本乎阴，神其主也。神安则寐，神不安则不寐；其所以不安者，一由邪气之扰，一由营气之不足耳。有邪者多实，无邪者皆虚。"张氏把不寐分为两类，一是由邪气致病，即实证；一是营气不足致病，即虚证。现在中医临床亦分虚实两类，虚则多属心肾两虚或心脾两虚，气血亏耗；实则多属阳亢实热或血瘀及痰浊内扰等。李延教授认为，气血不足、心神失养、肾水不能上济心阴、阴虚火旺扰动心神、食湿不化变生痰热、情志内伤、肝郁化热等均可导致阳不入阴而致失眠。

二、辨证论治

李延教授治疗本病经验丰富。《灵枢·寒热论》谓："阴跷阳跷，阴阳相交，阳入阴，阴出阳，交于目锐眦，阳气盛则瞋目，阴气盛则瞑目。"阴阳相交即阴阳保持相对平衡，阳气入于阴便成睡寐，阳气出于阴便成觉醒。《灵枢·邪客》谓："卫气昼日行于阳，夜行于阴……行于阳不得入于阴，行于阳则阳气盛……不得入于阴，阴虚故目不瞑。补其不足，泻其有余，调其虚实以通其道而去其邪……阴阳已通，其卧立至。"以上两段经文精辟地阐明了不寐的病机，并指出了治疗法则。如何使阳入阴，阴阳相交，水火既济，方为治疗本病的准则，即属阳盛灼阴，阳不入阴者，则需泻火以滋水，即《灵枢》所谓的补其不足，泻其有余，调其虚实之意。李延教授生平恪守此旨治疗不寐证甚多，只要辨证准确，大多有效。

一般将本病辨为以下几型：心脾两虚型、心肾不交型、阴虚火旺型、痰热内扰型、肝郁气滞型，分别选用归脾汤合生脉散及酸枣仁汤、黄连阿胶汤合交泰丸等加减、知柏地黄汤合二至丸加减、温胆汤合半夏白术天麻汤加减、逍遥散合四逆散及越鞠丸加减。

在此基础上常加用清心肝之火的药物，如龙胆草、山栀子、车前子、淡竹叶、淡豆豉、莲子心、生地、知母、白茅根、丹皮；镇心安神的药物，如龙骨、牡蛎、磁石、珍珠母、蒺藜、天麻；养心安神的药物，如夜交藤、五味子、酸枣仁、柏子仁、当归、鸡血藤、合欢皮、百合；滋养肝肾的药物，如枸杞子、桑椹子、首乌、玄参、桑寄生、杜仲、狗脊、菟丝子、刺五加；滋阴敛汗的药物，如浮小麦、麻黄根、牡蛎；调和营卫的药物，如桂枝、芍药等；温化痰饮的药物，如附子、干姜等；消食除胀的药物，如枳实、厚朴、神曲、郁金、莱菔子、鸡内金等。

三、验案举例

医案一

马某，女，46岁，干部，2005年5月30日初诊。

该患者失眠4年余，入睡困难，且多梦，每天仅能睡3~4小时，心烦，白天精神不振，注意力不集中，疲乏无力。舌淡红少津，脉沉细，苔白而干。

中医诊断：不寐。

辨证：心肾不交。

治则：滋阴益肾，宁心安神。

处方：酸枣仁汤加减。枣仁30g，莲子心25g，黄连15g，生地20g，珍珠母30g，生龙骨30g，茯苓15g，五味子15g，丹参15g，合欢皮20g。7剂，水煎服，日1剂，分2次服。

二诊：药后心烦减轻，睡眠稍有好转，可多睡1小时。仍感疲乏无力，脉沉细，苔白，舌质正常。

上方加党参20g。15剂，服法同前。

三诊：药后睡眠明显好转，每天可睡6~7小时，精神、体力均有改善，心烦减轻，仍梦多，脉细，苔薄，舌质正常。

处方：丹参15g，党参20g，五味子15g，枣仁20g，生地15g，莲子心15g，茯苓20g，黄连15g，珍珠母30g。10剂，服法同前。

四诊：药后诸症消失，基本痊愈。

【按语】病人失眠多年，年过四十，心烦不眠多与肾虚水不涵木、心火亢盛有关。治疗宜滋阴清热，交通心肾。药后症状缓解，睡眠改善。但此病易反复，应注意调养，防止复发。

医案二

陈某，男，55岁，2002年2月18日初诊。

患者近半年来夜难入寐，寐则易醒，心悸不安。近1个月病情加重，彻夜不能入眠，头晕耳鸣，腰膝酸痛，口燥咽干。经用西药安定等未效。察其舌红少津，脉细数。

中医诊断：不寐。

辨证：心肾不交。

治则：滋肾阴，清心火，交心肾。

处方：百合固金汤加减。百合30g，生地20g，熟地20g，茯神15g，枸杞子15g，玄参15g，麦冬10g，柏子仁10g，酸枣仁15g，川黄连10g，丹参30g，五味子10g。7剂，水煎服，日1剂，分2次服。

二诊：药后夜寐好转，口干、腰酸、心悸等症状好转，能入睡3小时左右，但头晕、耳鸣症状尚存。

上方加煅龙骨20g，煅牡蛎20g。20剂，服法同前。

药后诸症消失，能入睡6~7小时。

【按语】心主火，肾主水，肾阴不足不能上济于心而抑制心火，以致心火独亢，热扰心神，则心烦不寐。肾阴精亏耗，髓海空虚，故头晕耳鸣，腰膝酸痛。心肾失交，阴虚火旺，则口燥咽干，舌红少津，脉细数。《古今医统》说："有因肾水不足，真阴不升，而心火独亢，不眠者。"方中百合、生地、熟地滋阴清热，安神宁心，为主药。玄参、麦冬、川黄连助主药加强滋阴清热之力。枸杞子补益精血；丹参、茯神补血养心；柏子仁宁心安神；五味子、酸枣仁敛心气之耗散，并能安神。诸药合用，使肾阴得补，心火得降，心肾相济，夜寐安和。

医案三

常某，女，38岁，2000年9月9日初诊。

患者于1月前上夜班时突受惊吓，随后出现心悸胆怯，恍惚不眠，彻夜不寐，气短倦怠，遇有人在其背后过，即惊吓不已。经各种中西药物治疗，症状未见改善，求中医治疗。

诊见：坐卧不安，面显怯情，闻声则惧，心慌惕惕。舌淡红，苔薄白，脉弦细。

中医诊断：不寐。

辨证：心胆虚怯。

治则：益气镇惊，宁神定志。

处方：酸枣仁20g，茯神15g，太子参15g，知母15g，五味子15g，石菖蒲10g，合欢皮15g，夜交藤15g，川芎10g，龙骨30g（先煎），牡蛎30g（先煎），琥珀10g（冲），甘草10g。7剂，水煎服，日1剂，分2次服。

二诊：药后夜寐得安，坐卧安宁，闻声不惧。

原方再进21剂，以巩固疗效。

【按语】患者素体虚弱，突受惊吓，心胆气虚。心虚则心神不安，胆虚则惊恐恍惚。患者心力交瘁，胆气虚衰，故恍惚不寐，心悸胆怯，易受惊吓，坐卧不安。舌淡红、脉弦细皆为心胆虚衰之证。《沈氏尊生书》说："心胆惧怯，触事而惊，梦多不详，虚烦不眠。"方中酸枣仁、川芎养血宁心，知母、茯神除烦安神，龙骨、牡蛎、琥珀、石菖蒲通窍镇惊，太子参、五味子益气养阴，合欢皮、夜交藤助寐增眠，甘草调和诸药。药证相符，故而获效。

郁证

早在《内经》就有关于郁证病机和治则的记载，且一直为后世所推崇。《金匮要略·妇人杂病》篇提出了"脏躁"及"妇人咽中如有炙脔"等证，实质上是郁证的主要临床表现，所载述的治法方药沿用至今。《丹溪心法·六郁》开始将本病作为一个独立病证论述，首创"六郁"之说，即气郁、血郁、痰郁、火郁、湿郁、食郁六种，其中以气郁为先，然后才有诸郁的形成。《景岳全书·郁证》指出了郁证"因病而郁"和"因郁而病"的不同，使本病的概念更加明确。《临证指南医案·郁》认为，"郁证全在病者能移情易性"，较深刻地阐明了郁证患者在精神调治方面的重要意义。

一、病因病机

郁证的病因是情志内伤，病理变化与心、肝、脾关系密切。肝喜条达，若情志抑郁，则肝气不舒；脾主健运，忧愁思虑，则脾运失健；心主神明，悲哀过度，则心气受损。气郁常是诸郁的先导，气郁日久，影响及血，致血行不畅，甚至发生血瘀阻滞，形成血郁；气郁化火又可形成火郁；气滞不行，津液凝聚成痰，可致痰郁；脾运不健，或水湿停聚而成湿郁；或食积不消而成食郁。至于悲哀伤心，则可出现悲伤欲哭等心神不宁之症。六郁一般多属实证，若病久伤及心、肝、脾三脏气血，则多属虚证。

二、辨证论治

1. 肝气郁结

证候：情志抑郁，胸闷嗳气，胁肋胀痛，痛无定处。舌苔薄腻，脉弦。

治则：疏肝解郁，理气畅中。

方药：柴胡疏肝散加减。

2. 气郁化火

证候：急躁易怒，胸胁胀痛，口干而苦，溲黄便干，嘈杂吞酸。舌质红，苔黄，脉弦数。

治则：理气解郁，清肝泻火。

方药：丹栀逍遥散加减。

3. 血行郁滞

证候：头痛，失眠，胸胁疼痛，状如针刺。舌质紫黯，或有瘀点，脉弦涩。

治则：活血化瘀，理气解郁。

方药：血府逐瘀汤加减。

4. 气痰互阻

证候：胸部闷塞，有痰不爽，咽中如有异物，吐之不出，咽之不下。舌苔薄腻，脉弦滑。

治则：疏肝解郁，理气化痰。

方药：半夏厚朴汤加减。

5. 郁证日久，伤及心脾

证候：头晕神疲，心悸失眠，纳谷不香，面色不华。舌质淡，苔薄白，脉细。

治则：心脾两调。

方药：归脾汤加减。

6. 脏躁证

证候：忧郁过度，心肝血虚，以致精神恍惚，多疑善惊，哭笑无常。

治则：甘缓润燥。

方药：甘麦大枣汤加味。

三、验案举例

王某，男，58 岁，2002 年 5 月 18 日初诊。

患者因家庭问题，气郁不舒，后患感冒咳嗽，咳吐黄痰，服感冒止咳类药物而未痊愈，时有心悸，夜寐不安，多梦，二便、饮食尚好。舌苔薄腻，脉弦细。

中医诊断：郁证。

辨证：肝郁脾虚兼气滞痰瘀。

治则：养心润肺，清热化痰，佐以镇惊安神。

处方：甘麦大枣汤加味。法半夏 15g，茯苓 20g，胆南星 10g，枳实 10g，川贝母 10g，海蛤粉 10g，旋覆花 10g，丹参 10g，太子参 15g，天冬 10g，麦冬 10g，郁金 10g，甘草 10g。7 剂，水煎服，日 1 剂，分 2 次服。

二诊：药后咳痰顺畅，心悸渐宁，但夜寐仍不安，再以化痰清热、镇惊安神为治。

前方加石菖蒲 15g，酸枣仁 15g。5 剂，服法同前。

药后而愈。

【按语】本案的治疗，针对气滞痰郁虚实夹杂的特点，在用药上以半夏、川贝母、海蛤粉、胆南星、旋覆花清热化痰；太子参、茯苓、甘草与丹参、郁金同用，既可益气养心又行气解郁，待心、肝、肺诸经气机调畅，则有助于消除痰热；再配以二冬养阴清肺。诸药合用，针对主症病机，适当兼顾虚实，故收到满意疗效。

痿证

痿证为四肢痿弱不用、痿软不能随意运动为主要症状的一种疾病，多由五志六淫、房劳食滞等导致五脏内虚、肢体失养而引起，其病虚多实少，热多寒少。本病多见于下肢，并且无关节痛，应注意与痹证、偏枯相鉴别。

一、病因病机

痿证的主要病理机制有肺热津伤、湿热浸淫、脾胃虚弱、肝肾亏损等四种，亦有夹痰、夹瘀、夹积等。病机可涉及五脏，但与肺、胃、肝、肾关系最为密切。其致肢体痿软的原因十分繁杂。

1. 肺热津伤

津伤不布，感受温热毒邪，则高热不退，或病后余热未清而致痿证。

2. 湿热浸淫

气血不运，或久居湿地，冒雨涉水，湿郁化热；或饮食不当，脾胃所伤，湿从内生，蕴湿积热，浸淫筋脉，使筋脉肌肉弛缓不收而成痿。

3. 脾胃虚弱

脾胃为后天之本，素体脾胃虚弱，或久病成虚，中气受损，则受纳、运化、输布的功能失常，气血津液生化之源不足，无以濡养五脏，运行气血，以致筋骨失养，关节不利，肌肉瘦削，而导致肢体痿弱不用。

4. 肝肾亏损

若久病体虚，或劳欲过度，肝肾亏虚，精损血耗，筋脉失养，亦可成痿。

二、辨证论治

痿证的治疗《素问·痿论》云："治痿者独取阳明。"这是补脾胃、清胃火、去湿热以资养五脏的一种重要措施。朱丹溪提出的"泻南方，补北方"，是从清内热、滋肾阴方面，达到金水相生、滋润五脏的另一种方法。总的治法正如《医学心悟·痿》所云："不外补中祛湿、养阴清热而已"，临证还要视具体病情选用填精、活血、化痰、运化等法。

1. 肺热津伤

临床表现：起病发热，热退后突然出现肢体软弱无力，心烦口渴，咽干呛咳，小便黄，大便干。舌红苔黄，脉细数。

治则：清热润肺，濡养筋脉。

方药：清燥救肺汤加减。

方中北沙参、西洋参、麦冬、甘草生津养阴；阿胶、胡麻仁养阴血以润燥；石膏、桑叶、苦杏仁、炙枇杷叶清热宣肺。

若热蒸气分，高热、口渴、汗多，可重用石膏，并加知母、金银花、连翘清热祛邪；若呛咳少痰，酌加瓜蒌、桑白皮、川贝母、枇杷叶等清润肃肺；咽干不利，加天花粉、玉竹、百合、芦根滋阴润燥。

2. 湿热浸淫

临床表现：四肢痿软，身体困重，足胫热蒸，小便黄或灼热。舌质红，苔黄腻，脉濡数。

治则：清热利湿，通利筋脉。

方药：二妙散加减。

方中苍术、黄柏清热燥湿；防己、薏苡仁利水渗湿；蚕砂、木瓜、牛膝通经活络；龟板滋阴强骨。

若湿偏盛，胸脘痞闷，肢重且肿者，可加厚朴、茯苓、泽泻理气化湿；长夏雨季，酌加藿香、佩兰化湿；热偏甚伤阴，去苍术，酌加生地、龟甲、麦冬养阴清热；夹瘀者，酌加赤芍、丹参、桃仁、红花活血通络。

3. 脾胃虚弱

临床表现：肢体痿软无力，食少便溏，腹胀。舌淡苔白，脉细弱。

治则：益气健脾。

方药：参苓白术散加减。

若肥人痰多，可用六君子汤补脾化痰；中气不足，可用补中益气汤。

4. 肝肾亏损

临床表现：起病缓慢，下肢痿弱无力，腰脊痿软，不能久立，或头晕耳鸣，遗尿或遗精，甚至腿胫大肉渐脱，步履全废。舌红少苔，脉沉细数。

治则：补益肝肾，滋阴清热。

方药：虎潜丸加减。

方中虎骨（用狗骨代）、牛膝壮筋骨，利关节；熟地、龟板、知母、黄柏清虚热，填精补髓；当归、白芍养血柔肝；陈皮、干姜温中和胃。

若热甚者去锁阳、干姜，或用六味地黄丸加牛骨髓、猪骨髓、鹿角胶、枸杞子、砂仁；兼见面色萎黄不华、心悸怔忡、舌淡红、脉细弱，酌加黄芪、党参、当归、鸡血藤补气养血；若久病阴损及阳，症见怕冷、阳痿、小便清长、舌淡、脉沉细无力，不可用凉药克伐，可用虎潜丸去黄柏、知母，酌加补骨脂、巴戟天、肉桂、附子等补肾助阳。

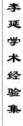
三、验案举例

陈某，女，39岁，2005年5月12日初诊。

患者突然出现双下肢酸软，步履困难，家人将其送入某西医院，诊断为周期性瘫痪，补钾治疗1个疗程，稍好转，但双下肢仍痿软无力，近于瘫痪状态，家人遂将其送至我院门诊治疗。

症见：患者下肢痿弱无力，近端重于远端，双侧对称，胸脘痞满，小便短赤。舌红，苔黄腻，脉濡数。

中医诊断：痿证。

辨证：湿热浸淫。

治则：清热利湿，濡养筋脉。

处方：四妙散加味。苍术20g，黄柏15g，车前子20g，吴茱萸20g，黄连10g，薏苡仁30g，白术20g，牛膝20g，丹参10g，熟地25g，山萸肉15g，山药20g，枸杞子20g，巴戟天10g。3剂，水煎服，日1剂，分2次服。同时结合补钾治疗。

二诊：药后患者双下肢较前明显有力，能步行一段距离，但不能远行，小便较前好转，舌苔黄而不腻。此为湿热得除、筋脉得以濡养之佳兆，继以上方增减治疗。

处方：苍术20g，黄柏15g，黄连10g，白术20g，茯苓20g，牛膝20g，丹参10g，熟地25g，山萸肉15g，山药20g，枸杞子20g，车前子20g，薏苡仁30g，巴戟天10g。10剂，服法同前。

三诊：药后双下肢功能基本恢复正常，遂停药。

【按语】本案为周期性瘫痪，属中医痿证范畴，以下肢痿软、步履艰难为主症，病机为湿热浸淫，筋脉失于濡养。《素问·生气通天论》云："因于湿首如裹，湿热不攘，大筋软短，小筋弛长，软短为拘，弛长为痿。"故以清利湿热、濡养筋脉为治，以四妙散化裁。方中苍术、黄柏、车前子、黄连、薏苡仁清热利湿为主；臣以熟地、山萸肉、山药、枸杞子滋阴生津之药；佐以巴戟天，取阳中求阴之意。本案应用中药的同时结合补钾治疗，在治疗上遵中西医结合之意，故而获效。

消渴

消渴又称消瘅、膈消等。宋元以后称为"三消"，以多饮、多食、多尿为特征。如《证治准绳》云："渴而多饮为上消；消谷善饥为中消；渴而便数有膏为下消。"实际上，这三种主要症状多合并出现，很难截然分开。其相当于西医学的糖尿病。

一、病因病机

本病的发病原因尚不明确，一般认为与高级神经功能紊乱和遗传因素有一定关系。李延教授认为与素体肾阴亏虚有关。有因饮食不节，嗜食酒辣肥腻、煎炸之物，即所谓膏粱炙煿，酒酪童乳，以致酿生内热，蕴结化燥，耗伤阴液，不能滋养肺肾而发为消渴者；有因精神因素，喜怒耗神过度，气郁化火，灼炼津液，以致阴亏阳亢而成消渴者。这与临床观察的因精神刺激或创伤而导致糖尿病突然加重是一致的。

病理变化多责之于阴虚和燥热两个方面，并且互为因果。人体有君火和相火，因热灼肺津而多饮，热郁脾胃而多食，虚火在肾而多尿。如病延日久，往往由阴虚而发展至气虚，表现为气阴两伤，病变后期还可出现肾阳虚证，亦有在病的初期就同时兼有气虚者。久病未愈，阴虚燥热内结更甚，可以并发肺痨、痈疽、目盲（视网膜病变）以及动脉硬化等症。

二、辨证论治

消渴的治疗，除药物治疗外，应重视精神疗法，即减少忧虑，鼓励患者树立乐观情绪，战胜疾病。同时也要调整饮食，适当限制每日总量和碳水化合物的进食量，以利于病情好转。这与中医学的戒烦劳、减轻精神负担、戒酒、减少饮食厚味的认识是一致的。中医学认为，本病乃阴虚燥热，治疗以养阴生津、润燥清热为主；久病气阴两伤，则宜益气滋阴，如补肾阴，泻心火，润肺燥，甚至还可泻肠胃之郁热，以济津液之衰。

1. 上消

上消主要以舌赤燥裂、大渴引饮、少食、大便正常、小便清利为辨证要点。上消责之于肺胃。肺胃热盛津伤，故口渴，舌干口燥。肺为水之上源，主宣发肃降，通调水道，向下布散津液于各个脏腑，而脏腑代谢出的浊液即是尿液。肺被热邪所伤，功能失调，水液代谢失常，故尿多。

治则：清热生津。

方药：仲景之白虎加参汤加二冬。

二冬即天门冬、麦门冬。《本草汇言》言："天门冬，润燥滋阴，降火清肺之药也。"麦门冬也有养阴、润肺之功。白虎加参汤由白虎汤加人参组成，为治阳明气分热盛兼有气津两伤的经典方剂。石膏辛甘，大寒，为清泻肺胃二经气分实热要药。知母甘寒，善清肺胃二经气分之热。《本草纲目》言其能

"上则清肺金而泻火"，用甘草、粳米调和于中宫，达到土中泻火的目的。二冬主润肺，白虎加参汤既清胃热，又益气津，正合"大法治上消者，宜润其肺，兼清其胃"。

2. 中消

中消主要以多食易饥、苔黄、脉滑实有力为辨证要点，并伴有口渴、尿多、大便干燥等症状。中消因胃热炽盛、胃阴耗伤、肾水不足所致。

治则：清胃泻火，养阴增液。

方药：玉女煎加生地。

中消责之于胃肾，少阴本不足，阳明又有余。阳明有余，胃火炽盛，耗伤津液，故多食易饥，口渴引饮。何故胃火炽盛，盖因肾阴不足，不能濡润于胃，胃液干涸，一受火邪，可达燎原之势。

玉女煎中石膏甘寒，清胃热，滋胃阴；熟地滋肾阴，但恐其生热，故加入生地，二地合用，既滋肾阴，又不致过热；麦冬、知母益胃阴；牛膝滋肾阴。诸药合用，正合"治中消者，宜清其胃，兼滋其肾"。

3. 下消

下消以尿频量多、混浊如脂膏、口干舌燥、舌红苔少、脉细或细数为辨证要点，并伴见五心烦热、头晕耳鸣、腰膝酸软、失眠盗汗。因肾元亏虚，失其固摄，肺阴不足，布散无力所致。

治则：滋阴固肾。

方药：六味地黄丸合生脉饮。

肾阴不足，约束无力，故尿频尿多；分清泌浊功能下降，故尿液混浊如膏；头晕耳鸣、五心烦热、腰膝酸软、失眠盗汗皆是肾阴不足的表现；肾水不足，故口干舌燥。《古今名医方论》云："肾虚不能藏精，坎宫之火无所附而妄行，下无以奉春生之令，上绝肺金之化源。"地黄甘寒，制熟味更厚，精不足，补之以味；熟地大滋肾阴，填精补髓，壮水之主；山药益气养阴，补脾肺肾，生津止渴；山茱萸补肾涩精；泽泻助肾分清泌浊；丹皮清泻相火；茯苓淡渗，导水上源。《成方便读》云："夫肺主一身之气，为百脉所朝宗，肺气旺则脏腑之气皆旺，精自生而形自盛，脉自不绝矣。"

生脉饮由人参、麦冬、五味子组成。人参保肺气，麦冬保肺阴，五味子收涩。三药集补、清、敛于一身，与六味地黄丸合用，正合"治下消者，宜滋其肾兼补其肺"。

三、验案举例

张某，男，43 岁，干部，2003 年 1 月 6 日初诊。

素患糖尿病5年余，近两个月来感疲乏倦怠，口干渴，饮水多，测空腹血糖 15.5mmol/L，尿糖（++++），口渴咽干，全身乏力。舌尖赤，苔薄干，脉弦。

中医诊断：消渴。

辨证：气阴两亏。

治法：益气滋阴。

处方：玉液汤加减。生黄芪 30g，党参 30g，玉竹 20g，生山药 20g，天花粉 20g，枸杞子 20g，菟丝子 20g，知母 20g，玄参 20g，天冬 20g，葛根 15g。7 剂，水煎服，日 1 剂，分 2 次服。

二诊：药后口渴症状减轻，全身较前有力，小便次数减少，舌脉同前。

继用前方。7 剂，服法同前。

三诊：药后口渴症状明显减轻，全身较前明显有力，小便次数明显减少，舌脉同前，测空腹血糖 7.5mmol/L，尿糖（+）。

前方继服 10 剂，服法同前。

四诊：无特殊不适感，测空腹血糖 6.5mmol/L，尿糖（−），脉弦，舌转润。嘱其继续控制饮食，定期检查。

【按语】糖尿病的发病原因尚不明确，一般认为与高级神经功能紊乱和遗传因素有一定的关系。中医学认为与素体肾亏阴虚有关，治宜益气滋阴，固肾止渴。方用玉液汤加减。方中黄芪、山药补脾固肾、滋阴益气为君；知母、天花粉滋阴润燥，合君药开元气而复真阴。《医学衷中参西录》云："黄芪能大补肺气，以益肾水之上源……而知母又能滋肺中津液，俾阴阳不至偏胜，即肺脏调和而生水之功益善也。"葛根、玉竹生津助脾气上升；天冬、玄参滋阴，佐君药清虚火，同时配枸杞子、菟丝子巩固肾精。诸药相合，20 余剂即奏良效。

瘿病

《医学入门·瘿瘤篇》中曾谓："瘿气，今之所谓瘿囊药是也，由忧虑所生。"忧虑伤心，心阴虚损，症见心悸，失眠，多汗，舌光红。七情不遂，则肝郁不达，郁久化火化风，症见性情急躁，眼球凸出，脉弦，震颤。肝火旺盛，灼伤胃阴，阴伤则热，热则消谷善饥。若肝脏犯脾，脾失运化，症见大便溏泻，消瘦疲乏。

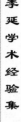

一、病因病机

瘿病的病因主要是情志内伤、饮食及水土失宜，也与体质因素有密切关系。

1. 情志内伤

由于长期忿郁恼怒或忧思郁虑，使气机郁滞、肝气失于条达。津液的正常循行及输布均有赖气的统帅。气机郁滞，则津液易于凝聚成痰。气滞痰凝，壅结颈前，则形成瘿病。其消长常与情志有关。痰气凝滞日久，使气血的运行也受到障碍而产生血行瘀滞，而致瘿肿较硬或有结节。

2. 饮食及水土失宜

饮食失调，或居住在高山地区水土失宜，一则影响脾胃的功能，使脾失健运，不能运化水湿，聚而生痰；二则影响气血的正常运行，痰气瘀结颈前则发为瘿病。在古代瘿病又有"泥瘿""土瘿"之名。

3. 体质因素

妇女的经、孕、产、乳等生理特点与肝经气血有密切关系，遇有情志、饮食等致病因素，常可引起气郁痰结、气滞血瘀及肝郁化火等病理变化，故女性易患瘿病。另外，素体阴虚之人，痰气郁结之后易于化火，更加伤阴，易使病情缠绵。

由上可知，气滞痰凝壅结颈前是瘿病的基本病理，日久引起血脉瘀阻，以致气、痰、瘀三者合而为患。部分病例，由于痰气郁结化火，火热耗伤阴津，而导致阴虚火旺的病理变化，其中尤以肝、心两脏阴虚火旺的病变更为突出。

二、辨证论治

1. 肝气郁结

临床表现：初起多因长期精神抑郁，或所思不遂所致。表现为颈前瘿肿，柔软而不痛，胸闷胁痛，或伴咽中梗塞如贴炙肉，心烦易怒。舌苔薄黄或燥或腻，脉弦滑或滑数。

治则：疏肝理气，化痰消瘿。

方药：理气消瘿饮（自拟方）。

组成：柴胡15g，黄芩10g，贝母15g，麦芽20g，陈皮15g，枳壳10g，郁金10g，海藻25g，昆布20g，夏枯草20g，香附10g。

若见瘿肿且硬有结节者，可酌加活血化瘀之品，如当归尾、桃仁、红花、丹皮、泽兰叶或甲珠等。

2. 肝火亢盛

临床表现：瘿肿眼凸，性急易怒，四肢颤抖，善食易饥，形体消瘦。舌红苔黄，脉弦数，或滑数。

治则：平肝息风，清泄肝火，佐以和血养阴。

方药：泻木宁神饮（自拟方）。

组成：龙胆草10g，夏枯草25g，黄芩15g，山栀子15g，柴胡15g，白头翁20g，海藻20g，玄参20g，连翘20g，生牡蛎25g。

若见胃热消谷善饥者，可加黄连、生石膏直泄中焦之热；腑气不通、便秘腹胀者，可加大黄或芒硝，以泄腑通便。

3. 肝肾阴虚

临床表现：迁延日久，除上述诸症外，尚多见腰膝酸软，形神倦怠，头晕，心悸，失寐，视物昏花，入夜五心烦热。舌红苔薄，或无苔，脉细数，或虚数。

治则：滋补肝肾，安神养营。

方药：滋肾养营饮（自拟方）。

组成：生地25g，五味子20g，山萸肉15g，当归15g，巴戟天15g，玉竹20g，怀牛膝15g，山药20g，枸杞子15g，制首乌20g，炙甘草15g。

若见腰酸、耳鸣甚，可加女贞子、桑椹子、龟甲、桑寄生，以滋补肾阴；若自汗盗汗，加生黄芪、煅牡蛎、煅龙骨，以固表敛汗；若肝阳暴涨、阴液亏竭于下，而见面红手颤肢麻者，可加珍珠母、钩藤、生牡蛎、石决明等，以平肝息风。

三、验案举例

医案一

王某，女，26岁，学生，2007年4月28日初诊。

消瘦、心悸、汗出、烦躁易怒两年，曾因颈部甲状腺逐渐肿大，眼球凸出在某医院诊治，查血T_3、T_4均高，诊断为甲状腺功能亢进。服他巴唑治疗将近半年，症状有所减轻，T_3、T_4仍不正常。由于发现白细胞降低，而不能再用。

症见：心悸气短，心率100～110次/分，烦躁不安，食纳亢进，消瘦乏力，多汗手颤，眼球凸出，视力减退。甲状腺呈弥漫性肿胀且有结节。脉弦数，苔薄，舌质红。

中医诊断：瘿病、心悸。

辨证：肝郁气滞。

治则：疏肝理气，软坚散结。

处方：消瘿方（自拟方）。柴胡 15g，香附 15g，夏枯草 15g，郁金 20g，赤芍 15g，昆布 15g，生甘草 15g，谷精草 15g，菊花 15g，五味子 20g。10 剂，水煎服，日 1 剂，分 2 次服。

二诊：药后心烦减轻，睡眠有所改善，余症无明显变化，舌红，苔薄白，脉弦数。

前方去五味子，加栀子 15g。15 剂，服法同前。

三诊：药后心烦及汗出减轻，仍有手颤，心率在 100 次/分，消谷善饥，视物不清。脉弦数，苔薄白，舌质红。

处方：柴胡 15g，夏枯草 15g，郁金 20g，赤芍 15g，昆布 15g，生甘草 15g，谷精草 15g，五味子 20g，全蝎 10g，合欢皮 20g。10 剂，服法同前。

四诊：药后心烦心悸减轻，出汗减少，手颤明显好转，但仍视物模糊。舌质红，苔薄白，脉弦细。

前方去合欢皮，加生黄芪 20g。10 剂，服法同前。

五诊：药后病情稳定，白细胞升至正常。T_3、T_4 正常。

【按语】甲状腺功能亢进多见于青年，尤以女性为多。中医称之为瘿瘤，心悸多与肝郁气滞有关。《千金要方》将瘿病分为石瘿、气瘿、劳瘿、土瘿、忧瘿五类，上述医案属气瘿，病机与肝郁气滞密切相关，治疗时方中柴胡疏肝解郁为君；香附理气，郁金行气，二者合而为臣；夏枯草、昆布散结化痰，赤芍、谷精草、菊花清热凉血，五味子收敛益气。服药后诸症减轻，白细胞也逐渐恢复，视力也有所改善，T_3、T_4 正常。肿大的甲状腺也有缩小。

医案二

孙某，女，47 岁，2002 年 5 月 20 日初诊。

1 年前丈夫患病，由于家庭贫困无钱医治，遂精神抑郁，逐渐出现全身发热、乏力、口干、多汗、消瘦等症状。曾在当地医院就诊，经西药治疗无良效，亦求中医诊治多次，亦未好转。经人介绍来我门诊。

症见：发热，乏力，口干，多汗，肢体震颤，消瘦，心慌气短，甲状腺 II 度肿大，眼球轻度凸出，纳差，大便干，小便频数。初步诊断为甲状腺功能亢进，行甲功检测，符合"甲亢"诊断。舌红苔薄，脉细数。

中医诊断：瘿病。

辨证：肝气郁结，郁而化火。

治则：疏肝解郁，清热泻火，佐以健脾安神。

处方：龙胆泻肝汤加减。栀子 15g，柴胡 20g，龙胆草 15g，川楝子 15g，生地黄 20g，泽泻 15g，当归 20g，白芍 15g，白术 10g，茯苓 15g，天麻 10g，远志 15g, 酸枣仁 15g。14 剂, 水煎服, 日 1 剂, 分 2 次服。

配用西药: 他巴唑 2 片/次, 3 次/日。维生素 AD 胶丸 1 片/次, 2 次/日。钙尔奇 D 1 片/次, 4 次/日。复合维生素 B 2 片/次, 3 次/日。

二诊: 药后各项症状悉数减轻, 初获效验。

守方续服。14 剂, 服法同前。

三诊: 药后病情大有好转, 唯觉食纳较差, 多汗。

上方加浮小麦 15g, 生牡蛎 20g, 焦三仙各 15g, 固涩止汗, 健脾开胃。14 剂, 服法同前。

四诊: 药后病情基本稳定。嘱其继续守方治疗, 以期痊愈。患者共用药 2 月余, 诸症若失。追访告知情况良好。

【按语】 瘿病(甲状腺功能亢进)是多发于中年妇女的疾病, 本案罹患 1 年余, 并逐渐加重, 虽经中西医治疗, 诸药周效。分析患者因家庭问题而处于忧思郁闷之中, 以致气机郁滞, 肝失条达, 郁久化火, 遂成本病。治当疏肝解郁, 清热泻火, 佐以健脾安神。方中柴胡疏肝解郁, 使肝气得以条达; 白芍养血柔阴, 当归养血和血, 当归、白芍与柴胡同用, 补肝体而助肝用, 使血和则肝和, 血充则肝柔; 龙胆草、生栀子、川楝子、泽泻清泄肝热; 生白术、茯苓健脾益气, 远志、酸枣仁养心安神, 天麻息风止颤。诸药合用, 使肝郁得疏, 血虚得养, 火热得清, 心神得安。

临证经验

痹证

痹者闭也, 气血凝涩不行之意。痹证是以全身关节肌肉酸、麻、重、痛或关节屈伸不利甚至肿大变形等为主要症状的一种疾病。《素问·痹证》曰: "风、寒、湿三气杂至, 合而为痹。" 痹证可分为行痹、痛痹、着痹。根据邪气性质不同, 又可分为风寒湿痹、风湿热痹、寒热错杂之痹、三邪并重之痹。根据致病部位不同, 又可分为骨痹、筋痹、脉痹、肌痹、皮痹。现代医学的风湿性关节炎、类风湿性关节炎、坐骨神经痛、神经根炎及某些结缔组织病等, 在其病程中均可出现上述的临床表现, 可按痹证辨证治疗。

一、病因病机

1. 正虚邪袭是痹证发病的基本病机

《素问·痹论》谓: "风、寒、湿三气杂至, 合而为痹。" "合而为痹", 言内外相合而形成痹证, 即风寒湿邪外袭, 与营卫相合而成。林珮琴谓: "诸痹……良由营卫先虚, 正气为邪所阻, 不得宣行, 因而留滞, 气血凝涩, 久而成痹。"因此，合与不合取决于营卫气血是否调和。风寒湿等外邪侵袭是痹证发病的外在条件，正气虚弱，人体内部功能失调是痹证发病的内在根据。

2. 热邪在痹证发病中具有重要意义

古人认为，"痹本阴邪"，以寒证为多。从临床看，风寒湿邪所致痹证固然很多，但热痹也并非少见。热邪致痹的特点可因夹风、夹湿、夹寒、夹痰、夹瘀等而不同，阳盛阴衰及湿病急骤，或治疗失当，病邪得以迅速传变，由肌表内侵，阳热郁结而阻滞经络，内壅筋骨关节或肌肉，气血失宣而发为热痹。若感受暑湿之邪，或湿邪日久化热，或素蕴湿热，复感外邪，湿热阻于经络，则可引起湿热痹证。若风寒湿邪侵袭人体，邪留经络，缠绵不愈，则可化热形成寒热错杂痹。或因素体阳亢或阴虚血热之体，或素嗜醇酒辛辣，内有蕴热之人，再感风寒湿邪亦可化热形成此类痹证，临床有以寒热错杂痹表现为主者，有以阴虚痹表现为主者。若感受热邪，或风寒湿邪郁久化热，热邪蒸熬津液，湿聚而为痰浊，津伤血脉凝涩而成血瘀，或痰瘀壅滞经络关节，日久化热均可致瘀热、痰火、风湿错综夹杂之痹证。

3. 痹证日久多夹血瘀

在痹证病程中，由于经脉气血为外邪壅滞，周流不畅，日久则可形成血瘀。血瘀与病邪相合，或与湿热相合，或与寒湿相合，或与痰浊相合等阻于经络，深入肌肉关节，而致根深难以祛除，尤其见于病程较长，反复发作，经久不愈之痹证。

二、辨证论治

1. 正虚邪袭，勿忘扶正祛邪

人体疾病的发生和发展是正邪之间消长进退的结果。致病的原因虽由于"邪"，但发病与转归关键又在于"正"。人体脏腑功能正常，正气旺盛，气血充盈，卫外固密，病邪难于入侵，疾病无从发生，即所谓"正气存内，邪不可干。"

气是人体生命的组成物质，是维持正常生命活动的动力。正气是与病气相对而言的，其实就是我们常说的人体之气。人体之气充盛，各个脏腑功能得到正常的发挥，抵抗能力强，不易被外邪侵袭，即使得病，也易康复。

人体之气由水谷之气、宗气组成，而它们都与脾、肺关系密切。脾为后天之本，主运化气血。食物入胃，要想发挥补充人体气血的作用必须依靠脾的运化。肺吸收自然界的清气，转化为宗气，布散全身，起到抵御外邪的作用。只有在人体正气虚弱、卫外不固、抗邪无力的情况下，邪气方能乘虚而入，发生疾病，即所谓"邪之所凑，其气必虚。"（《素问·评热病论》）因此可知，痹证的发病多由正气虚弱、外邪侵袭所致。其中正气虚弱又是疾病发生的关键。正气虚弱是由多方面造成的，如先天禀赋不足、后天失养、饮食劳倦、七情太过、久病伤正等等。患病之后，由于正虚无力驱邪外出，以至风寒湿邪得以逐渐深入，阻于经络关节，内外相合而发为痹证。正如《济生方》谓："皆因体虚，腠理空疏，受风湿气而成痹也。"

因此临证中尤其勿忘扶正祛邪这一治疗原则。如独活寄生汤、黄芪桂枝五物汤为临床常用治疗之方。前者用于肝肾两亏，气血不足，外为风寒湿邪侵袭而成，尤其对于产后腰膝冷痛，肢体酸痛，麻木，无力等用此方扶正为主，祛邪为辅，用之屡效。黄芪桂枝五物汤治疗气虚外邪侵袭效果尤佳。

另外，在应用祛风除湿或散寒等祛邪法的同时，也应视病人体质情况、病程长短、邪正虚实等，适量配伍参、芪、归、芍益气养血，或配伍熟地、狗脊、续断等补肝肾之品以扶正。如对素体阴亏血热或久病伤阴血之痹证，李延教授常养阴清热与祛风除湿之法并用，养阴清热药常用当归、白芍、生地、熟地等。对关节变形僵直一类痹证，在应用活血通络药，或虫类药透骨搜风的同时，也常配伍补肝肾、养血之品。在痹证恢复期，症状基本消失的情况下，常用调理气血之法善后，意在正邪兼顾。

2. 痹多夹湿，重视除湿通络

历代医家认为，痹证多因风、寒、湿诸邪所致，但李延教授经过多年临床观察发现，其中湿邪致痹最为多见。这是由湿邪性质所决定的，湿为阴邪，其性重浊黏滞，感邪难以速去，表现在临床上则见缠绵难已。辨证要点在于肢体重着、疼痛、麻木、难以转侧，皮下结节，肢节肿胀，苔腻，脉濡等。

另外湿邪的产生除感受外湿外，人体津液在病理状态下潴留也可形成，即与脾主运化的功能失职有关。无论感受外湿或湿自内生，临床多兼有胸闷、食少纳呆、腹胀便溏等中焦湿困症状。因此，临证治疗此类痹证，应重视除湿通络，用药不宜重浊，宜选轻宣淡渗之品，使经气宣通，湿邪得除。李延教授临床多以萆薢、薏苡仁、防己、茯苓等为首选，常佐以祛风之品，药如防风、羌活、独活、桂枝等。若痹证初起，兼有恶寒、发热表证，可用《金匮要略》麻杏薏甘汤以解表利湿。

3. 痹久多夹瘀，用药必须活血通络

王清任的《医林改错》提出痹为血瘀致病说，并创立了身痛逐瘀汤；叶天士《临证指南医案》中多次提及"初病在经，久病入络，以经主气，络主血"。"初为气结在经，久则血伤入络"。"病久、痛久则入血络。"对于痹久不愈者，倡用活血化瘀及虫类药物搜剔宣通经脉。这些理论和经验至今仍在指导临床实践。

李延教授认为，痹证日久大多夹有血瘀，因痹证以疼痛为主要表现，其病机乃气血阻闭不通，不通则痛。经脉气血长期不得通畅，往往形成血瘀，瘀阻络脉，更加重了痹阻，使疼痛诸症加重，甚至骨节变形，活动受限，临床可见肢节疼痛如锥刺、舌质紫暗等，因此治疗必用活血通络之药方能见功。

李延教授临床常用王清任身痛逐瘀汤（痹三方）加减治疗。应用本方时除对有血瘀证可辨者外，对于祛湿等常法治之无效，又无肝肾虚候者，以此方加减往往收效。其他各型痹证兼有血瘀见证者，均加入活血化瘀通络之品。对寒湿痹证夹有血瘀者，常乌头汤与活络效灵丹同用，止痛效果明显，往往血活络通，寒湿得去而收效。对于湿热、痰瘀相兼之痹证，痛风方中常加桃仁、红花、川芎等活血之品。总之，在痹证的治疗中加一两味通络活血之品，可增强透达宣通之功，提高疗效。

4. 痹证治疗用药

对于痹证日久，关节变形僵直，手指足趾关节呈梭形肿大，疼痛如锥刺，甚则有功能丧失者，李延教授常采用虫类搜剔之药治疗。此类痹证多由病邪壅滞不去，深入关节筋骨，痼结根深，难以驱除。痹七方集中诸虫类药物透骨搜风，通经络止痛。其中白花蛇透骨搜风，通经络，《本草经疏》谓其"性走窜，亦善行而无处不到，故能引诸风药至病所，自脏腑而达皮毛也"。全蝎、蜈蚣祛风通络止痛；穿山甲散瘀通经络；土鳖虫活血散瘀止痛。数种虫类药配合，有较强的透骨搜风、通络止痛作用。然此类病证多病程长，正气亏损，为此在搜剔风寒湿邪基础上，酌加当归、白芍、熟地、仙灵脾补肝肾，益气血，营筋骨，利关节，体现了扶正祛邪的治疗原则。

三、病案举例

医案一

齐某，女，42岁，工人，2007年4月5日初诊。

患者四肢关节痛5年，开始时为手指及足部关节痛，逐渐肿胀，僵直，活动困难，并影响大关节，曾在某医院诊治，用过激素、保太松等药物，至今反复，遂来诊。

诊见：关节疼痛，遇寒加剧，不能用冷水，手足小关节肿胀，屈伸很困难，影响走路、穿衣，生活不能自理，疼痛难忍，疲乏无力，肘、膝大关节及肌肉痛。脉弦细，苔白，舌质暗红。

中医诊断：痹证。

辨证：寒湿痹阻关节。

治则：温阳宣痹，活血通络。

处方：羌活、独活各 20g，桑寄生 15g，桂枝 15g，防己 15g，秦艽 15g，生甘草 10g，细辛 5g，牛膝 15g，黄芪 30g，川芎 15g，红花 15g，桃仁 15g。10 剂，水煎服，日 1 剂，分 2 次服。

二诊：药后关节疼痛减轻，但弯曲仍困难，生活难自理。睡眠见好，怕冷。脉弦细，苔薄白，舌质暗红。

上方加姜黄 15g，元胡 15g。15 剂，水煎服，日 1 剂，分 2 次服。

三诊：药后疼痛减轻，尤其肌肉疼痛明显好转，关节活动稍有改善，每日手关节活动次数增多，走路距离增加。舌脉同前。

前方继服 12 剂，水煎服，日 1 剂，分 2 次服。

四诊：药后疼痛好转，活动增加，畏冷感觉也有好转，目前关节可有较大程度的活动。脉弦细，苔薄白，舌质暗红，前方继服。

随诊：先后治疗将近 1 年余，病情未有复发，关节病变及功能有所恢复，生活自理能力增强。

【按语】本案为寒湿痹阻经络关节所致，药用羌活、独活治疗一身上下之痛，独活善祛深伏筋骨之风寒湿邪。防己利水渗湿以消肿，祛风胜湿以止痛。《名医别录》谓其："疗诸贼风，百节痛风无久新者。"细辛长于搜剔阴经之风、寒、湿邪，止痛效果较好。桂枝温经散寒，通利血脉。秦艽、桑寄生祛风湿，且桑寄生有补肝肾、强筋骨之效。李延教授认为，痹久多瘀，故用牛膝活血以通利肢节筋脉。川芎、红花、桃仁活血祛瘀。诸药相伍，共奏温阳宣痹、活血通络之功。二诊加姜黄、元胡增强活血祛风止痛之功，故疗效显著。

医案二

赵某，男，24 岁，学生，2006 年 6 月 12 日初诊。

1997 年 9 月自觉下肢膝关节痛，其后逐渐出现四肢关节痛，每遇天气寒冷便疼痛加重，经哈尔滨、北京某医院确诊为风湿性关节炎，用中西药治疗未见明显好转，故求治于门诊。

诊见：四肢关节疼痛，痛有定处，自诉遇寒痛甚，得温痛减，暑月天气穿衣厚于常人。舌苔薄白，脉弦沉紧。

中医诊断：痹证（痛痹）。

辨证：风寒湿侵袭。

治则：温经散寒，祛风除湿。

处方：川乌 10g，麻黄 15g，海风藤 20g，忍冬藤 20g，络石藤 20g，青风藤 20g，木瓜 15g，乳香 15g，没药 15g，牛膝 15g，木防己 10g，丹皮 15g，田七 10g，肉桂 10g。7 剂，水煎服，日 1 剂，分 2 次服。

6 月 19 日二诊：药后四肢疼痛减轻，神情轻松，精神好转，自诉口干口渴。上方化裁。

处方：川乌10g，麻黄15g，海风藤20g，络石藤20g，青风藤20g，木瓜15g，没药15g，牛膝10g，木防己10g，田七10g，麦冬15g，石斛10g，白芍10g，肉桂10g。7剂，水煎服，日1剂，分2次服。

6月26日三诊：四肢疼痛好转，不觉口干口渴。

处方：川乌10g，海风藤20g，络石藤20g，青风藤20g，木瓜15g，牛膝10g，木防己10g，田七10g，麦冬15g，白芍10g，肉桂10g。10剂，水煎服，日1剂，分2次服。

药后四肢疼痛未复发，血化验：血沉正常，抗"O"滴度正常，遂停药。

【按语】本案为风湿性关节炎，迁延不愈，以四肢关节疼痛为主症，据其舌脉病证主要是风寒湿邪侵袭，闭阻经络，经络不通而发为疼痛，治以大量温经散寒、祛风除湿、活血通络药物，取得了较好的疗效。在治疗过程中，患者出现口干口渴，即大辛大热药物伤阴所致，遂佐以滋阴生津药物，制其伤阴之弊。《医宗必读》对痹证治疗原则有很好的概括，主张分清主次，采用祛风、除湿、散寒治疗的方法，行痹应参以补血（治风先治血，血行风自灭）、痛痹参以补火（本案肉桂）、着痹参以补脾补气之剂。

医案三

患者，沈某，男，25岁，学生，2009年4月初诊。

平时体弱多病，畏寒肢冷，身体消瘦，去年冬天不慎落水，被救后没有及时采取保暖措施，后四肢关节疼痛，不敢行走，得暖缓解，曾服用祛风除湿药物独活、细辛、秦艽等疗效不佳。

诊见：面色苍白，四肢寒凉，默默不语，自述平日食少，大便溏腻不爽或者夹杂未消化食物。舌淡，苔薄白，脉沉弱。

中医诊断：痹证。

辨证：脾胃阳虚，寒湿内停。

治则：健脾温阳，祛风除湿止痛。

处方：人参15g，茯苓30g，白术30g，黄芪20g，干姜10g，龙眼肉10g，当归15g，甘草10g，炙附子10g（先煎），独活10g。10剂，水煎服，日1剂，分2次服。

二诊：药后症状好转，四肢温热，关节疼痛减轻。

上方去人参，加党参20g。7剂，水煎服，日1剂，分2次服。

三诊：药后患者精神明显好转，可下地走动。

上方去附子，诸药减量。

四诊：服用上方月余，痊愈。随访1年无复发。

【按语】本患者服用祛风除湿药物独活、细辛、秦艽等疗效不佳，乃正气虚损。李延教授认为正气盛，则邪气自去。痹证病因之一"湿"的形成与脾胃有着重要的关系。脾为后天之本，气血生化之源，脾主运化水湿。若患者平素体虚气弱，脾胃阳虚，脾运无力，水液代谢本已不利，加之外邪入侵，水湿更加为患，寒湿不化，阻滞经脉，气血不通，不通则痛，故服用祛风除湿药物无效。治宜健脾行气，祛湿通络，因顾其正气，则邪气自除。

方中人参、茯苓、白术、黄芪、龙眼肉益气健脾养心；茯苓、白术健脾的同时也祛湿邪；当归、甘草、炙附子、干姜、独活温阳祛风除湿。因本方顾其正气，故10剂症状好转。

李延教授认为，痹证治疗不论是口服药物，还是针灸、理疗都应注意扶助正气，在一味驱邪没有明显疗效时，要考虑是否正气不足，通常酌加补气药后会收到意想不到的效果。

医案四

孙某，女，44岁，2010年7月2日初诊。

幼年时曾患风湿性心脏病，成年后又患痛风，常常静点抗生素，未见明显好转，且病情逐年加重。

诊见：全身浮肿，四肢关节肿大疼痛，膝盖内有积液，杵状指，面色萎黄，两颧淡红如妆，胸闷气短，动则尤甚，心悸，四肢不温。舌紫暗，齿痕明显，苔白厚，脉沉缓。

中医诊断：痹证。

辨证：气虚血弱，气滞血瘀，湿邪痹阻。

治则：行气活血，滋补肝肾。

处方：丹参15g，虎杖10g，穿山甲10g，延胡索10g，鸡血藤10g，三棱10g，牛膝15g，太子参20g，山药10g，黄芪30g，杜仲15g，补骨脂10g，干姜15g，茯苓10g，白术20g，龙眼肉20g，甘草15g。15剂，水煎服，日1剂，分2次服。

二诊：药后症状好转，效不更方。10剂，水煎服，日1剂，分2次服。

三诊：浮肿消失，关节腔内积液减少，自觉身体较以前轻巧。

上方去穿山甲、三棱，继续服用。

四诊：服上方两月余，症状明显好转，可正常生活。但是本患者病情复杂，很难达到痊愈的效果。

【按语】本案患者病情较长，迁延不愈，损及肝肾，故出现两颧淡红如妆，面色萎黄，胸闷气短，动则尤甚。心悸、四肢不温乃气血不足、脏腑清窍失养的表现。"气行则血行"，气虚血液推动无力则血瘀，故出现四肢关节肿大疼痛。"血不利则为水"故出现关节内积液。对于本病的治疗，李延教授注重脏腑本身的调整，虚实夹杂者，以补虚为主，兼以驱邪，正盛则邪祛，病自除。方中之穿山甲有类激素样作用，多用治风湿免疫系统疾病，但仍需辨证施治，效果方显著。

紫斑

紫斑属于中医血证范畴，血液溢于肌肤之间，临床表现为肌肤出现青紫斑点，小如针尖，大者融合成片，压之不退色。紫斑好发于四肢，尤以下肢为甚，常反复发作。紫斑隐于皮内，压之不退色，触之不碍手，亦称肌衄、葡萄疫。《医宗金鉴·失血总括》云："皮肤出血曰肌衄。"《外科正宗·葡萄疫》云："感受四时不正之气，郁于皮肤不散，结成大小青紫斑点，色若葡萄，发在遍体头面……邪毒传胃，牙根出血，久则虚人，斑渐方退。"

一、病因病机

《医学入门·斑疹》云："内伤发斑，轻如蚊迹疹子者，多在手足，初起无头痛身热，乃胃虚火游于外。"其病因不外乎血不循常道而外溢。实者，多热，迫血妄行；虚者，多气虚不固，亦有阴虚火旺、血不循常道者。究其病邪，实者，有实火，有湿热、热毒；虚者，多脾虚不摄。

二、辨证论治

本病的治疗不外乎使血液恢复常道，运行于血脉之中，治疗不外乎清热凉血、滋阴降火、补气摄血等法。

1. 血热妄行

临床表现：四肢皮肤紫斑，不高出皮肤，触之不碍手，伴有大便秘结，发热，口干。舌红，苔黄，脉数。

治则：清热解毒，凉血止血。

方药：黄连解毒汤合十灰散加减。

热毒比较严重者，加犀角地黄汤加减，以驱邪毒。

2. 脾虚不摄

临床表现：皮肤紫斑，全身乏力，便溏，或便血，纳呆，失眠，面色萎黄或淡白。舌淡，苔白，脉缓弱。

治则：补气摄血。

方药：归脾汤加减。

方中党参、黄芪、生姜、大枣、白术、甘草甘温益气，健脾和胃；当归、茯神、远志、酸枣仁、龙眼肉养血补心安神；木香理气，使补而不滞。

便血者，加阿胶，用伏龙肝浸水，煮上方。

3. 阴虚火旺

临床表现：皮肤出血，潮热盗汗，五心烦热，颧红，口干。舌红，少苔，脉数。

治则：滋阴降火，凉血止血。

方药：知柏地黄汤加减。

常用药物：知母、黄柏、生地、丹皮、泽泻、茯苓、山药、山茱萸、女贞子、旱莲草、仙鹤草、川牛膝、车前子、紫草、蝉衣等。

长时间反复发作，观其舌脉有血瘀之象，采用活血化瘀之法，可加乳香、没药活血行气。《医学衷中参西录》指出："乳香、没药不但流通经之气血，诸凡脏腑中，有气血凝滞，二药皆能流通之。"

4. 湿热下注

临床表现：紫斑伴小便短赤或尿血，或水肿，或紫斑消退而尿赤。舌质红，苔黄腻，脉沉数。

治则：清热利湿，凉血通络。

方药：小蓟饮子加减。

常用药物：生地、当归、木通、滑石、竹叶、蒲黄、炙甘草、白茅根、小蓟、大蓟。

三、验案举例

孙某，男，21岁，2008年11月3日初诊。

皮肤紫斑反复出现6个月，加重两周。患者曾患过"细菌性痢疾"，服中西药物治疗，腹泻停止，但仍有阵发性腹痛，且双下肢开始出现散在针尖大小的鲜红紫斑，以"过敏性紫癜"收入住院。治疗10周（用过激素等药物，用量不详），紫斑、腹痛消失而出院。出院后紫斑复发，先后到两所医院住院治疗，用强的松治疗无效。近两周来，双下肢紫斑明显增多，密集成片，延及腹部和双上肢，伴腹痛，故求治于我院。

入院时可见四肢、腹部密布针尖大小淡紫红色的紫斑，有些融合成片，无红、肿、热变化。右上腹阵发性隐痛，精神欠佳，面色少华，疲倦无力。舌淡红，苔薄白，脉细缓。内脏无异常发现。微循环检查：血流缓慢，微血管变形。实验室检查：血、尿常规等均正常。过敏源试验：棉絮、花粉等致敏率高。

西医诊断：过敏性紫癜。

中医诊断：血证，紫斑。

辨证：气不摄血。

治则：益气摄血。

处方：白术 20g，当归 20g，茯苓 15g，炙黄芪 30g，远志 10g，龙眼肉 15g，酸枣仁 10g，党参 15g，木香 15g，炙甘草 10g。5 剂，水煎服，日 1 剂，分 2 次服。

二诊：药后病情未见好转。改用疏风清热、活血化瘀之法。

处方：金银花 20g，连翘 20g，地龙 15g，荆芥 15g，牡丹皮 15g，赤芍 15g，丹参 20g，生地黄 15g，牛膝 15g，红花 10g，当归 20g。5 剂，水煎服，日 1 剂，分 2 次服。

三诊：药后腹部不痛，紫斑减少。

上方继服 7 剂，紫斑基本消退。出院时予归脾汤以资调理。随访 3 个月未再复发。

【按语】本案初起李延教授辨为气不摄血之证，但治疗未收效。据其舌脉可见表邪残存，故以疏风解表之法，收到验效。现代研究表明，过敏性紫癜患者有血液流变学的改变，全血比黏度、全血还原黏度升高，红细胞电泳时间延长，纤维蛋白原含量升高，提示血液有变浓、变黏、变聚的倾向。部分病人血浆鱼精蛋白副凝固试验（3P）测定阳性，提示毛细血管内血流瘀滞。此外还存在微循环障碍。活血化瘀药可以改善血液流变状况，改善血液的黏、稠、聚状态，改善微循环。活血化瘀药又具有免疫抑制作用，故二诊运用疏风清热、活血化瘀之法得到良好疗效。因此，治疗过敏性紫癜不可忽视活血化瘀药的应用。

妇 科 疾 病

更年期综合征

更年期是指妇女从生育期向老年期过渡的一段时期，是卵巢功能逐渐衰退的时期。绝经是重要标志。在绝经前后出现烘然而热，面赤汗出，烦躁易怒，失眠健忘，腰酸背疼，手足心热，或伴有月经紊乱等植物神经功能紊乱的症状，称更年期综合征，亦称经断前后诸症。本病病程长短不一，短者数月即愈，长者可迁延至数年。

一、病因病机

本病多与妇女的生理特点有关。《素问·上古天真论》云："女子七七，任脉虚，太冲脉衰少……"由于冲任二脉都系于肾，因此本病归因于肾气的衰弱，天癸的衰少。肾精不能充养冲任二脉，以致冲任失调，阴阳失衡，气血失调，亦有因工作压力、家庭变故、家庭矛盾等外部因素而发病者。

1. 肝肾阴虚

天癸将竭，肾阴虚少，若素体阴虚，或多产房劳，则易耗伤精血，阴虚阳亢而发为本病。

2. 脾肾阳虚

天癸将竭，肾气渐衰，若素体阳虚，或过食生冷，或居处寒湿之地，困遏阳气，以致脾肾阳虚，精髓不充而发为本病。

3. 肝郁气滞

天癸将竭，肝肾精血衰少，气血虚弱，若情志不遂，或抑郁多怒，气机不畅，疏泄失常而发为本病。

二、辨证论治

1. 肝肾阴虚

临床表现：面部阵发潮热，汗多，心烦，失眠，月经量少等。

治则：滋养肾阴，清热潜阳为主，辅以安神。

方药：六味地黄汤加减。

常用药物：熟地、山药、山茱萸、泽泻、丹皮、续断、菟丝子、夜交藤、酸枣仁、龙骨、牡蛎。

方中夜交藤、酸枣仁、龙骨、牡蛎潜阳安神；续断、菟丝子补益肝肾。

2. 脾肾阳虚

临床表现：面色晦暗，头晕耳鸣，腰痛如折，小腹胀痛，便溏，精神委顿，或月经量多、色淡，白带清稀等。

治则：温补脾肾。

常用药物：仙茅、仙灵脾、巴戟天、当归、鹿角霜、菟丝子、锁阳，少用附子、肉桂大辛大热之品。

抑郁欲哭者，加甘麦大枣汤。

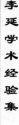

李延学术经验集

3. 肝郁气滞

临床表现：面部潮红，汗多，两胁部不适，或胀痛，心烦，易怒，失眠，善太息等。

治则：疏肝解郁为主，辅以清心安神。

常用药物：柴胡、甘草、龙骨、桂枝、牡蛎、丹参、赤芍、枳壳。

汗多、心悸、手足心热者，加生地、麦冬、五味子、太子参。

三、验案举例

刘某，女，48 岁，2001 年 8 月 5 日初诊。

患者于半年前自觉潮热，易激动，夜间热甚，伴有心烦、失眠、多梦等症，闭经，发热时测体温正常，进行全面身体检查未见异常改变，某医院诊断为更年期综合征，半年来服用中、西药未见明显效果。现诊患者除上述症状外，见舌质暗红，苔少，脉弦细。

中医诊断：更年期综合征。

辨证：肝肾阴虚。

治则：滋养肝肾，清热安神。

处方：熟地黄 30g，山药 30g，山茱萸 30g，泽泻 15g，茯神 15g，丹皮 15g，黄柏 15g，知母 15g，浮小麦 50g，大枣 10 枚，甘草 10g。7 剂，水煎服，日 1 剂，分 2 次服。

二诊：药后潮热减轻，心烦、失眠、多梦均好转。

前方黄柏减为 10g，知母减为 10g，酌加栀子 10g，夜交藤 10g，合欢皮 10g。继服 7 剂，病获痊愈。

【按语】此案潮热缠绵难除是由于七七之年肝肾虚衰，阴液亏耗，虚热内扰。本在阴亏，标在热扰。其病位在肝肾。肾为先天之本，内寄水火。此证治疗重在助肾阴，"壮水之主，以制阳光"。方用六味地黄丸合甘麦大枣汤加减。方中重用熟地、山药、山茱萸以滋肾阴，臣以泽泻、黄柏、知母、浮小麦以泻热，佐以茯神、大枣、夜交藤、合欢皮以养心安神，甘草调和诸药。药证相符，故而获效。

月经过多

月经周期、经期正常，经量明显多于既往，称"月经过多"，亦称"经水过多"或"月水过多"。本病的主要临床表现是月经量明显增多，但月经周期、经期正常。其有别于崩漏。崩漏为时常下血而无周期者。

一、病因病机

月经过多的病因病机有因血热者，有因气虚者，亦有血瘀而致经量过多者。李梴《医学入门》谓："来血，或日多五六日以上者，内热血散也。"《万全妇人秘科》亦谓："经水来太多者，不问肥瘦皆属热也。"

二、辨证论治

对于本病的治疗遵循"热者寒之""虚则补之""血瘀则行"的治疗原则，根据不同的临床表现，给予不同的治法。

1. 血热妄行

临床表现：月经过多，色鲜红，质稠，心烦，口干，小便黄，大便秘。舌红，脉数。

治则：清热凉血。

常用药：黄柏、青蒿、地骨皮、牡丹皮、赤芍、生地、仙鹤草、阿胶。

黄柏、青蒿、地骨皮清血热；生地、丹皮、赤芍散血中之积热；仙鹤草、阿胶凉血止血。血热得清，则经水恢复正常。

2. 气虚不摄

临床表现：月经量多，色淡红，质清，神疲，气短，面色萎黄或㿠白。舌淡，苔薄，脉缓弱。

治则：益气止血。

方药：补中益气汤加阿胶、艾叶。

黄芪、白术、党参、炙甘草补气；升麻、柴胡升提脾气；陈皮行气，补而不滞；当归养血活血同时能止血。《医学衷中参西录》云："当归之能止下血矣。"阿胶补流失过多之血，同时又有止血之功。艾叶温中焦之脾阳，使脾健运复常，则血自止。

3. 血瘀阻滞

临床表现：月经量多，有血块，色暗黑，小腹胀痛，痛甚于胀。舌紫暗，有瘀斑，脉弦涩。

治则：活血止血。

方药：桃红四物汤加茜草、香附、乳香、没药。

茜草有化瘀止血之功，既可活血，又可止血，功用之不同全在于量之多少。二三钱以止血，大剂量一两以上有行血之功。《医学衷中参西录》指出："乳香、没药不但流通经脉之气血，诸凡脏腑中，有气血凝滞，二药皆能流通之。香附理气，以助血行。"《本草纲目》谓："乃气病之总司，女科之

临
证
经
验

131

主药。"

三、验案举例

白某，女，24 岁，学生，2007 年 5 月 8 日初诊。

患者发热近半年，伴有五心烦热、两颧红赤、心悸、健忘、少寐、小便短少、大便干结。前医曾从心经实热、阴虚内热两方面诊治均未见效。经介绍来我门诊求治。

诊见：近 1 年来学习紧张，每多熬夜，食纳欠佳。近五六个月来更见月经先期而至，量多，色淡红，质清稀。舌质红，苔微黄而多津，脉浮取数大，重按乏力，右关尤甚。

中医诊断：月经过多。

辨证：脾气亏虚。

治则：健脾升阳，甘温除热。

处方：党参 15g，黄芪 25g，炙升麻 10g，柴胡 10g，当归 20g，陈皮 10g，白术 20g，焦三仙各 15g，木香 15g，枣仁 15g，桂圆肉 10g，百合 10g，炙甘草 10g。7 剂，水煎服，日 1 剂，分 2 次服。

二诊：热已解，诸症若失。李延教授嘱其以归脾丸调理半月许即可。1 月后随访，患者言身体康健。

【按语】《经》曰："饮入于胃，游溢精气，上输于脾。脾气散精，上归于肺，通调水道，下输膀胱，水精四布，五经并行。"故心脾平和，则经候如常。该症系思虑过度，暗伤心脾。脾虚运化失司，则食纳不佳，不能统摄血液；冲任失调，则月经先期而至、量多、色淡红、质清稀；中气不足，阴火内生，则发热；因发热而见颜面红赤，手足心热；汗出多则小便短少；气虚大肠推动糟粕无力而见大便干结。心血暗耗，且脾虚不能生血则心血不足，故心悸、少寐、健忘、心烦。脉重按乏力、右关尤甚是脾虚为主的佐证。患者学习紧张，每日多思，思虑为脾之志，过思伤脾，过思又必伤心，心脾两伤必矣。脾为后天之本，气血生化之源。虽未见典型的倦怠乏力、少气懒言、大便稀溏等症状，但李延教授仍考虑脾虚为其主要矛盾，故抓住主要矛盾辨证论治而获成功。后又根据其心脾两虚、气血双亏的病机，用归脾丸调理而收全功。

闭经

女子年逾 18 岁尚未初潮，或已行正常月经而又中断三个周期以上者，称为闭经。妊娠期、哺乳期暂时的停经，少女初潮后偶见停经，绝经期后的绝经属正常生理现象，不作病论。极少数女性以"并月""居经""避年"规律行经，或终身不潮而能受孕的"暗经"，属特殊生理现象，亦不作病论，临床当予鉴别。因先天性生殖器发育异常，或后天器质性损伤而无月经者，非药物所能奏效。

一、病因病机

《内经》中关于本病的记载有"血枯""胞脉闭""石瘕"等。《金匮要略》中有"脾虚""寒积"证。今临床多分虚实两种情况，虚者因脏腑气血不足，血海空虚，无血可下。实者因邪气阻滞，经络不通，故月经闭阻不至。李延教授认为，月经闭塞不通多与心脾、脾肾有关。《内经》云："二阳之病发心脾，有不得隐曲，女子不月。"《金匮要略》云："脾气衰则鹜溏，胃气衰则身肿；少阳脉卑，少阴脉细，男子则小便不利，妇人则经水不通。"李东垣云："妇人脾胃久虚，形体羸弱，气血俱衰而致经水不行。"

1. 脾肾亏虚

先天不足，后天失养，脾肾亏虚，而发为闭经。或平素饮食失调，损伤脾胃，以致肾精不足，脾气亏虚，无以化生精血，精血不足，冲任血少，故无血可下。

2. 肝肾不足

禀赋不足，肝肾亏虚，精衰血少，血海亏空，无血可下，发为闭经。或房劳多产，大病久病损及肝肾，肾精肝血匮乏，冲任失于充盈，胞宫无血可下，发为闭经。此外，若素体阴虚，或久病之后耗伤阴血，以致阴虚血燥，血海干涸，发为闭经。

3. 气血虚弱

劳伤心脾或大病、久病失血等以致气血不足，冲任虚损，血少不足以下。《景岳全书》谓："枯之为义，无血而然故……予以通之，无如充之，但使雪消春水自来，血盈则经脉自至。"

4. 气滞血瘀

七情内伤，气血瘀滞或经、产受寒，寒凝血脉，痹阻不通，故闭经。或素体阳虚，血为寒滞，亦可发为闭经。

5. 痰湿阻滞

素体肥胖或素体脾虚，或过食肥甘厚味，损脾伤胃，而致脾失健运，痰湿内生，痰湿阻络而致闭经。

二、辨证论治

本病遵循"虚则补之，实则泻之"的治疗原则，根据不同的临床表现，采取不同的治疗方法。

1. 脾肾亏虚

临床表现：闭经，伴腰酸，便溏，纳呆，下肢无力，头晕耳鸣，倦怠，嗜睡，小便频。舌淡，苔白，脉弱。

治则：补脾益肾，调经养血。

方药：理中汤加熟地黄、山茱萸、山药、鸡血藤、益母草。

伴遗精、眠差者，加牡蛎、龙骨、桑螵蛸、远志以收涩安神。

2. 肝肾不足

临床表现：体质虚弱，或见腰膝酸软，乏力，眠差，月经渐少，终至经停。舌淡红，少苔，脉细涩。

治则：补肝益肾，填精益髓。

方药：大补元煎加龟甲、鹿角霜。

虚热重者，佐以清虚热，酌加丹皮、赤芍；手足心热、自汗、口干者，加太子参、麦冬、五味子益气养阴；肝阴虚为主，加车前子、栀子、泽泻泄热通经。

3. 气血虚弱

临床表现：月经量少，经闭，心悸，乏力，失眠，头晕，面色萎黄。舌淡，苔白，脉细弱。

治则：补益气血，活血调经。

方药：归脾汤加香附、益母草、鸡血藤。

香附有理气调经之功，《本草纲目》谓："气病之总司，女科之主药。"《药性赋》云："香附理妇人血气之用。"用之以行气血，助后天之生化。

4. 气滞血瘀

临床表现：月水不行，小腹胀痛拒按，气短，善太息，胁肋胀满。舌紫或有瘀点，脉弦涩。

治则：行气活血，祛瘀通经。

方药：桃红四物汤加茜草、益母草。

茜草《本草纲目》谓："俗方用治女子经水不通，以一两煎酒服之，一日即通，甚效。"

5. 痰湿阻滞

临床表现：月水不行，形体肥胖，神疲头晕，胸闷气短，脘闷不舒。舌淡胖，苔白，脉缓弱。

治则：化湿祛痰，活血通经。

方药：二陈汤加苍术、香附、益母草。

以上各型临床用药宜灵活施用，切不可执一证而不变。

三、验案举例

杨某，女，20岁，学生，2002年9月7日初诊。

自诉14岁月经来潮，四五十天一行，经量少，色黯红，腹痛，经闭半年，经中西药治疗未见疗效，经闭如故。

现症：闭经，自觉头晕目胀，烦躁易怒，胁肋疼痛，口干口苦。舌红少苔，脉弦细数。

中医诊断：闭经。

辨证：肝肾亏虚，肝经郁热，胞脉闭阻。

治则：平肝泄热，养血通经。

处方：柴胡15g，白芍30g，天花粉30g，酸枣仁20g，郁金15g，沙参20g，车前子20g，泽泻10g，丹皮10g，黄芩10g，焦山栀10g，甘草10g。5剂，水煎服，日1剂，分2次服。

9月13日二诊：药中病证，诸症见瘥，脉弦细，舌红少苔。继以养血柔肝通经。

上方去黄芩、山栀、车前子、泽泻，加赤芍10g，枸杞子15g，熟地黄15g，怀牛膝10g，木香5g。15剂，水煎服，日1剂，分2次服。

药后月经来潮，量中等，色红。

【按语】《内经》云："月事不来者，胞脉闭也。"患者月经初潮周期过长、量少乃肝肾亏虚，难以充养血海。肝气不疏，故烦躁易怒，胁肋疼痛；气行则血行，气滞则血瘀，故月经色暗伴腹痛；肝郁日久化热，故口苦口干；肝火上炎，故头晕目胀。脉弦数、舌红少苔乃肝郁之象。

李延教授认为，治疗当祛邪扶正以令血生，通络调经以令血行。然处方之中当权衡标本缓急，断不可见虚滥补，见闭而妄通伐。盖虚不耐攻，实不受补。本案患者虽属肝郁经闭，然肝郁化热，邪热不祛，阴血难以满溢，故初诊以柴胡、白芍、沙参、枣仁养血疏肝；合天花粉清热润燥；佐以丹皮、山栀、黄芩清肝之郁热；车前子、泽泻导热下行。清热不以苦寒折中，但于滋阴之中合泄热之品，此乃釜底抽薪之意。二诊邪热见去，故于方中去部分泄热之品，加枸杞子滋阴养血，熟地黄滋养肝肾，二药以补先天之不足，用量轻而不滋腻；赤芍、牛膝活血通络；木香行气活血。处方之中不乏车前子、泽泻通淋之品。李延教授常说:"车前子、泽泻泄热可通经,无论病机属寒属热,但于闭经病患者用之无不奏功。"

针 药 并 用

呃逆

呃逆是指胃气上逆动膈、气逆上冲、喉间呃声连连、声短而频、不能自制为主要表现的病证。凡寒邪蕴蓄,或燥热内盛,或情志不遂,气郁痰阻,或脾胃虚弱均可致胃失和降,逆气动膈,上冲喉间而发生呃逆。

西医学中的呃逆是指单纯性膈肌痉挛,其他疾病如胃肠神经官能症、胃炎、胃扩张、胃癌、肝硬化晚期、脑血管病、尿毒症,以及胃、食道手术后等引起的膈肌痉挛均可参考此内容辨证论治。

一、病因病机

1. 实证呃逆

(1) 胃中寒冷

过食生冷或胃本积寒,致寒邪遏阻,肺胃之气失于和降而引起呃逆。

(2) 胃火上逆

过食辛热煎炒,醇酒厚味,或过用温补之剂,燥热内生,腑气不行,胃失和降而发生呃逆。

(3) 气滞痰阻

恼怒伤肝,气机不利,横逆犯胃,胃失和降,逆气动膈;或肝郁乘脾;或忧思伤脾,运化失职,滋生痰浊;或素有痰饮内停,复因恼怒气逆,逆气夹痰浊上逆动膈,出于喉间而发生呃逆。

2. 虚证呃逆

(1) 脾肾阳虚

阳气素虚或劳倦伤中,或饮食失宜,使脾胃阳气受损,虚气上逆,甚或病深及肾,肾阳衰微。肾气不能摄纳而发生呃逆。

(2) 胃阴不足

由于热病耗伤胃阴,或肝气不舒,郁而化火,或胃热不清,或过用辛温燥热药物耗劫津液，使胃中津液不足，气机不得顺降而发生呃逆。

二、辨证

1. 实证呃逆

（1）胃中寒冷

呃声沉缓有力，胸膈及胃脘不舒，得热则减，遇寒更甚，喜饮热汤，恶食冷凉，饮食减少，口淡不渴。舌苔白，脉迟缓。

（2）胃火上逆

呃声洪亮有力，冲逆而出，口臭烦渴，多喜冷饮，脘腹满闷，大便秘结，小便短赤。苔黄燥，脉滑数。

（3）气滞痰阻

呃有痰阻，呼吸不利，胸胁胀满，肠鸣矢气，或兼恶心嗳气，头目昏眩，脘闷食少。舌苔薄腻，脉弦滑。

2. 虚证呃逆

（1）脾肾阳虚

呃声低长无力，气不得续，泛吐清水，脘腹不舒，喜温喜按，面色㿠白，食少困倦，或便溏久泻，腰膝无力，气怯神疲。舌质淡，苔薄白，脉细弱。

（2）胃阴不足

呃声短促而不得续，口干咽燥，烦躁不安，不思饮食，或食后饱胀，大便干结。舌质红，苔少而干，脉细数。

三、治疗

1. 针灸疗法

（1）刺灸法

治法：疏肝和胃，降逆止呃。

处方：①主穴：百会、情感区。②配穴：翳风、内关、足三里。

操作：毫针刺，每日1～2次，每次留针30～40分钟。

加减：胃中寒冷加灸梁门；胃火上逆针泻陷谷；肝郁犯胃针泻期门、太冲；脾肾阳虚灸气海；胃阴不足针用补法。

（2）耳针法

选穴：神门、膈、胃、脾、肝、皮质下、交感。

操作：在穴位范围找压痛点，强刺激，留针20～30分钟。顽固性呃逆可用埋皮内针法。

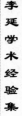

（3）水针法

选穴：内关、足三里、中脘、膈俞。

操作：阿托品每次 0.5ml，5% 普鲁卡因每次 2ml，维生素 B₁ 每次 0.5ml，生理盐水每次 1ml，选用 1 种，每日 1 次，3～5 次为 1 个疗程。

2. 方药疗法

（1）实证呃逆

①胃中寒冷

治法：温中散寒，降逆止呃。

方药：丁香散。

组成：丁香 15g，柿蒂 15g，高良姜 10g，甘草 15g。

加减：寒气较重、脘腹胀痛者，加吴茱萸、肉桂、乌药散寒降逆；寒凝食滞、脘闷嗳腐者，加莱菔子、槟榔、半夏行气导滞；寒凝气滞、脘腹痞闷者，加枳壳、厚朴行气消胀；气逆较甚、呃逆频作者，加旋覆花、代赭石、刀豆子理气降逆。

②胃火上逆

治法：清热和胃，降逆止呃。

方药：竹叶石膏汤加味。

组成：竹叶 15g，石膏 50g，半夏 15g，麦门冬 20g，人参 10g，炙甘草 10g，粳米 10g，柿蒂 10g，竹茹 10g。

加减：胃气不虚，人参易沙参；腑气不通，痞满便秘，小承气汤加丁香、柿蒂通腑降逆止呃；胸胁烦热，大便秘结，凉膈散化裁。

③气郁痰阻

治法：理气化痰，降逆止呃。

方药：旋覆代赭汤。

组成：旋覆花 20g，代赭石 20g，人参 25g，生姜 10g，半夏 10g，甘草 10g，大枣 4 枚。

加减：胃气不虚，去人参、甘草、大枣以防气机壅遏；痰瘀气滞化热，加黄芩、麦门冬、竹茹；痰湿著者，加陈皮、茯苓增其理气化痰之功。

（2）虚证呃逆

①脾肾阳虚

治法：温补脾胃，和胃降逆。

方药：附子理中汤加味。

组成：人参 15g，白术 15g，干姜 20g，炮附子 10g，炙甘草 10g，丁香 10g，白豆蔻 10g。

加减：嗳腐吞酸、夹有食滞者，加神曲、麦芽；脘腹胀满、脾虚气滞者，加木香、香附。

②胃阴不足

治法：益气养阴，和胃止呃。

方药：益胃汤加味。

组成：沙参20g，麦门冬15g，玉竹15g，生地15g，橘皮10g，竹茹15g，柿蒂10g，枇杷叶10g。

加减：神疲乏力，气阴两虚，加人参、白术、山药；咽喉不利，胃火上炎，可用麦冬汤；日久及肾，腰膝酸软，五心烦热，肝肾阴虚，相火夹冲气上逆者，可用大补阴丸加减。

四、验案举例

项某，男，57岁，2009年7月28日初诊。

主诉：打嗝儿半月余，伴眩晕、右半身感觉麻木。患者于2009年7月14日无明显诱因突发头晕、心慌、出汗、恶心，遂到某医院就诊，以脑梗死入院治疗，具体用药不详，后出现打嗝儿之症。每日频繁发作，呃声连连，住院治疗14日，疗效不显。为求中医针灸治疗，特来我院门诊就诊。

现每日打嗝儿频繁，不能自制，持续数小时，时常嗳气、恶心，眩晕睁眼尤重，视物旋转，伴右侧半身麻木、不知冷热。大便数日一行，需使用开塞露，纳差，寐差，疲乏无力。既往高血压病史数年，无家族病史。察其神志清，面色萎黄，形体肥胖。语利，咽喉呃呃作声，双侧瞳孔等大同圆，对光反射存在，眼球各向运动灵活，四肢肌力可、肌张力可，右侧腱反射活跃，病理征（+）。右侧两点辨别觉减退，左下肢跟膝胫试验（+）。舌质紫暗，舌苔白腻，脉弦滑有力。头部CT示：双侧多发性梗死。

此为痰湿阻络、气虚血滞本虚标实之证。该患素体虚弱，复因饮食、劳逸、情志调摄失宜，致使内伤积损，精气亏虚，日久脏腑功能失调，气血运行受阻，津液敷布失常，导致痰浊、血瘀内停，痰瘀内结阻于脑络，则发为中风。痰湿阻滞中焦，胃失和降，胃气上逆，故呃逆。

西医诊断：膈肌痉挛，脑梗死。

中医诊断：呃逆，中风（中经络）。

治则：化痰祛湿，降逆止呃。

中药处方：生赭石50g（砸碎），西洋参15g，半夏20g，川连15g，寸冬15g，竹茹15g，生姜15g，甘草15g，旋覆花20g。3剂，水煎服，日1剂，分2次服。

针灸处方：主穴：百会、情感区、翳风（双侧）、天突。配穴：膻中、内关（双侧）、足三里（双侧）。

操作：取穴处常规皮肤消毒，采用0.35mm×40mm毫针，针刺百会、情感区，手法要求由徐到疾捻转，捻转速度200转/分钟，连续3～5分钟。天突穴沿胸骨柄后缘、气管前缘斜刺0.5～1.0寸，勿提插捻转。翳风穴针刺时，针尖朝向咽喉方向，针刺1.5寸。膻中穴逆任脉循行方向，平刺1.0～1.5寸，行捻转泻法，勿提插伤及内脏。内关、足三里穴施以捻转泻法，强刺激手法，刺激强度以患者能够耐受的最大量为度。诸穴得气后使用G6805-Ⅱ型电麻仪，连续波刺激20分钟。每日1次，每次40分钟，2周为1个疗程。

行针5分钟，呃逆明显减轻。行针40分钟，呃逆消失。

7月31日二诊：呃逆止，夜能安然入睡。继续服上方7剂。配合针灸治疗10日痊愈。

【按语】中风后呃逆临床亦较为多见。患者素体虚弱，复因饮食、劳逸、情志调摄失宜，致使内伤积损，精气亏虚，日久脏腑功能失调，气血运行受阻，津液输布失常，导致痰浊、血瘀内停，痰瘀内结阻于脑络，故发为中风。痰浊、血瘀阻滞中焦，胃阳被遏，纳降失常，故发呃逆。因呃逆时间较久，当首先治其标，以化痰祛湿，降逆止呃。方以旋覆代赭汤加减。代赭石为镇肝降逆之首选药。凡肝气上冲之证，用之屡获良效，但必须量大重用，研面或砸碎方能煎出药力，否则难于取效。《伤寒论》旋覆代赭汤原方旋覆花为三两，人参二两，生姜五两，代赭石一两，甘草三两，半夏半升，大枣十二枚。从药量看原方以生姜、旋覆花、半夏为主，代赭石量最小，根据临证观察，治呃逆不止必须重用代赭石，方能达到镇逆平肝气之目的。针灸取百会、情感区为主穴，可调神通络，安神理气；天突、膻中可理气化痰，降气止呃。据《医宗金鉴·卷八十六》载："足三里穴歌：能除心胁痛，腹胀胃中寒，肠鸣并泄泻。"《针灸大成》载："中满心胸痞胀……积块坚横胁抢，妇女胁疼心痛，结胸里急难当……痃疟内关独当。"故内关配足三里穴针用泻法，可宽胸理气，降逆止呃。内关配翳风又具宁心安神、理气活络之效。诸穴共用，一诊即愈。再续以治疗他证，采用经颅重复针刺法配以中医辨证选穴，终达化痰通络、醒神开窍之效。

胁痛

胁痛是指一侧或两侧胁肋部疼痛为主要临床表现的病证。凡情志抑郁，或暴怒伤肝，致肝失条达，疏泄不利；或气郁日久，气滞血瘀；或跌仆闪挫，强力负重，停瘀不化，阻塞胁络；或肝郁乘脾，脾土壅滞，湿自内生；或外湿内侵，湿郁化热，郁于肝胆，枢机不利；或肝肾阴亏，血不荣肝等等均可引起胁痛。

西医多种疾病，如急性肝炎、慢性肝炎、肝硬化、肝寄生虫病、肝脓肿、肝癌、急性胆囊炎、慢性胆囊炎、胆道蛔虫病、胆石症、肋间神经痛等，凡以胁肋部疼痛为主要临床表现者均可参考胁痛辨证论治。

一、病因病机

1. 肝气郁结

情志抑郁，肝疏泄不及，气机郁滞，或暴怒气逆，肝疏泄太过，致肝失条达，疏泄不利，气阻络痹而致胁痛。

2. 血瘀阻络

气郁日久，气滞血瘀，或跌仆闪挫，强力负重，致血瘀留着，痹阻脉络而致胁痛。

3. 湿热蕴结

肝郁乘脾，脾运失健，酒食无度，积湿生热，或外湿侵袭，湿郁化热，湿热互结，移于肝胆而致胁痛。

4. 肝阴不足

久病体虚，劳欲过度，或由于多种原因所致精血亏损，水不涵木，肝阴不足，络脉失养而致胁痛。

二、辨证

1. 肝气郁结

胁肋胀痛，窜移不定，且疼痛每因情志变化而增减，饮食减少甚或纳呆，脘腹胀满。舌苔薄白，脉弦。

2. 血瘀阻络

胁肋刺痛，按之痛剧，痛处不移，入夜尤甚，或有面色晦暗。舌质紫暗，脉沉弦。

3. 湿热蕴结

胁肋胀痛，触痛拒按，或及于肩背，伴恶心，纳呆，口干口苦，腹胀，尿黄赤，或有黄疸。舌苔黄腻，脉弦滑。

4. 肝阴不足

胁肋隐痛，绵绵不休，遇劳加重，口干咽燥，心中烦热，头晕目眩，两目干涩。舌红，少苔，脉弦细数。

李延学术经验集

三、治疗

1. 针灸疗法

（1）刺灸法

①肝郁胁痛

治法：疏肝解郁，取足厥阴、足少阳经穴为主，任脉及背俞为辅。

处方：中庭、肝俞、期门、侠溪。

加减：泛酸加胃俞，少寐加神门。

操作：毫针刺，用泻法，每日1~2次，每次留针30~40分钟。

②血瘀胁痛

治法：活血通络，行气止痛。取足厥阴、足少阳经穴为主，足太阴经穴和背俞穴为辅。

处方：大包、京门、行间、膈俞、三阴交、阿是穴。

加减：跌仆闪挫，可结合痛部取穴选加。

操作：毫针刺，用泻法，每日1~2次，每次留针30~40分钟。

③湿热胁痛

治法：清热化湿，疏肝利胆。取足厥阴、手足少阳经穴为主。

处方：期门、日月、支沟、阳陵泉、太冲。

随证选穴：热重加大椎；呕恶加中脘、足三里；心烦加郄门。

操作：毫针刺，用泻法，每日1~2次，每次留针30~40分钟。

④阴虚胁痛

治法：滋阴养血，和络定痛。取足太阴、足阳明、手少阴经穴为主。

处方：阴郄、心俞、血海、三阴交。

随证取穴：潮热加膏肓；头晕隔布灸百会。

操作：毫针刺，用补法，每日1~2次，每次留针30~40分钟。

（2）耳针法

选穴：肝、胆、神门、胸、交感。

操作：取患侧，实证用强刺激，虚证用轻刺激，留针40分钟，每日1次，或埋针，或用王不留行按压，2~3日更换1次。

（3）水针法

操作：用10%葡萄糖溶液10ml，或加维生素 B_{12} 注射液1ml，注射于相应节段的夹脊穴，有针感后将针稍上提再注入药物，可分三节段注射。适用于肋间神经痛。

142

（4）穴位封闭法

操作：用 0.5%～1% 普鲁卡因 1ml，或硫酸阿托品 0.2ml，注入胆囊穴、太冲，每日 1 次，适用于胆绞痛。

（5）皮肤针刺法

操作：用皮肤针叩击胁肋部痛点，及与痛点同水平线的背俞穴上、中、下三个俞穴，并加拔火罐。适用于劳伤胁痛。

2. 方药疗法

（1）肝郁胁痛

治法：疏肝理气。

方药：柴胡疏肝散。

组成：柴胡 20g，香附 15g，枳壳 15g，川芎 15g，芍药 20g，甘草 15g，陈皮 20g。

加减：胁痛较剧者，加青皮、白芥子以增理气通络止痛之功；气郁化火而见胁肋掣痛，烦热口干，尿黄便干，舌红苔黄，脉弦数者，酌加栀子、黄连、龙胆草以清肝调气；肝气横逆，脾运失健而见胁痛、肠鸣、腹泻者，加茯苓、白术、薏苡仁等健脾止泻；肝胃不和，胃失和降见恶心呕吐者，酌加半夏、陈皮、藿香等和胃止呕。

（2）血瘀胁痛

治法：活血化瘀，通络止痛。

方药：旋覆花汤加味。

组成：旋覆花 15g，茜草 10g，当归尾 10g，丹参 10g，桃仁 10g，鸡血藤 10g，葱白 10g。

加减：血瘀较重者，可用复元活血汤，活血祛瘀，疏肝通络；若胁下有痞块且正气尚盛者，加三棱、莪术、土鳖虫等破血消坚。

（3）湿热胁痛

治法：清热化湿，理气通络。

方药：龙胆泻肝汤化裁。

组成：龙胆草 20g，柴胡 20g，黄芩 20g，栀子 15g，木通 10g，泽泻 15g，车前子 15g，川楝子 15g，延胡索 15g，木香 10g，当归 15g，生地 15g。

加减：发热、黄疸者，加黄柏、茵陈以清热利湿退黄；便秘、腹胀者，加大黄、芒硝以泻热通便；疼痛剧烈、呕吐蛔虫者，先以乌梅丸安蛔止痛；症见胁痛连及肩背、湿热煎熬、结成砂石、阻滞胆道者，加金钱草、海金沙、郁金，或合用硝石矾石散等以利胆排石。

（4）阴虚胁痛

治法：滋阴柔肝，养血通络。

方药：一贯煎加减。

组成：生地黄 20g，枸杞子 15g，沙参 15g，麦门冬 15g，当归 15g，川楝子 20g，白蒺藜 20g，合欢花 20g。

加减：心烦、口苦甚者，加栀子、丹皮、远志等；两目干涩、视物昏花者，加草决明、女贞子等；头晕目眩甚者，加黄精、天麻、钩藤、菊花等。

四、验案举例

杜某，女，47 岁，2002 年 4 月 24 日初诊。

主诉：右侧胸胁疼痛两个月。患者两个月前患带状疱疹，治愈后，遗留右侧胸胁疼痛，以刺痛为主，阵阵发作，难以忍受，西医诊断：带状疱疹后遗神经痛。曾口服多种中西药物治疗，效果不显，伴有失眠。既往健康。

诊见：面色无华，表情痛苦，右胸胁可见色素沉着斑，局部触痛明显。舌质淡，舌苔白，脉沉弦。

中医诊断：胁肋痛。

此由肝郁气滞，湿热毒邪凝结三阳经脉，致气血瘀滞，不通则痛；加之余邪未解，则皮疹消退后局部疼痛不止；气滞血瘀，故以刺痛为主。

治则：扶正祛邪，通络止痛。

中药处方：旋覆花 15g，豨莶草 15g，桃仁 15g，红花 15g，当归 15g，柴胡 20g，郁金 10g，川楝子 10g，延胡索 10g。7 剂，水煎服，日 1 剂，分 2 次服。

针灸处方：①主穴：天柱、筋缩、$T_{4\sim8}$ 夹脊穴（右侧）。②配穴：疼痛局部腧穴、百会、神庭。

操作：天柱、筋缩穴针刺要求直刺 1.5～2.0 寸深，$T_{4\sim8}$ 夹脊穴针尖向脊柱方向以 45°角斜刺入腧穴达 1.5 寸深，以上各腧穴均以得气为度，不提插捻转。疼痛局部腧穴针刺时要求沿皮平刺，从脊柱旁开 1.5 寸、足太阳经第一侧线开始，沿肋骨下缘肋间神经走行处，依次向相邻的足少阳经、足阳明经透刺，一针接一针，直达胸、胁部肋间神经终止处。根据肋间神经损伤的数量，针可多可少，刺入后可稍加捻转。百会、神庭穴要求手法由徐到疾捻转，捻转速度在 200 转/分钟，连续 3～5 分钟。诸穴得气后接 G6805-Ⅱ型电针仪，连续波刺激 20 分钟，强度以患者耐受为宜。每日 1 次，每次 40 分钟，2 周为 1 个疗程。嘱患者针刺后注意保持体位，勿动。

六诊而愈。

【按语】 带状疱疹系水痘-带状疱疹病毒感染所致。由于此病毒具有亲神经性，感染后可长期潜伏于脊髓神经后根的神经元内，本病特点之一是患部神经疼痛。部分患者皮疹消退后可遗留顽固性肋间神经痛，持续数月之久，尤其老年人较为明显。中医学认为，本病血瘀日久，阻滞于肝经，导致气滞血瘀而致胁肋疼痛。旋覆花汤方中旋覆花理气止痛；豨莶草、桃仁、红花、当归、川楝子、郁金、延胡索活血理气；柴胡疏肝行气，引诸药入经。诸药合用，行气活血，通经活络，使气血活，经络通而痛自止。

治疗带状疱疹后遗神经痛时，准确定位肋间神经损伤的节段为重中之重。督脉腧穴天柱、筋缩首尾相接，具有通调督络、扶正祛邪之功，且类似西医学中的脊髓硬膜外电刺激疗法；$T_{4～8}$夹脊穴可达清热解毒、调畅气血之效。配局部腧穴透刺以疏通气血，通络止痛；配百会、神庭穴调神定痛。诸穴合用，促病速愈。

腰痛

腰痛是指以腰部一侧或两侧疼痛为主要症状的一类病证。凡外感寒湿或湿热之邪，或跌仆外伤，气滞血瘀，或肾亏体虚均可引起气血运行失调，脉络绌急，腰府失养而致腰痛。

西医学的腰肌劳损引发的腰痛可参照此内容辨证论治。

一、病因病机

1. 寒湿腰痛

久居冷湿之地，或涉水冒雨，劳汗当风，衣着湿冷，感受寒湿之邪，寒邪凝滞收引，湿邪黏聚不化，致腰腿经脉受阻，气血运行不畅，因而发生腰痛。

2. 湿热腰痛

秽气湿热行令，或长夏之际湿热交蒸，或寒湿蕴积日久，郁而化热，致成湿热。人感此邪，阻遏经脉，引起腰痛。

3. 血瘀腰痛

跌仆外伤，损伤经脉气血，或因久病，气血运行不畅，或体位不正，腰部用力不当，跌仆闪挫，导致气血阻滞不通，使血瘀留着腰部而发生疼痛。

4. 肾虚腰痛

先天禀赋不足，或劳累太过，或久病体虚，或年老体衰，或房事不节，以致肾精亏损，无以濡养筋脉而发生腰痛。

二、辨证

1. 寒湿腰痛

腰部冷痛重浊，转侧不利，逐渐加重，每遇阴雨天或腰部感寒后加剧，痛处喜温，体倦乏力，或肢末欠温，食少腹胀。舌质淡，舌体大，苔白腻而润，脉沉紧或沉迟。

2. 湿热腰痛

腰部掣痛，牵掣拘急，痛处伴有热感，每于热天或腰部着热后痛剧，遇冷痛减，口渴不欲饮，尿色发黄，或午后身热，微汗出。舌红，苔黄腻，脉濡数或弦数。

3. 血瘀腰痛

痛处固定，或胀痛不适，或痛如锥刺，日轻夜重。或持续不解，活动不利，甚则不能转侧，痛处拒按，面晦唇暗。舌质紫青或有瘀斑，脉弦涩或细数。

4. 肾虚腰痛

腰痛，以酸软为主，喜按喜揉，腿膝无力，遇劳更甚，卧则减轻，常反复发作。偏阳虚者，少腹拘急，面色㿠白，手足不温，少气乏力，舌淡，脉沉细。偏阴虚者，心烦失眠，口燥咽干，面色潮红，手足心热，舌红少苔，脉弦细数。

三、治疗

1. 针灸治疗

（1）刺灸法

治法：疏经通络，活血止痛；取足太阳、足少阳、足少阴、督脉经穴为主。

处方：肾俞、委中、大肠俞、腰阳关、三阴交、阳陵泉、太溪、命门、阿是穴。

操作：毫针刺，阿是穴用泻法，余穴用平补平泻法，并可加灸。每次留针 30～40 分钟，每日 1 次。

（2）耳针法

选穴：神门、腰椎、骶椎、肾、敏感点。

操作：短毫针刺，强刺激，或用王不留行压穴法，隔日 1 次。

（3）水针法

选穴：阿是穴为首选，或配合腰部其他穴位。

操作：普鲁卡因或利多卡因、丹参注射液，维生素 B_1、维生素 B_{12}等，每穴注入 $1 \sim 2ml$，隔日 1 次。

（4）刺络拔罐法

处方：大肠俞、腰眼、肾俞、阿是穴。

操作：每次取 $1 \sim 2$ 穴，用三棱针点刺 $3 \sim 5$ 点，闪火法拔罐。适于寒湿、血瘀腰痛。

2. 方药治疗

（1）寒湿腰痛

治法：散寒除湿，温经通络。

方药：肾着汤。

组成：干姜 15g，甘草 10g，丁香 20g，苍术 15g，白术 20g，橘红 15g，茯苓 20g。

加减：寒甚痛剧，拘急不适，肢冷面白者，加附子、硫黄温阳散寒；湿盛阳微，关节沉重胀闷，面白尿少，肢冷不温者，加藿香、木通宣通渗利；疼痛移走不定者，加桂枝、独活、羌活以疏风散邪；病久不愈，累及肾阳者，可用独活寄生汤。

（2）湿热腰痛

治法：清热利湿，舒筋活络。

方药：加味二妙散。

组成：黄柏 15g，苍术 15g，防己 15g，萆薢 20g，当归 15g，牛膝 15g，龟板 15g，木瓜 20g，土茯苓 15g。

加减：热重烦痛，口渴尿赤者，加栀子、生石膏、知母以清泄湿热；兼风象，见咽喉肿痛，脉浮数者，加柴胡、黄芩、僵蚕发散风邪；湿热久羁，伤阴明显者，加二至丸滋阴补肾。

（3）血瘀腰痛

治法：活血化瘀，理气止痛。

方药：身痛逐瘀汤加减。

组成：秦艽 15g，川芎 20g，桃仁 15g，红花 10g，甘草 15g，羌活 15g，没药 20g，当归 15g，五灵脂 15g，香附 15g，牛膝 20g，地龙 15g，乳香 15g，鸡血藤 15g。

加减：肾虚而见腰膝酸软者，加杜仲、续断、桑寄生以强壮腰肾；由闪挫扭伤或体位不正而引起者，加青皮、豨莶草以行气活络止痛。

（4）肾虚腰痛

治法：偏阳虚者温补肾阳；偏阴虚者滋补肾阴。

临证经验

147

方药：①偏阳虚者，右归丸加减。

组成：熟地黄 25g，山药 15g，山茱萸 20g，枸杞子 15g，菟丝子 15g，鹿角胶 15g，肉桂 15g，当归 20g，制附子 10g。

②偏阴虚者，以左归丸为主。

组成：熟地黄 25g，山药 20g，枸杞子 20g，山茱萸 15g，川牛膝 15g，菟丝子 15g，鹿角胶 15g，龟板胶 20g。

加减：肾虚火甚者，酌加大补阴丸送服；腰痛日久不愈，无明显阴阳偏虚者，宜用青蛾丸补肾为治；肾虚日久，不能温煦脾土，或脾气亏虚，甚则下陷，兼见气短乏力，语声低者，治宜补肾为主，佐以健脾益气，酌加党参、黄芪、升麻、柴胡、白术等。

四、验案举例

王某，女，42 岁，2008 年 12 月 8 日初诊。

主诉：腰骶部疼痛，活动受限 2 天。该患者常年从事护理工作，日久劳累，休息不足，平素站立时间较长，两三年前逐渐出现腰背部酸楚、疼痛等症状，每因劳累或腰部受力不均时腰痛加重，休息后症状缓解，未予治疗。此次因劳作不慎损伤腰部而致腰痛复发，腰骶部剧痛，转侧腰部时疼痛更甚，活动受限，行走、坐立及蹲起均困难。西医诊断：急性腰扭伤。今特来我门诊寻求针灸治疗。

诊见：腰骶部疼痛，活动受限，伴寐少多梦，入睡困难，气虚乏力。既往健康。察其双手扶腰，行动困难，表情痛苦，不能坐卧。腰骶部局限性疼痛，肌肉痉挛，第三腰椎棘突下压痛点明显，腰部活动受限，不敢做前屈、后仰等动作。舌质紫青，舌苔白，左寸脉弱，右脉沉细。此乃因负重闪挫，跌仆撞击，损伤腰部筋脉，致气滞血瘀，血行不畅，督脉受损，遂发腰痛。

中医诊断：腰痛。

治则：通调督脉，行气活血。

中药处方：川芎 15g，桃仁 10g，红花 10g，当归 20g，甘草 20g，没药 10g，五灵脂 10g，香附 15g，怀牛膝 15g，地龙 10g，制南星 10g，杜仲 15g，威灵仙 20g。7 剂，水煎服，日 1 剂，分 2 次服。

针灸处方：主穴：水沟。操作：嘱患者全身放松，取穴处常规消毒，选用 0.35mm×40mm 毫针，逆着督脉循行方向，针尖向上斜刺入水沟穴 0.2~0.3 寸深，行强刺激，捻转泻法 2~3 分钟，刺激强度以患者能耐受最大量为度。留针过程中采用飞法以加强针刺感应，每 10 分钟行针 1 次，共留针 40 分钟。

行针后活动 5 分钟，腰部可做转侧运动，疼痛减轻，嘱继续活动。行针

10 分钟后，腰部转侧运动幅度增大，疼痛明显减轻。行针 20 分钟后，可坐到椅子上，坐立活动痛减。行针 30 分钟后，腰部可做俯仰、转侧和旋转等动作，坐立自如。

12 月 9 日二诊：腰部可做俯仰、转侧和旋转等动作，坐立自如，疼痛不显，现自觉腰部僵硬不适。此乃督脉调畅，通则痛减。然其患病日久，腰部筋脉受损，太阳经气失畅，加之久病气血亏虚，筋脉失养，故见腰痛缠绵。治宜活血化瘀，理气止痛。

针灸处方：主穴：养老（双侧）。操作：嘱患者全身放松，取穴处常规消毒，选用 0.35mm×40mm 毫针，掌心向胸肘，使针尖向肘方向斜刺养老穴 1.0～1.5 寸，行强刺激，捻转泻法 2～3 分钟，刺激强度以患者能耐受最大量为度，使针感向下方传导。留针过程中采用飞法以加强针刺感应，每 10 分钟行针 1 次，共留针 40 分钟。

四诊痊愈。

【按语】患者初诊系因负重闪挫，跌仆撞击，损伤督脉，致气滞血瘀，血行不畅，遂发腰痛，而见腰部活动受限。《医林改错》有"痹证有血瘀"之说。因此，治疗中以活血化瘀、理气止痛为原则，方用身痛逐瘀汤加减。方中桃仁、红花、当归活血化瘀；川芎、没药、香附理气活血止痛；五灵脂、地龙祛痰通络；天南星祛风化痰，消肿止痛，《开宝本草》谓"主中风，除痰麻痹……散血"；威灵仙"消痰水，破坚积"，祛风通络；杜仲、怀牛膝补肝肾，强腰膝。

根据经络辨证"循经取穴"与远道取穴"下病上取"之原则，"腰脊强痛，不得俯仰"为督脉之病候，人中可除脊膂之疼痛，故选取水沟穴配以"拮抗运动针法"治疗，以通调督脉，行气活血，一诊而腰脊强痛即止。

然又因其患病日久，腰部筋脉受损，太阳经气失畅，加之久病气血亏虚，腰部经脉失养，故腰脊强痛虽已愈，而故疾方显。二诊见腰部僵硬不适，此时当更换治疗方案。因手、足太阳经为同名经，两者"同气相求，其气相通"，故取手太阳小肠经郄穴、养老穴，配"拮抗运动针法"治疗，以疏通太阳经脉，调畅太阳气血，达行气活血、通经止痛之效。此法比腰痛局部选穴治疗收效显著。

腹痛

腹痛是指以胃脘以下、耻骨毛际以上的部位发生疼痛为主要表现的病证。凡六淫之邪侵入腹中，或饮食不节，损伤肠胃，或情志失调，气滞血瘀，或

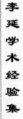

阳气素虚，脏腑失煦均可导致腹痛。

西医学中的许多疾病，如急慢性胰腺炎、胃肠痉挛、不完全性肠梗阻、结核性腹膜炎、腹型过敏性紫癜、肠道激惹综合征、消化不良性腹痛、输尿管结石等，以腹痛为主要临床表现，并能排除外科、妇科病变者，均可参考此内容辨证施治。

一、病因病机

1. 寒实腹痛
寒实内结，升降之机痞塞，阳气不通，而致腹痛。

2. 虚寒腹痛
素体脾阳不振，或过服寒凉，损伤脾阳，中阳虚寒，络脉不和，而致腹痛。

3. 实热腹痛
里热内结，积滞肠胃，壅遏不通，或恣食辛辣，湿热食滞交阻，腑气不通而致腹痛。

4. 气滞腹痛
情志不遂，郁怒伤肝，肝郁气滞，升降失司，脏腑功能失调而发生腹痛。

5. 血瘀腹痛
寒凝血脉，气病及血，或血蓄下焦，跌仆损伤，血瘀阻滞，络脉不通，不通则痛。

6. 食滞腹痛
饮食不节或暴饮暴食，或肥甘厚味停滞不化，或误食腐馊不洁之物，脾胃损伤，食积不化，肠胃壅滞，而发腹痛。

二、辨证

1. 寒实腹痛
腹痛拘急，大便不通，胁下偏痛，手足厥逆。苔白，脉弦紧。

2. 虚寒腹痛
腹痛绵绵，时作时止，喜热恶冷，痛时喜按，神疲乏力，气短懒言，形寒肢冷，胃纳不佳，面色无华，大便溏薄。舌质淡，苔薄白，脉沉细。

3. 实热腹痛
腹部痞满，胀痛拒按，潮热，大便不通，口干引饮，手足濈然汗出或下利清水，色纯青，腹部作痛，按之硬满，所下臭秽。苔焦黄起刺或焦黑而糙，脉沉实有力。

150

4. 气滞腹痛

脘腹疼痛，胀满不舒，攻窜两胁，痛引少腹，嗳气则舒，忧思恼怒则剧。苔薄白，脉弦。

5. 血瘀腹痛

少腹疼痛剧烈，痛如针刺，甚则尿血有块，经久不愈。舌质紫暗，脉细涩。

6. 食滞腹痛

脘腹胀满，疼痛拒按，嗳腐吞酸，厌食，痛而欲泻，泻后痛减，或大便秘结。舌苔厚腻，脉滑。

三、治疗

1. 针灸疗法

（1）刺灸法

①寒实腹痛

治法：温里散实，通便止痛。取任脉、足太阴、足阳明经穴为主。

处方：中脘、神阙、关元、足三里、公孙。

操作：毫针刺，用泻法，隔盐灸神阙。每次留针30～40分钟，每日1～2次。

②虚寒腹痛

治法：温中缓急止痛。取背俞、任脉经穴为主。

处方：足三里、脾俞、胃俞、中脘、气海、章门。

操作：毫针刺，用补法，并灸，每次留针30～40分钟，每日1～2次。

③气滞腹痛

治法：疏肝解郁，理气止痛。取手足厥阴、任脉经穴为主。

处方：膻中、太冲、内关、阳陵泉、足三里。

操作：毫针刺，用泻法，每次留针30～40分钟，每日1～2次。

④食滞腹痛

治法：消食导滞。取任脉、足阳明经穴为主。

处方：中脘、下脘、梁门、天枢、气海、足三里、内庭。

操作：毫针刺，用泻法，并灸，每次留针30～40分钟，每日1～2次。

（2）耳针法

选穴：大肠、小肠、胃、脾、交感、神门。

操作：每次取2～3穴，双侧中等刺激，留针10～20分钟，每日或隔日1次，10次为1个疗程。

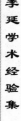

（3）水针法

选穴：足三里。

操作：异丙嗪 50mg，阿托品 50mg，混合，常规消毒后针刺足三里，有针感后注入药物，每日或隔日 1 次。

（4）皮内针刺法

选穴：足三里。

操作：将麦粒型皮内针埋入足三里，3 ~ 5 天。

2. 方药疗法

（1）寒实腹痛

治法：温里散寒，通便止痛。

方药：大黄附子汤。

组成：大黄 15g，附子 10g，细辛 5g。

加减：腹胀满甚者，加厚朴、木香助行气导滞；体虚者，大黄制用以缓其峻下之力，甚者，加党参、当归益气养血。

（2）虚寒腹痛

治法：温中补虚，缓急止痛。

方药：小建中汤加味。

组成：芍药 20g，桂枝 20g，炙甘草 15g，生姜 15g，大枣 4 枚，饴糖 30g，人参 20g，白术 20g，干姜 15g，吴茱萸 15g。

加减：腹中寒痛，呕吐肢冷，可用大建中汤；腹痛下利，脉微肢凉，脾肾阳虚者，可用附子理中汤；大肠虚寒，积冷便秘者，可用温脾汤；中气大虚，少气懒言者，可用补中益气汤；失血虚羸不足，腹中疼痛不止，或少腹拘急，属营血内虚，本方加当归，即当归建中汤；兼气虚、自汗、短气者，加黄芪，即黄芪建中汤。

（3）实热腹痛

治法：清热通腑。

方药：大承气汤。

组成：大黄 15g，芒硝 15g，枳实 15g，厚朴 25g。

加减：少阳阳明合病，两胁胀痛，大便秘结者，可用大柴胡汤；小腹右侧疼痛，为肠痈者，宜用大黄牡丹汤；热厥腹痛，时作时止，用金铃子散；属火郁腹痛者，用清中汤加栀子、黄连、芍药、郁金。

（4）气滞腹痛

治法：疏肝解郁，理气止痛。

方药：四逆散。

组成：柴胡 20g，枳实 15g，芍药 20g，炙甘草 15g。

加减：可酌加陈皮、川芎、香附，易枳实为枳壳，即柴胡疏肝散，兼有活血作用；若少腹绞痛，腹部胀满，肠鸣辘辘，或阴囊疝痛，苔白，脉弦，用天台乌药散加减。

（5）血瘀腹痛

治法：活血化瘀。

方药：少腹逐瘀汤。

组成：小茴香 20g，干姜 15g，延胡索 15g，没药 20g，川芎 20g，当归 15g，官桂 10g，赤芍 15g，蒲黄 15g，五灵脂 10g。

加减：腹部术后疼痛，加泽兰、红花、桃仁；跌仆闪挫作痛，可加丹参、王不留行，或吞服三七粉、云南白药；下焦蓄血，大便色黑，可用桃核承气汤。

（6）食滞腹痛

治法：消食导滞。

方药：枳实导滞丸。

组成：大黄 15g，枳实 20g，神曲 15g，茯苓 20g，黄芩 15g，黄连 10g，白术 15g，泽泻 15g。

加减：食滞较轻，脘腹满闷者，可用保和丸；或以枳术汤加砂仁、木香送服保和丸。

四、验案举例

张某，女，35 岁，2009 年 4 月 14 日初诊。

主诉：右下腹疼痛，反复发作 14 年，加重 1 月。患者自 1995 年开始右下腹阵发性疼痛，痛无定处，时发时止，痛无规律，弯腰时能缓解，曾做盆腔彩超检查，未见异常。此后腹痛常发，发作时伴大汗，无发热。去年 10 月起几乎每日持续疼痛，夜间痛醒，痛剧时伴大汗，寒战。患者自服止痛药（芬必得、吲哚美辛）维持，每日 1 片或 2 片，疼痛可以缓解，但生气时立即诱发疼痛发作。2005 年阑尾炎术后继发痛经，经期腹痛较重，且放射至大腿内侧及臀部，喜温喜按。由于患病多年而不能查明原因，致使其情绪低落，悲观厌世，于两周前至某医院神经内科抗抑郁治疗，服药 1 周，症状改善，但服药期间昏昏欲睡，影响正常生活及工作，遂自行停药。此次患者因工作不顺心而再次诱发腹痛发作，遂来我院门诊就诊。

现症：右下腹疼痛，情绪不宁，睡眠、二便尚可。既往右侧卵巢囊肿切除术后 17 年，阑尾炎切除术后 4 年。察其平卧时，腹部肌肉松弛，无压痛、反跳痛，余未见明显阳性体征。舌质淡，舌苔白，脉沉弦。

此乃因病久情志不遂并肝气不疏，肝失疏泄，致气机郁滞，升降失司，经脉不通，不通则痛，发为本病。

中医诊断：腹痛。

治则：调神解郁，行气止痛。

中药处方：柴胡15g，酒白芍15g，川芎15g，香附20g，枳实15g，莱菔子15g，青皮15g，炙甘草15g，郁金15g，牡丹皮20g。7剂，水煎服，日1剂，分2次服。

针灸处方：①主穴：足运感区（双侧）、情感区。

②配穴：关元、内关（双侧）、足三里（双侧）、三阴交（双侧）、太冲（双侧）。

操作：足运感区、情感区施以经颅重复针刺法，手法要求捻转稍加提插，由徐到疾，捻转速度达200转/分钟以上，连续3~5分钟。其余腧穴常规针刺，施以平补平泻手法。诸穴得气后使用G6805－Ⅱ型电麻仪，连续波刺激20分钟。每日1次，每次40分钟，4周为1个疗程。

前后共二十一诊，腹痛消失。

【按语】本案患者系由病久情志不遂并肝气不疏，肝失疏泄，致气机郁滞，升降失司，经脉不通，不通则痛，故现腹痛。治宜调神解郁，行气止痛。方用四逆散加减。方中柴胡条达肝气，疏肝解郁，为君药。香附疏肝解郁，行气止痛；枳实宽中除胀；青皮疏肝理气，消积化滞；郁金既能活血，又能行气解郁，而达止痛之效；川芎行气活血，以上五药共为臣药，助柴胡之疏肝理气之功。白芍柔肝止痛，与柴胡相伍，补肝之体，疏肝而不劫阴，养血以利疏肝；牡丹皮活血散瘀，以除面部丘疹；莱菔子辛能行散，消食除胀，与行气活血药为伍，导滞通腑；炙甘草调和诸药，顾护胃气，共为佐使。

根据大脑功能定位与头皮表面的对应关系，取足运感区以抑制痛觉的传导信号，达到通经活络、行气止痛之作用；取情感区以调神镇静，安神止痛，以达到抗抑郁的作用。内关穴为手厥阴心包经的络穴，八脉交会穴通阴维，取之以宽胸解郁，理气止痛；关元穴为人身阴阳元气交会之处，为足三阴经与任脉之交会穴、小肠募穴，取之可补肾调肝，行气止痛；四总穴歌有载"肚腹三里留"，故配足三里穴以治之；三阴交为足三阴经交会穴，取之以调理肝脾肾，行气止痛；太冲穴为足厥阴肝经之原穴，是疏肝理气之要穴，取之以增强行气止痛之效。诸穴合用，相得益彰。

郁证

郁证是由于情志不舒、气机郁滞而致以心情抑郁、情绪不宁、胸部满闷、胁肋胀痛、或易怒易哭，或咽中如有异物梗塞等症为主要临床表现的一类病证。本病病因病机多与愤懑郁怒、肝气郁结、忧愁思虑、脾失健运、情志过极、心失所养及脏腑阴阳气血失调相关。

西医学中的神经衰弱、癔病、焦虑症、更年期综合征及反应性精神病等，出现郁证的临床表现时均可参考此内容辨证论治。

一、病因病机

1. 肝气郁结

厌恶憎恨、愤懑恼怒等精神刺激，使肝失调达，气机不畅，致肝气郁结而成气郁。

2. 气郁化火

肝气郁结，日久化火，致肝火上炎而成火郁。

3. 血行郁滞

气为血帅，气行则血行，气滞则血瘀，气郁日久影响及血，使血液运行不畅而成血郁。

4. 痰气郁结

肝郁脾虚，聚湿生痰，或气滞津停，凝聚为痰，气滞痰郁交阻于胸膈之上而成郁病。

5. 心阴亏虚

五志过极或思虑太过，耗伤心阴，心失所养，虚火内生而成郁病。

6. 心脾两虚

忧愁思虑，久则损伤心脾，气血生化不足，心失所养而成郁病。

7. 肝阴亏虚

情志不遂，肝郁气滞，日久化火，火郁耗伤阴血，致肝阴不足，肝阳偏亢而成郁病。

8. 心神惑乱

忧思郁虑，情志过极，使肝气郁结，心气耗伤，营血不足，以致心神失养，故心神惑乱而成此证。

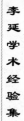

二、辨证

1. 肝气郁结

精神抑郁，情绪不宁，胸部满闷，胁肋胀痛，痛无定处，脘闷嗳气，不思饮食，大便不调。苔薄腻，脉弦。

2. 气郁化火

性情急躁易怒，胸胁胀满，口苦而干，或头痛、目赤、耳鸣，或嘈杂吞酸，大便秘结。舌红，苔黄，脉弦数。

3. 血行郁滞

精神抑郁，性情急躁，头痛，失眠健忘，或胸胁疼痛，或身体某部有发冷或发热感。舌质紫暗，或有瘀点、瘀斑，脉弦或涩。

4. 痰气郁结

精神抑郁，胸部闷塞，胁肋胀满，咽中如有物梗塞，吞之不下，咳之不出。苔白腻，脉弦滑。

5. 心阴亏虚

情绪不宁，心悸，健忘，失眠多梦，五心烦热，盗汗，口燥咽干。舌红少津，脉细数。

6. 心脾两虚

多思善疑，头晕神疲，心悸胆怯，失眠，健忘，纳差，面色不华。舌质淡，苔薄白，脉细。

7. 肝阴亏虚

情绪不宁，急躁易怒，眩晕耳鸣，双目干涩，视物模糊，或头胀痛，面红目赤。舌红而干，脉弦细或数。

8. 心神惑乱

精神恍惚，心神不宁，多疑易惊，悲忧欲哭，喜怒无常，或时时欠伸，或手舞足蹈，骂詈喊叫。舌淡，脉弦。

三、治疗

1. 针灸疗法

（1）刺灸法

①肝气郁结

治法：疏肝解郁。取任脉、足厥阴、足阳明、手少阴经穴为主。

选穴：太冲、膻中、三阴交、期门、神门、鱼际、丰隆。

操作：毫针刺，用泻法，每日或隔日1次，每次留针30~40分钟。

②心脾两虚

治法：补气健脾，养心安神。取足阳明、足少阴、足太阴、手厥阴、手少阴经穴为主。

选穴：内关、三阴交、神门、足三里、肾俞、心俞。

操作：毫针刺，用补法，每日或隔日1次，每次留针30~40分钟。

（2）耳针法

选穴：内分泌、神门、皮质下、心、肝、脾、枕、脑点。

操作：每次选3~4穴，用较强手法针刺，留针30~40分钟，隔日1次，10次为1个疗程，亦可用电脉冲刺激，或用埋针法，或耳穴王不留行贴敷法。

2. 方药疗法

（1）肝气郁结

治法：疏肝解郁，理气畅中。

方药：柴胡疏肝散。

组成：柴胡20g，陈皮15g，川芎15g，香附15g，枳壳15g，芍药20g，炙甘草15g。

加减：胁肋胀满疼痛较甚者，加郁金、青皮、佛手疏肝理气；肝气犯胃，胃失和降，见嗳气频作、胸脘不舒者，加旋覆花、代赭石、半夏、苏梗和胃降逆；兼腹胀食滞，加神曲、麦芽、鸡内金消食导滞；肝气乘脾见腹胀、腹痛、腹泻者，加苍术、茯苓、白豆蔻、乌药健脾除湿，温经止痛；兼血瘀见胸胁刺痛者，加当归、丹参、红花活血化瘀。

（2）气郁化火

治法：疏肝解郁，清肝泻火。

方药：丹栀逍遥散。

组成：柴胡20g，当归20g，白芍20g，白术15g，茯苓20g，牡丹皮15g，栀子15g，炙甘草15g。

加减：热势较甚，口苦、便秘者，加龙胆草、大黄泻肝胆湿热；肝火犯胃见胁痛、口苦、吞酸、嗳气、呕吐者，合左金丸清肝泻火，降逆止呕；肝火上炎见头痛、目赤者，加刺蒺藜、菊花、钩藤平肝清热；热盛伤阴、舌红苔少、脉细数者，去当归、白术，加生地、山药滋阴健脾。

（3）血行郁滞

治法：活血化瘀，理气解郁。

方药：血府逐瘀汤。

组成：桃仁15g，红花15g，当归20g，生地黄20g，川芎15g，赤芍20g，牛膝20g，桔梗15g，柴胡20g，枳壳15g，甘草10g。

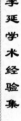

加减：血行郁滞而略显寒象者，加乌药、木香，或用通瘀煎。

（4）痰气郁结

治法：行气开郁，化痰散结。

方药：半夏厚朴汤合顺气导痰汤。

组成：半夏 15g，厚朴 20g，茯苓 25g，生姜 15g，苏叶 20g，陈皮 20g，胆南星 25g，香附 15g，枳实 20g。

加减：湿郁气滞而兼胸脘痞闷、嗳气、苔腻者，加香附、佛手片、苍术理气除湿；痰郁化热而见烦躁、舌红、苔黄者，加竹茹、黄芩、瓜蒌、黄连清化痰热；病久入络成瘀，胸胁刺痛，舌质紫暗或有瘀点、瘀斑者，加丹参、郁金、降香、姜黄活血化瘀。

（5）心阴亏虚

治法：滋阴养血，补心安神。

方药：天王补心丹。

组成：生地 20g，酸枣仁 25g，柏子仁 25g，当归 20g，麦冬 25g，人参 25g，丹参 25g，玄参 15g，茯苓 15g，五味子 15g，远志 25g，桔梗 15g，朱砂 0.5g。

加减：心肾不交、心烦不眠、多梦遗精者，合交泰丸交通心肾；心火偏旺、五心烦热、舌红少津者，可用二阴煎加减。

（6）心脾两虚

治法：健脾养心，益气补血。

方药：归脾汤。

组成：白术 20g，茯神 25g，黄芪 25g，龙眼肉 25g，酸枣仁 20g，人参 15g，木香 15g，炙甘草 20g，当归 20g，远志 15g。

加减：心胸郁闷、情志不舒者，加郁金、佛手理气开郁；头痛加川芎、白芷活血祛风止痛。

（7）肝阴亏虚

治法：滋养阴精，补益肝肾。

方药：滋水清肝饮。

组成：熟地 20g，山茱萸 25g，茯苓 25g，当归 15g，山药 20g，牡丹皮 20g，泽泻 25g，白芍 25g，柴胡 25g，栀子 15g，酸枣仁 15g。

加减：肝阴不足而肝阳偏亢，肝风上扰致头痛、眩晕、时面潮红，或筋惕肉瞤者，加刺蒺藜、草决明、钩藤、石决明平肝潜阳，柔肝息风；虚火较甚、低热、手足心热者，加银柴胡、白薇、麦冬清虚热；肝阴亏虚、热象不著者，可以杞菊地黄丸治疗。

（8）心神惑乱

治法：甘润缓急，养心安神。

方药：甘麦大枣汤。

组成：甘草10g，小麦30g，大枣5枚。

加减：血虚生风，见手足蠕动或抽搐者，加当归、生地黄、珍珠母、钩藤养血息风；躁扰失眠者，加酸枣仁、柏子仁、茯神、何首乌养心安神；喘促气逆者合五磨饮子开郁降逆。

四、验案举例

李某，男，54岁，2005年4月26日初诊。

主诉：左侧肢体活动不利1月余。患者1个月前无明显诱因，突然出现左半身运动不灵活，家人遂将其送至当地某医院，诊断为脑梗死，给予血栓通等药物治疗半月余，症状得以控制。

诊见：左上肢活动不灵活，握拳无力，不能持物，左下肢痿软无力，不能行走。伴沉默少言，善悲欲哭，不思饮食，小便正常，大便两三日一行。既往高血压病史10余年，有家族遗传高血压史。察其神志清楚，精神不振，面色无华，左侧口角下垂，形体适中，抱入病室。双侧瞳孔等大同圆，对光反射眼球各向运动灵活，左上肢抬举无力，上肢远端手指功能活动尚可，左下肢肌力Ⅲ级，肌张力正常，腱反射活跃，病理征（+）。舌质紫暗，舌苔黄腻，脉弦滑。

此乃平素嗜食肥甘，酗酒无度，日久脾失健运，聚湿生痰，痰郁化热，扰动肝风，致气血运行失调，痰瘀内结，阻于脑络，发为中风；痰瘀互结，蒙闭清窍，脑失所养则见沉默少言、善悲欲哭、不思饮食之症。

西医诊断：脑梗死伴抑郁症。

中医诊断：中风（中经络），郁证。

治则：调神益智，通经活络。

中药处方：半夏20g，陈皮15g，茯苓15g，生姜15g，胆南星15g，枳实15g，木香10g，香附15g，菖蒲15g，郁金15g，远志15g，桃仁20g，丹参20g，川芎15g。水煎服，日1剂，分2次服，守方2个月。

针灸处方：①主穴：运动区（双侧）、情感区、印堂、腹一区。

②配穴：完骨（双侧）、地仓（双侧）、廉泉、腹二区、肩髃（患侧）、曲池（患侧）、手三里（患侧）、外关（患侧）、合谷（患侧）、外劳宫（患侧）、中渚（患侧）、伏兔（患侧）、阴市（患侧）、阳陵泉（患侧）、足三里（患侧）、阴陵泉（患侧）、悬钟（患侧）、丘墟（患侧）、太冲（患侧）。

操作：取穴处常规皮肤消毒，采用 0.35mm×40mm 毫针，运动区、情感区、印堂穴手法要求小幅度、轻捻转，偶伴提插法，捻转速度达 200 转/分钟以上，连续3～5分钟。腹一区针刺时要求与皮肤表面呈 15°角平刺入腧穴，切勿伤及内脏，手法以小幅度捻转为主，不提插，得气为度。腹二区针刺时，针尖向外以 15°斜刺入皮下 1.0～1.5 寸深，以小幅度提插捻转泻法为主。其余腧穴常规针刺，施以平补平泻手法。诸穴得气后使用 G6805-Ⅱ型电麻仪，连续波刺激20分钟，强度以患者耐受为度。每日1次，每次40分钟，两周为1个疗程。

行针3分钟后，患者患侧肢体可抬离床面，嘱家属将患者扶坐床边，患者可自行站立。行针5分钟后，患者可自行走动，倍感高兴。行针结束，患者自己走出病室。沉默少言、善悲欲哭等症状逐渐消失，神情较前明显活跃，反应较前灵敏，语言亦较前流利，步履渐稳。经常主动到室外活动，两个月后方药改用地黄饮子原方，服用近5个月，病情大见好转，记忆力也增强。遂停药，嘱患者多参加集体活动，以调情志，和气血。

【按语】脑中风后伴抑郁症的发病率临床报告各异，国外 Sterkelin 等报告，1个月内重度抑郁症的发病率为 24%，轻度抑郁症的发病率为 20%。国内近来报告中风病人患抑郁症者高达 63%，是目前中风病研究的热点之一，原因是它严重地影响了中风病人的康复。抑郁症的临床表现为情绪低落，消沉，沮丧悲观，对康复不主动配合，对疾病缺乏恢复的信心，伴有焦虑、心烦、失眠、易激惹等。常有躯体不适症状，如头痛、肢体酸痛、胃不适、腹泻或便秘，个别病人有癔病倾向、自杀念头。但病人有自制力，不伴有明显的精神病症状。

本案患者因平素嗜食肥甘，酗酒无度，日久脾失健运，聚湿生痰，痰郁化热，扰动肝风，致气血运行失调，痰瘀内结，阻于脑络，故发为中风；痰瘀互结，蒙闭清窍，脑失所养，则见沉默少言、善悲欲哭、不思饮食之症。治宜调神益智，通经活络。对于患者情志障碍的治疗，根据现代神经解剖学与脑功能定位可知，大脑额叶、额极区与情志密切相关，通过针刺该区施以一定的手法达到一定的刺激量后，针刺信号可穿过高阻抗的颅骨而作用于大脑相应的额极部位起到调节大脑功能、改善情志的作用。情感区、印堂穴即为额叶及额极在大脑皮层表面对应区域，针刺后可影响大脑额叶的功能活动，以调神益智，明显改善患者的抑郁状态。对于患者运动障碍的治疗，根据足少阳胆经之"维筋相交"理论（"……颈维筋急，从左至右，右目不开，上过右角，并跷脉而行，左络于右，故伤左角，右足不用，命曰维筋相交"），结合现代神经解剖学与脑功能定位，运用"经颅重复针刺法"针刺双侧大脑运动区，施以经颅重复针刺法后，可激发皮质脊髓束的功能，促使其更快地发挥代偿作用，从而促进偏瘫肢体的功能恢复，即刻效应明显。同时，据"治痿独取阳明"之理，配地仓、廉泉、患侧肢体阳明经腧穴，以疏通经络，调畅气血，改善肢体瘫痪之功能状态，促病恢复。

鼻渊

鼻渊是指以鼻流浊涕或腥臭脓涕，量多不止，如泉下渗为主要特征的鼻病。本病常伴有头痛、鼻塞、嗅觉减退，久则虚眩不止、记忆力减退等症，是鼻科的常见病、多发病之一。中医又名"脑漏""脑渗"，西医学的慢性鼻炎、急慢性鼻窦炎与此类似，可参考本病辨证治疗。

一、病因病机

1. 实证

（1）肺经风热

风热邪毒或风寒化热，壅遏肺经，邪毒上犯，结滞鼻窍，灼伤鼻窦肌膜为病。

（2）胆腑郁热

情志不遂，喜怒失节，肝胆失于疏泄，气郁化火，胆火上犯移热于脑，燔灼气血，内犯鼻窦，腐灼肌膜，热炼津液而为涕。或邪热犯胆，胆经热盛，上蒸于脑，迫津下渗而为病。

（3）脾胃湿热

素嗜酒醴肥甘之物，湿热内生，郁困脾胃，运化失常，清气不升，浊阴不降，湿热邪毒循经上蒸，停聚窦内，灼伤窦内肌膜所致。

2. 虚证

（1）肺气虚寒

素体虚弱，病后失养，肺气不足，卫阳虚弱，易为邪侵。且因肺虚，清肃失职，邪毒易于滞留，上结鼻窍，凝聚窦内，伤蚀肌膜为病。

（2）脾气虚弱

饮食不节，劳倦、思虑过度，损伤脾胃，健运失司，气血精微生化不足，清阳不升，鼻窍失养，邪毒久困，肌膜败坏，而成浊涕，形成鼻渊。或脾虚生湿，湿浊上泛，浸淫鼻窦，腐蚀肌膜而为病。

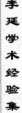

二、辨证

1. 实证

症状：鼻流浊涕，黏稠，量多。

（1）肺经风热

涕黏白或黄，间歇或持续性鼻塞，眉间或鼻旁压痛。兼发热恶寒，头痛，咽痛而干，胸闷，咳嗽痰多。舌质红，苔白或微黄，脉浮数。

（2）胆腑郁热

涕黄浊，黏稠如脓，有腥臭味，嗅觉减退，头痛剧烈，眉间或鼻旁压痛明显。兼发热，口渴，口苦而干，目眩，耳鸣，耳聋，急躁易怒，少寐多梦。舌质红，苔黄，脉弦数。

（3）脾胃湿热

涕黄浊量多，鼻塞重，持续时间长，嗅觉减退或消失。兼嗜睡头晕，头痛缠绵，口中黏、时有异味；纳呆，脘胀，小便黄。舌质红，苔黄腻，脉滑数。

2. 虚证

症状：鼻涕白黏，无味，鼻塞或轻或重，嗅觉减退。

（1）肺气虚寒

伴形寒肢冷，气短乏力，咳嗽，痰液稀薄。舌质淡，苔薄，脉弱。

（2）脾气虚弱

伴神疲乏力，食少腹胀，便溏。舌质淡嫩，苔薄白，脉细弱。

三、治疗

1. 针灸疗法

（1）刺灸法

①肺经风热

治法：疏风清热，宣通鼻窍。取手太阳、手阳明经穴为主。

选穴：迎香、印堂、太阳、合谷、风池。

操作：毫针刺。印堂穴提捏进针，针尖向鼻根部，迎香穴斜刺，针尖向内上接近鼻根部，余穴均用捻转泻法，每日1次，留针30分钟。

②胆腑郁热

治法：清泄胆腑郁热。取手阳明、足厥阴、足少阳经穴为主。

选穴：太冲、风池、迎香、印堂。

操作：毫针刺。印堂、迎香斜刺，针尖向内上接近鼻根部，余穴均用捻转泻法，每日1次，留针30~40分钟。

③脾胃湿热

治法：健脾清热除湿。取手太阴、足阳明经穴为主。

选穴：合谷、风池、曲池、足三里、印堂。

操作：毫针刺。针用泻法，每日1次，留针30～40分钟，间歇运针强刺激。

④肺脾虚弱

治法：温补脾肺，宣通鼻窍。取手阳明、足少阳经穴为主。

选穴：迎香、百会、合谷、通天、风池、攒竹。

操作：毫针刺。攒竹针刺手法要谨慎。每次取穴3～5个，针用补法，每日1次，留针30～40分钟。

（2）耳针法

选穴：肺、内鼻、肾上腺、额，过敏者加平喘、内分泌、屏间。

操作：皮肤常规消毒后，以短毫针刺之，中强刺激，留针30～40分钟，或埋针5～7天。

2. 方药疗法

（1）肺经风热

治法：疏风清热，芳香通窍。

方药：苍耳子散加减。

组成：苍耳子10g，白芷15g，辛夷花15g，薄荷10g。

加减：头痛者，加黄芩、连翘、葛根；浊涕不止者，加鱼腥草；咳嗽痰多者，加瓜蒌、川贝母。

（2）胆腑郁热

治法：清泄胆热，利湿通窍。

方药：龙胆泻肝汤。

组成：龙胆草20g，黄芩20g，柴胡15g，栀子15g，当归20g，生地黄15g，泽泻15g，生甘草10g，木通20g。

加减：鼻塞重者，加白芷、苍耳子；胆火盛者，加夏枯草、茵陈蒿；鼻旁压痛明显、涕稠如脓者，加鱼腥草、白芷、辛夷花、石菖蒲。

（3）脾胃湿热

治法：清脾泻热，利湿祛浊。

方药：黄芩滑石汤加减。

组成：黄芩20g，滑石20g，木通10g，茯苓20g，猪苓15g，大腹皮15g，白蔻仁20g。

加减：热重湿轻、便干结者，加黄连、大黄、石膏；湿重热轻者，加厚

163

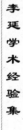

朴、陈皮、砂仁；亦可选用加味四苓散主治。

（4）肺气虚寒

治法：宣肺补气，疏散风寒。

方药：温肺止流丹加减。

组成：细辛5g，荆芥20g，人参25g，炙甘草15g，诃子15g，桔梗15g，鱼腥草30g。

加减：鼻塞重者，加辛夷花、苍耳子；头额冷痛者，加藁本、川芎；体虚易感外邪者，加玉屏风散（黄芪30g，白术15g，防风15g）。

（5）脾气虚弱

治法：健脾益气。

方药：参苓白术散加减。

组成：党参20g，炒白术25g，茯苓20g，白扁豆15g，陈皮20g，薏苡仁20g，砂仁15g，桔梗15g，山药20g，莲子15g。

加减：湿浊重者，加苍术、泽泻；湿热偏盛、涕流黄稠者，加鱼腥草、黄连、木通；鼻塞重者，加苍耳子、白芷。

3. 外治法

可用冰硼散吹入鼻腔，或用鱼腥草注射液鼻腔内注射；也可在肺俞穴进行穴位注射。

四、验案举例

程某，男，20岁，2009年8月6日初诊。

主诉：鼻塞、鼻痒、流涕3年，加重3天。患者发作性鼻塞、鼻痒、流清涕、打喷嚏3年余，症状发无定时，每年春季及秋末冬初较为严重，每遇寒冷或闻刺激性气味时即可发作。发作时喷嚏阵作，时轻时重，且平素畏风怕冷，鼻塞严重，伴头痛、记忆力减退。曾多处求医，诊断为过敏性鼻炎，给予药物治疗，疗效不佳。近3天症状尤重，遂求中医治疗。

现症：鼻塞、鼻痒，流清涕，打喷嚏，伴眠差、纳差，二便正常。既往慢性咽炎、扁桃体炎病史6年，有螨虫、灰尘、皮毛等过敏史，无家族史。察其神志清醒，面色少华，形体适中。双侧鼻黏膜充血、略微水肿，口唇无紫绀，咽无充血，扁桃体不大。舌质淡，体胖大，舌苔白腻，脉沉弱。此乃因肺为娇脏，性喜温润，"肺气通于鼻，肺和则鼻能知香臭矣"，肺气虚弱，卫外不固，腠理疏松，则易感外邪（如油漆、花粉、粉尘等）侵袭，外邪犯肺，正邪相争，驱邪外出，则鼻痒、喷嚏频作；鼻为肺窍，肺气不通，肺失清肃，鼻窍不利，气不摄津，津液外溢，则鼻流清涕；津液停聚，则鼻塞不通。

西医诊断：过敏性鼻炎。

中医诊断：鼻鼽。

治则：宣肺祛邪，通利鼻窍。

中药处方：双花20g，连翘25g，白芷15g，苍耳子15g，辛夷花15g，薄荷20g。7剂，水煎服，日1剂，分2次服。

针灸处方：①主穴：百会、上星、通天（双侧）。

②配穴：印堂、太阳（双侧）、迎香（双侧）、风池（双侧）、合谷（双侧）。

操作：百会、上星、通天穴手法要求小幅度、轻捻转，偶伴提插法，捻转速度达200转/分钟以上，连续3～5分钟。风池穴进针时要求针尖朝向鼻尖部，捻转泻法；迎香穴施捻转补法，局部酸胀至鼻根部。

其余腧穴常规针刺，诸穴得气后使用G6805－Ⅱ型电麻仪，连续波刺激20分钟，强度以患者耐受为度。

每日1次，每次40分钟，2周为1个疗程。行针10分钟后，患者自觉呼吸通畅，鼻痒减轻。行针40分钟后，患者自觉头痛减轻。

九诊痊愈。

【按语】过敏性鼻炎又称变应性鼻炎（AR），是发生在鼻黏膜的一种变态反应性疾病，临床症状以突然或反复发作的鼻痒、喷嚏、流清涕、鼻塞为特征。中医学归属"鼻鼽"范畴，或称"鼽嚏"。本案患者因肺气虚弱，卫外不固，腠理疏松，则易感外邪（如油漆、花粉、粉尘等）侵袭，外邪犯肺，正邪相争，驱邪外出，则发鼻痒，喷嚏频作；鼻为肺窍，肺气不通，肺失清肃，鼻窍不利，气不摄津，津液外溢，则鼻流清涕；津液停聚，则鼻塞不通，故治宜宣肺祛邪，通利鼻窍。方用苍耳子散加减。方中苍耳子、辛夷能散风寒，通鼻窍；白芷、川芎祛风通窍；双花、连翘、薄荷轻宣疏风，止头痛。

根据大脑功能定位与头皮表面对应关系首选通天穴治疗。其深处为嗅沟之所在，运用经颅重复针刺法可以提高嗅神经的兴奋性，以通利鼻窍，且早在《百症赋》中就有"通天去鼻内无闻之苦"的记载。百会、上星穴具有"主鼻塞不闻香臭"之功，配之可扶正祛邪，宣通鼻窍。印堂、迎香穴是治疗鼻塞不通的常用效穴。风池穴为手足少阳、阳维之会，具有疏风通络的作用。太阳可止头痛。诸穴合用，疏风宣肺，补气祛邪，通利鼻窍。

耳鸣、耳聋

耳鸣是指耳内鸣响，或如潮声，或如蝉鸣，或细或暴，妨碍听觉；耳聋是指听力减弱，妨碍交谈，甚至听觉丧失，二者常合兼，耳聋又可由耳鸣发展而来，且其发病机制基本一致。凡肾气不足，脾胃虚弱，情志失调，脾胃湿热，风热外乘均能引起耳鸣、耳聋。

西医学中的外耳病变、鼓膜病变、中耳病变，内科方面的急性传染病、中枢性病变、药物中毒、烟酒中毒以及贫血、高血压、内耳眩晕等疾病，出现耳鸣、耳聋症状均可参考此内容辨证施治。

一、病因病机

1. 实证

（1）风邪外袭

风邪侵袭，搏于经络，随其血脉上入于耳，正气与邪气相搏，故猝发耳鸣、耳聋。

（2）肝胆火盛

情志失调，肝失疏泄，郁而化火，或暴怒气逆，肝胆之火循经上扰，蒙闭清窍而发为耳鸣、耳聋。

（3）痰火郁结

酒食不节，聚生痰热，郁久化火，痰火上升，壅塞清窍，以致耳鸣，甚则气闭，成为耳聋。

（4）瘀阻宗脉

十二经脉均上络于耳，耳为宗脉之所系，经脉瘀阻，阻塞耳道而致耳聋。

2. 虚证

（1）中气不足

脾胃虚弱，中气不足，气血生化之源亏乏，经脉空虚，不能上奉于耳而发为耳鸣、耳聋。

（2）阴血亏损

阴血素亏，耳失濡养或劳伤气血，宗脉空虚，不能滋养耳窍而致耳鸣、耳聋。

（3）肝肾亏虚

肝肾不足，精血衰少，或恣情纵欲，耗伤肾精，不能上充于清窍而致耳鸣、耳聋。

二、辨证

1. 实证

（1）风邪外袭

猝然耳鸣、耳聋，恶风发热、头痛、骨节酸楚，或耳内作痒，或耳聋、牙根、牙龈肿痛，或寒热往来、咳嗽、口干、耳中疼痛、出血、流脓等。苔薄白，脉浮数。

（2）肝胆火盛

猝然耳鸣、耳聋头痛面赤，口苦咽干，心烦易怒，怒则病甚或夜寐不安，胸胁胀闷，大便秘结。舌红，苔黄，脉弦数。

（3）痰火郁结

耳鸣如蝉，时轻时重，时或闭塞如聋，胸闷胁痛，痰多口苦，耳后胀痛，二便不畅。舌苔薄黄而腻，脉弦滑。

（4）瘀阻宗脉

耳鸣、耳聋如塞，耳流败血，或见耵聍与陈血胶结。舌质紫暗或有瘀点瘀斑，脉涩。

2. 虚证

（1）中气不足

耳鸣、耳聋，时轻时重，烦劳则加重，休息暂减，倦怠乏力，神疲食少，大便溏薄。苔薄白腻，脉细弱。

（2）阴血亏损

耳鸣嘈嘈，甚则耳聋，面色无华，唇甲苍白。舌淡，苔薄，脉细大无力。

（3）肝肾亏虚

耳鸣或耳聋，多兼眩晕，腰膝酸软，手足心热，遗精等。舌红，脉细弱或尺脉虚大。

三、治疗

1. 针灸疗法

（1）刺灸法

①实证

治法：清肝泻火，豁痰开窍。取手足阳明、少阳经穴为主。

选穴：翳风、听会、中渚、侠溪、行间、丰隆、劳宫。

操作：毫针刺，用泻法，听会用张口进针法，不留针，其余穴位用捻转泻法，留针30~40分钟，每日1~2次。

②虚证

治法：补益肾精，健脾益气。取手少阳、足少阳、足少阴、足太阴经穴为主。

选穴：翳风、听宫、肾俞、脾俞、太溪、关元、足三里。

操作：毫针刺，用补法，并可加灸，每日1~2次，每次留针30~40分钟。

（2）耳针法

选穴：皮质下、内分泌、肝、肾、神门、耳尖、内耳。

操作：用强刺激，或用电针，每日或隔日 1 次，每次留针 30～40 分钟。

（3）水针法

选穴：翳风、听会、听宫、风池。

操作：每次选 1 穴，注入维生素 B_{12} 或辅酶 A，每次注射 0.5ml，各穴交替，每日 1 次。

2. 方药疗法

（1）实证

①风邪外袭

治法：解表祛风。

方药：清神散加减。

组成：荆芥 25g，防风 20g，羌活 15g，菊花 15g，石菖蒲 20g，木通 20g，甘草 15g，川芎 15g，木香 15g。

加减：若风热上袭，可用银翘散加减；耳中疼痛流脓或出血水，用蛇蜕烧灰吹入耳中；项背强急不舒，加葛根、芍药。

②肝胆火盛

治法：清肝泻热。

方药：龙胆泻肝汤加减。

组成：龙胆草 20g，木通 15g，泽泻 15g，黄芩 20g，栀子 20g，黄连 10g，柴胡 20g，生地黄 15g，当归 20g，甘草 10g，车前子 15g。

加减：便秘，加生大黄；下焦湿热不甚，酌减木通、泽泻、车前子；肝火伤及肾水者，酌加牡丹皮、女贞子、旱莲草。

③痰火郁结

治法：化痰清火，和胃降浊。

方药：温胆汤加减。

组成：陈皮 15g，半夏 20g，茯苓 20g，竹茹 20g，枳壳 20g，炙甘草 20g。

加减：痰多者，加胆南星、海浮石；郁结甚者，加浙贝母、天花粉；膈上烦热，加桔梗、栀子、豆豉；热甚者，加黄连、黄芩。

④瘀阻宗脉

治法：通窍活血。

方药：通窍活血汤加减。

组成：赤芍 25g，当归 25g，川芎 15g，桃仁 15g，红花 15g，丹参 20g，葱白 20g，生姜 15g，麝香 3g，大枣 5 枚。

加减：因临床常见痰瘀互结，故常加海藻、昆布、贝母等化痰软坚之品。

（2）虚证

①中气不足

治法：益气升清。

方药：益气聪明汤加减。

组成：人参25g，黄芪35g，升麻25g，葛根20g，蔓荆子25g，黄柏15g，芍药20g，石菖蒲25g，茯神25g，炙甘草20g。

加减：兼肾气不足者，加熟地、杜仲、山药、菟丝子；兼心气不足者，加酸枣仁、柏子仁、五味子、远志。

②阴血亏损

治法：补益气血。

方药：人参养营汤加减。

组成：黄芪20g，当归25g，肉桂15g，甘草20g，橘皮20g，白术20g，人参25g，白芍25g，熟地黄20g，五味子20g，茯苓15g，远志20g，鹿角胶20g，龟板20g。

加减：心血不足者，加龙眼肉、益智仁、酸枣仁；血虚有热者，加柴胡、牡丹皮。

③肝肾亏虚

治法：补益肝肾。

方药：耳聋左慈丸加减。

组成：熟地黄25g，山茱萸20g，山药25g，泽泻20g，茯苓20g，牡丹皮25g，五味子15g，磁石20g，阿胶25g，女贞子25g，牛膝25g，杜仲25g。

加减：兼风邪外袭者，加防风、细辛；兼见火热实邪，加黄连、黄柏；兼痰瘀阻滞者，加半夏、陈皮、桃仁、红花化痰祛瘀。

四、验案举例

刘某，女，42岁，2009年12月10日初诊。

主诉：右耳听力丧失1月余。患者1个月前因工作中生气，突感头晕、恶心伴有呕吐，右耳轰轰作响，随后即见听力丧失。当日即往某医院耳鼻喉科就诊，诊断为突发性耳聋，静点凯时等药物，并配合高压氧舱治疗，住院半个月后出院，眩晕减轻，恶心消失，但右耳听力未见恢复。后采用针灸治疗半个月，效果不显，今日为求进一步治疗，特来我院针灸门诊就诊。

现症：右耳听力丧失，耳内闷胀。伴心烦易怒，胸闷不舒，饮食量少，大便干燥。既往健康，无家族病史。察其神志清醒，面色少华，形体适中。舌质红，舌苔黄，脉弦滑数。此乃因患者平素肝胆火旺，怒则气上，肝胆之火，循少阳经脉上扰耳窍，致耳窍闭塞，发为耳聋。

中医诊断：暴聋。

治则：清泻少阳，通络利窍。

中药处方：龙胆草 25g，木通 10g，泽泻 25g，黄芩 15g，栀子 15g，黄连 10g，柴胡 15g，生地黄 20g，当归 20g，甘草 15g，车前子 15g。14 剂，水煎服，日 1 剂，分 2 次服。

针灸处方：①主穴：上关（右侧）、听会（右侧）、完骨（双侧）。

②配穴：百会、神庭、外关（右侧）、太冲（右侧）、侠溪（右侧）。

操作：取穴处常规皮肤消毒，采用 0.35mm×40mm 毫针，百会、神庭手法要求捻转稍加提插，由徐到疾，捻转速度达 200 转/分钟以上，连续 3~5 分钟。听会穴针刺时要深达 1.5 寸，使针感传至耳内，如有针刺入耳中，其效最佳。完骨穴针刺时亦要深达 1.5 寸，使针感传至耳内及耳后部。其余腧穴常规针刺，施以泻法，诸穴得气后，使用 G6805 - Ⅱ 型电麻仪，连续波刺激 30 分钟。每日 1 次，每次 40 分钟，2 周为 1 个疗程。

行针 5 分钟后，大声说话时，患者可以听见，但自觉声音较远。行针 40 分钟后，听力有所恢复，右耳能听见较大声音，但分辨不清。

前后十七诊，痊愈。

【按语】暴聋西医学称突发性耳聋，是指听力突然下降，甚至完全丧失。其轻者又称为"重听"，重者则称为"耳聋"。西医学中的许多疾病，包括耳科疾病、高血压病、动脉硬化、脑血管疾病、贫血、糖尿病、药物中毒、噪声干扰及外伤性疾病等均可出现耳聋。

中医学对耳聋早有认识，如《诸病源候论》载："肾为足少阴之经，而藏精气通于耳。耳，宗脉之所聚也。若精气调和，则肾脏强盛，耳闻五音；若劳伤气血，兼受风邪，损于肾脏，耳精脱，精脱者则耳聋。"《灵枢·经脉》云："肝经扰布胁肋，连目系，入颠顶；胆经起于目内眦，布耳前后入耳中。"《素问·厥论》云："少阳之厥，则暴聋颊肿而热。"其病理机制为"肝胆火盛"。胆经循行耳中，肝热移胆，胆热循经上冲，故见耳鸣耳闷，甚则突发耳聋，故治疗应从肝胆入手。

龙胆泻肝汤出自《医方集解》。其方具有清泻肝胆实火、清利肝经湿热之功。历代以来多次记载其方可用于耳鸣耳聋。《医方集解·泻火之剂》云："治肝经实火，湿热，胁痛，耳聋，胆溢口苦，筋痿。"《医宗金鉴》卷四云："胁痛口苦，耳聋耳肿，乃胆经之为病也。筋痿阴湿，热痒阴肿，白浊溲血，乃肝经之为病也。故用龙胆草泻肝胆之火……佐以芩、栀、通、泽、车前大利前阴……寓有战胜抚绥之义矣。"现代研究证实，龙胆泻肝汤对超氧阴离子自由基具有清除作用，并优于抗坏血酸；对羟自由基具有清除作用，对羟自由基诱导的脂质过氧化具有抑制作用，并强于甘露醇，而自由基的氧化损伤可导致许多疾病的发生，耳聋即是自由基引发的常见病之一。

从经络辨证来讲，其发病则与手、足少阳经脉的关系最为直接，多分为实证和虚证两种。实证常因外感风热，或内伤情志、饮食不节，致痰湿内生，或肝胆火盛，循经上扰，蒙闭耳窍所致。虚证多由久病体虚，气血不足，劳倦纵欲，肾精亏耗，精血不能上承，耳窍失养所致。

本案患者系因平素肝胆火旺，郁勃恚怒，怒则气上，肝胆之火循少阳经脉上扰耳府，致耳窍闭塞，发为耳聋。故治宜清泻少阳，通络利窍。上关、听会、完骨穴为足少阳胆经腧穴，足少阳胆经经气通于耳，具有通经活络、聪耳启闭之功，且听会穴又是治疗耳疾之要穴。配百会、神庭穴以调神益智，聪耳利音；配循经远取八脉交会外关穴，以达疏导少阳经气、调畅少阳气血、宣通耳窍之效；再配太冲、侠溪穴，以清泻肝胆之火，行气通络以利窍。诸穴合用，共奏奇效。

扭伤

本病是指四肢关节或躯体的软组织损伤，如肌肉、肌腱、血管等损伤，而无骨折、脱臼、皮肉损伤的证候，主要表现为受伤部肿胀疼痛、关节活动障碍等。

一、病因病机

多由剧烈运动或负重不当、跌仆、牵拉以及过度扭转等原因，引起筋脉及关节损伤，气血壅滞局部而成。

二、辨证

损伤部位因瘀阻而肿胀疼痛，伤处肌肤出现青紫。新伤局部有微肿，按压疼痛，伤势较轻；如红肿明显，关节屈伸不利，则伤势较重。陈伤一般肿胀不明显，常因风寒湿邪侵袭而反复发作。

三、治疗

1. 针灸疗法

（1）刺灸法

治法：活血化瘀，消肿止痛。以受伤局部取穴为主。

选穴：

肩：肩髃、肩髎、肩贞。

肘：曲池、小海、天井。

腕：阳池、阳溪、阳谷。

腰：肾俞、腰阳关、委中。

髀：环跳、秩边、承扶。

膝：膝眼、梁丘、阳关。

踝：解溪、昆仑、丘墟。

颈：风池、天柱、大杼、后溪。

操作：新伤为实证，毫针针刺后，行捻转提插泻法，每日1次，留针40分钟，5次为1个疗程；对陈旧损伤可结合温针灸治之。

（2）耳针法

选穴：损伤部位、皮质下、神门。

操作：皮肤常规消毒。用毫针针刺，强刺激，留针40分钟，每日1次，7次为1个疗程。适于各种急性损伤。

（3）刺络拔罐法

部位：损伤部位。

操作：用梅花针在损伤部位叩打至微出血，加拔火罐，留罐15分钟，每日1次。至肿胀消退为止。

2. 方药疗法

治法：活血化瘀，消肿止痛。

方药：七厘散加减。

组成：血竭20g，麝香5g，冰片20g，乳香15g，没药15g，红花15g，儿茶15g。

加减：下肢扭伤，加怀牛膝；上肢扭伤，加桑枝；夜寐不安，加朱砂。

四、验案举例

孙某，男，27岁，2002年6月21日初诊。

主诉：右踝关节扭伤1天。患者与同学打篮球时，不慎将右踝扭伤，不敢活动，动则痛甚。西医诊断：踝关节扭伤。自行热敷后，症状改善不明显。

诊见：右外踝皮色正常，局部微肿，按压痛剧。既往健康，无家族史。就诊时由他人扶入病室，痛苦面容，形体适中。舌质红，舌苔白，脉滑。此因活动不慎，损及筋骨，经气不利，瘀阻脉络，致经脉失养，不通则痛。

中医诊断：足痹。

治则：舒筋活络，行气止痛。

针灸处方：①主穴：足运感区（左侧）。

②配穴：瞳子髎透曲鬓（右侧）。

操作：足运感区手法由徐到疾捻转，捻转速度 200 转/分钟，连续 3～5分钟。瞳子髎穴采用循经透刺法，针尖向曲鬓穴方向以 15°平刺入 1.5 寸，施以由徐到疾捻转泻法，刺激强度以患者能耐受最大量为度。每 10 分钟行针 1次，共留针 30 分钟。针刺得气后，嘱病人活动，做拮抗性动作，即做何种动作疼就做何种动作。行针后活动 5 分钟，疼痛减轻，可自行活动。行针 10 分钟后，疼痛明显减轻，活动速度加快。行针 20 分钟后，活动时隐痛，活动自如。行针 30 分钟后，肿胀疼痛消失，活动正常。

中药处方：血竭 20g，麝香 5g，冰片 20g，乳香 20g，没药 20g，红花15g，儿茶 10g。研成粉末，以黄酒拌成稀糊状，摊于棉纱布上，贴于患处，加压包扎固定。

针灸后用七厘散外敷患处，一诊痊愈。

【按语】根据大脑皮层机能定位与头皮表面对应关系选取头穴，结合经络辨证"循经取穴"与远道取穴"下病上取"之原则，配以"循经透穴针法"和"拮抗运动针法"治疗踝关节扭伤，大都具有立竿见影之效。足运感区必须施以一定手法，使其达到一定的刺激量后，针刺信号穿过高阻抗的颅骨，作用于大脑皮层中央后回感觉中枢下肢代表区，抑制其下行痛觉信号的传递，才能发挥镇痛作用。瞳子髎透曲鬓穴具有振奋足少阳胆经经气之功，使经脉疏通，气血调和，络脉得养，通则不痛。

痛经

妇女正值经期或行经前后，周期性出现小腹疼痛或痛引腰骶，甚则痛剧至昏厥者，称为痛经，也称经行腹痛。

西医学之原发性痛经和继发性痛经均属本病范畴。

一、病因病机

1. 气滞血瘀

素多抑郁，复伤情志，肝气更为怫郁，郁则气滞，气滞血亦滞，血海气机不利，经血运行不畅，以致发为痛经。

2. 寒凝胞中

多因经期冒雨涉水、游泳或经水临行贪食生冷，内伤于寒，或过于贪凉，

临证经验

或生活于湿地，外伤风冷寒湿，寒湿客于冲任，以致经血凝滞不畅，也有因素体阳虚、冲任虚寒，致使经水运行迟滞而痛。

3. 湿热下注

宿有湿热内蕴，流注冲任，阻滞气血；或于经期、产后而感湿热之邪，稽留于冲任，或蕴结于胞中，湿热与经血相搏结，发为痛经。

4. 气血虚弱

脾胃素弱，化源不足，或大病、久病后气血俱虚，冲任气血虚少，行经后血海空虚，不能濡养冲任、胞脉，兼之气虚无力流通血气，因而发生痛经。

5. 肝肾虚损

素体虚弱，肝肾本虚，或因多产房劳，损及肝肾，经亏血少，冲任不足，胞脉失养，行经之后精血更虚，冲任胞宫失于濡养，因而发为痛经。

二、辨证

1. 气滞血瘀

每于经前1~2日或经期中小腹胀痛，拒按，经量少，或经行不畅，经色紫黯有块，血块排出疼痛可减，经净后疼痛自消，常伴胸胁、乳房胀痛。舌质黯，或见瘀点，脉弦或弦滑。

2. 寒凝胞中

经期或经后小腹冷痛，喜温喜按，得热痛减。经量少，经色黯淡，伴腰酸腿软，小便清长。苔白润，脉沉。

3. 寒湿凝滞

经前数日或经期小腹冷痛，得热痛减，按之痛甚，经量少，经色黯黑有块，或有畏冷身痛。苔白腻，脉沉紧。

4. 湿热下注

经前、经期小腹胀痛，拒按，有灼热感，或伴有腰骶部胀痛，或平时小腹部时痛，经来疼痛加剧，经色暗红，质稠或有块，平时带下色黄或有秽臭，时而低热起伏，小便短黄。舌红，苔黄腻，脉弦数或濡数。

5. 气血虚弱

经净后或经前和经期小腹隐隐作痛，喜按，月经量少，色淡，质薄，常有神疲乏力，面色萎黄，食欲不振。舌质淡，苔薄白，脉细弱。

6. 肝肾虚损

经期或经后1~2日内小腹绵绵作痛，经色黯淡，经量少而质薄；或有耳鸣、头晕、眼花，或腰酸，小腹空坠不温，或潮热。苔薄白或薄黄，脉细弱或沉细。

三、治疗

1. 针灸疗法
（1）刺灸法

①气滞血瘀

治法：理气活血，化瘀止痛。

选穴：气海、次髎、合谷、三阴交、太冲、血海。

操作：毫针刺，均施泻法。

②寒凝胞中

治法：温经散寒，祛湿止痛。

选穴：关元、地机、三阴交。

操作：地机用泻法，其余两穴施平补平泻法。

③气血虚弱

治法：益气补血止痛。

选穴：足三里、血海、气海、会阴、太冲、三阴交。

操作：毫针刺，均施补法。

④肝肾虚损

治法：补益肝肾，止痛。

选穴：关元、肾俞、肝肾、照海、太冲、三阴交、太溪。

操作：毫针刺，均施补法。

（2）耳针法

选穴：子宫、卵巢、盆腔、内分泌、皮质下、肝、脾、肾。

操作：每次取 3～5 穴，毫针刺，中强度刺激，每日 1 次，留针 20 分钟。或用王不留行按压，每日按压 2～3 次。

（3）皮肤针法

选穴：任脉、肾经、脾经、腹股沟部、腰骶部、督脉、膀胱经。

操作：皮肤针中度叩刺，至潮红为止，每日或隔日 1 次。

（4）水针法

选穴：上髎、次髎。

操作：用 1% 普鲁卡因注射液 1ml 注射于上两穴，每日 1 次。

2. 方药疗法
（1）气滞血瘀

治法：理气活血，化瘀止痛。

方药：膈下逐瘀汤化裁。

组成：枳壳 20g，乌药 20g，制香附 20g，川芎 20g，红花 20g，牡丹皮 20g，延胡索 20g，五灵脂 20g（包煎），当归 15g，桃仁 15g，炙甘草 15g，赤芍 15g。

加减：若肝郁化热，经期延长，质稠黏，口苦，舌苔黄者，加炒栀子、夏枯草、益母草；若属血瘀痛经，加莪术、水蛭、生山楂、血竭粉（分冲）以祛瘀止痛。

（2）阳虚内寒

治法：温阳暖宫，调经止痛。

方药：温经汤化裁。

组成：吴茱萸 20g，桂枝 20g，制附片 20g，川芎 20g，阿胶 20g（烊化），牡丹皮 20g，当归 15g，赤芍 15g，艾叶 10g，炙甘草 10g，生姜 3 片。

加减：若腰痛如折，膝软乏力，加炒杜仲、牛膝、川续断、狗脊以温肾强腰膝；若小便频数，加补骨脂以温肾缩尿。

（3）寒湿凝滞

治法：温经散寒除湿，活血化瘀止痛。

方药：少腹逐瘀汤化裁。

组成：炒小茴香 20g，干姜 20g，生蒲黄 20g（包煎），五灵脂 20g（包煎），延胡索 20g，制没药 20g，苍术 20g，当归 15g，赤芍 15g，茯苓 15g。

加减：若痛甚而厥、冷汗淋漓者，加制附片、艾叶以温通阳气；若伴恶心、呕吐者，去制没药，加法半夏、藿香、陈皮以理气和胃，降逆止呕。

（4）湿热下注

治法：清热除湿，化瘀止痛。

方药：清热调血汤化裁。

组成：牡丹皮 20g，川芎 20g，桃仁 20g，红花 20g，制香附 20g，延胡索 20g，车前子 20g（包煎），生地黄 15g，赤芍 15g，败酱草 15g，红藤 15g，莪术 10g。

加减：若月经量多者，经期，去川芎、莪术行血逐瘀之品，加益母草、生地榆、炒栀子凉血化瘀止血；若平时带下有臭味者，加鱼腥草、生贯众清热解毒。

（5）气血虚弱

治法：益气养血，调经止痛。

方药：圣愈汤化裁。

组成：党参 25g，炙黄芪 25g，熟地黄 25g，白芍 25g，鸡血藤 25g，延胡索 20g，制香附 20g，川芎 20g，当归 15g。

加减：若心悸失眠者，加龙眼肉、炒酸枣仁以养心安神；若小腹痛、喜热者，加肉桂、艾叶温阳暖宫。

（6）肝肾虚损

治法：补益肝肾，养血止痛。

方药：调肝汤化裁。

组成：当归25g，白芍25g，山药25g，川续断25g，鸡血藤25g，山茱萸20g，阿胶20g（烊化），巴戟天20g，杜仲20g。

加减：若见潮热者，加地骨皮、制鳖甲滋阴清热；若失眠健忘明显者，加夜交藤、五味子养血安神。

四、验案举例

张某，女，25岁，2009年3月12日初诊。

主诉：经期腹痛2~3天，持续多年。患者平素手足冰冷，怕冷喜暖。自14岁月经初潮半年后至今，每次月经前1天开始出现少腹疼痛，直至月经期第1或第2天血瘀排出后疼痛可缓解。排出血瘀中偶夹有黏膜样组织，病理检查为"子宫内膜剥脱组织"。西医诊断：功能性痛经。曾经服用激素及其他药物治疗，无明显好转。今来寻求针灸治疗。

现症：每次月经前1天出现少腹冷痛，得温痛减，痛时肢冷，出冷汗，腰背部酸冷感，经期第1或第2天经量多，色暗红或紫，夹有血块或黏膜，直至瘀块排出后疼痛缓解，且经量亦渐减少。伴面色㿠白，肢冷，腰背部酸冷感，小便清长。既往健康，无家族史。察其神志清，形体适中，腹软，喜揉按。舌质紫暗有瘀点，舌苔薄白，脉沉细略迟。

中医诊断：经行腹痛。

治则：温经散寒，化瘀止痛。

中药处方：小茴香25g（盐炒），桂枝20g，炮姜25g，蒲黄20g，五灵脂20g（包），当归15g，川芎15g，香附15g，乌药15g，苍术20g，鸡内金20g。7剂，水煎服，日1剂，分2次服。

二诊：月经1周后将至，肢冷好转。

上方加桃仁10g，7剂，水煎服，日1剂，分2次服。

三诊：月经已至，症状不著。

上方桂枝减至5g，加炮姜5g。7剂，服法同前。

针灸处方：①主穴：百会、神庭、气海、关元。

②配穴：合谷（双侧）、水道（双侧）、地机（双侧）、三阴交（双侧）、太冲（双侧）。

操作：穴处常规皮肤消毒，采用 0.35mm×40mm 毫针，百会、神庭手法要求捻转稍加提插，由徐到疾，捻转速度达 200 转/分钟以上，连续 3~5 分钟。其余腧穴常规针刺，合谷、太冲穴施以泻法，余穴施以补法。诸穴得气后使用 G6805-Ⅱ型电麻仪，连续波刺激 20 分钟，强度以患者耐受为度。每日 1 次，每次 40 分钟，3 次为 1 个疗程。连续观察 3 个周期。

在本次月经前 7 天处置，服药、针灸后小腹部稍感温热。

前后九诊痊愈。

【按语】痛经是指经期前后或行经期间出现小腹部周期性痉挛性疼痛，并伴有全身不适，严重影响日常生活。以青年女性多见，分原发性和继发性两种。经过详细妇科临床检查未能发现盆腔器官有明显异常者，称原发性痛经，也称功能性痛经。继发性痛经则指生殖器官有明显病变者，如子宫内膜异位症、盆腔炎、肿瘤等，又可称之为"经行腹痛"。

本案患者系因素体阳虚内寒，血失温煦，气血运行不畅，凝滞胞中，"不通则痛"，则经期少腹冷痛，量少色暗。又肾阳不足，腰失所养，则肢冷，出冷汗，腰背部酸冷感，小便清长。故治宜温经散寒，化瘀止痛。方取少腹逐瘀汤加减。方中小茴香、桂枝、炮姜温经散寒；蒲黄、五灵脂化瘀止痛；当归、川芎养血活血；香附、乌药行气止痛；苍术燥湿健脾；鸡内金消导化瘀散结，醒脾胃。

针灸取关元穴，任脉之上，通于胞宫，与足三阴经交会，可调补冲任，活血化瘀，温经散寒；配气海穴以行气活血，通经散瘀；配百会、神庭以扶助正气，调神止痛。三阴交穴可调补肝肾，活血化瘀；地机穴为足太阴脾经穴，足太阴脾经循行于少腹部，可补益气血，通经止痛；配以水道温经散寒，通经活络；配以合谷、太冲行气活血，化瘀止痛。且合谷配太冲又称为四关穴，可镇惊安神。诸穴合用，终达止痛之效。

阴挺

妇人阴中有物下坠，甚则挺出阴户之外者，称为"阴挺"。本病主要是指西医妇产科学中的子宫脱垂、阴道前后壁膨出，这里主要讨论子宫脱垂。

一、病因病机

1. 气虚下陷

分娩所伤，如临盆过早、产程过长、临产用力太过，产后操劳过早；或素体脾胃虚弱，或长期咳嗽、便秘努责等均可导致脾虚气弱，中气下陷，任带两脉失于提摄，而阴挺下脱。

2. 肾虚失固

肾居下焦，主封藏，司前后二阴。如若产育过多、过密，或房事不节，导致胞络损伤，肾气亏耗；或因素体先天不足，肾气虚弱，封藏失职，任带不固；或肾阳虚，八脉失于温煦；或因年高体弱，肾元衰惫，肾阴不足，不能涵养子宫胞络、胞脉亦可致阴挺下脱。

3. 肝经湿热

肝经湿热虽非导致阴挺的直接原因，但若阴挺于外，摩擦损伤，则易感染湿邪；或脾虚湿浊下注，夹有肝火，蕴湿生热则阴挺下脱。

4. 产伤

临产处理不当，接生不慎，会阴2~3度损伤等导致胞络、宗筋受损，则胞失所系，阴挺下脱。

二、辨证

1. 气虚下陷

阴户中有物脱出，坠胀后重，轻者平卧时可回纳，过劳则脱出加重，带下量多，质稀色白。伴小腹下坠，四肢乏力，少气懒言，面色少华，小便频数。舌质淡，苔薄白，脉虚细。

2. 肾虚失固

阴中有物脱出阴道口外，久脱不复。伴腰酸腿软，小便频数，夜间尤甚，小腹下坠，头晕耳鸣。舌淡红，脉沉弱。

3. 肝经湿热

子宫脱出阴道口外，表面红肿溃烂，黄水淋漓，带下量多，色黄如脓，臭秽，口干口苦，大便溏泻，肛门灼热，小便频数，色黄，涩痛。舌质红，苔黄腻，脉滑数。

4. 产伤

难产或产伤后，阴挺外出，小腹下坠，气短懒言，腰膝酸软，尿频，头晕，心悸。舌淡，脉虚。

三、治疗

1. 针灸疗法

（1）刺灸法

①气虚下陷

治法：补气升阳，提摄子宫。

选穴：百会、气海、维道、足三里、三阴交。

操作：百会针尖朝前沿皮刺，气海、维道针尖朝下斜刺，皆施捻转补法，足三里、三阴交直刺，施提插补法。以上各穴均可针后加灸。

②肾虚失固

治法：补肾固脱。

处方：百会、气海、维道、子宫、三阴交、关元、肾俞。

操作：毫针补法，可配合灸法。

③肝经湿热

治法：清热利湿。

处方：百会、气海、维道、三阴交、太冲、风池。

操作：捻转泻法，每日1次，留针30分钟。

④产伤

治法：益气养血，佐以提升。

处方：百会、气海、维道、子宫、足三里、三阴交、脾俞、膈俞。

操作：毫针补法，可配合灸法。

（2）水针法

选穴：肝俞、脾俞、维道。

操作：用5%当归注射液，每穴注入0.5~1ml，隔日1次，两侧交替取穴，进针0.8~1寸，注入药液，10次为1个疗程。

（3）头针法

选穴：两侧生殖器、足运感区。

操作：头针刺入后，间歇捻转，留针15~20分钟。

2. 方药治疗

（1）气虚下陷

治法：补中益气，升阳举陷。

方药：补中益气汤化裁。

组成：人参25g（单煎），甘草25g，当归25g，升麻25g，柴胡25g，黄芪20g，白术15g，枳壳30g。

加减：若血虚、面色苍白者，加鹿角胶、何首乌以养血；若腰酸、腰痛者，加川续断、桑寄生、狗脊补肾壮腰；若带下量多、清稀色白者，加金樱子、芡实固涩止带；若带下色黄、质稠、有味者，加黄芩、黄柏、车前子、白果仁清热利湿。

（2）肾虚失固

治法：补肾固脱。

方药：大补元煎化裁。

组成：人参 25g（单煎），炙甘草 25g，杜仲 25g，山茱萸 25g，鹿角胶 25g（烊化），山药 15g，熟地 15g，当归 15g，枸杞子 15g，黄芪 30g。

加减：若畏寒肢冷者，加肉桂、附子片温肾壮阳；若带下量多、清稀色白、尿频者，加金樱子、破故纸、炒芡实温肾固涩。

（3）肝经湿热

治法：清热利湿。

方药：龙胆泻肝汤化裁。

组成：龙胆草 25g，栀子 25g，黄芩 25g，牡丹皮 25g，甘草 25g，泽泻 25g，当归 25g，车前子 25g（包煎），生地 20g，木通 10g，柴胡 20g。

加减：带下赤白或赤者，加侧柏叶、赤芍以凉血止血。

（4）产伤

治法：益气养血，佐以升提。

方药：八珍汤。

组成：熟地 15g，白术 15g，茯苓 15g，白芍 25g，川芎 25g，白及 25g，党参 20g，枳壳 20g。

加减：若产后恶露不止，或新产后出血较多者，加益母草、炮干姜以缩宫止血，并有提升作用。

四、验案举例

刘某，女，56 岁，2009 年 10 月 19 日初诊。

主诉：腰痛、小腹坠胀近 10 年，加重 1 个月。患者早年产后过早从事体力劳动，其后不久即觉小腹坠胀伴腰痛，当时并未在意，随后自觉阴道口有异物下坠，带下色白质稀，小便频数，倦怠乏力，劳累后症状加重。曾至医院就诊，诊断为子宫脱垂轻Ⅱ度，给予中、西药物治疗，症状有所改善。1 个月前秋收时，因用力过度，以致小腹下坠疼痛尤甚，伴腰痛，服用中药治疗半月余，症状改善不明显。

现自觉外阴部有物脱出，劳累后加重，走路时肿物变大且有摩擦感，症状难以忍受，不敢下蹲，排便时不敢用力。伴有倦怠乏力，饮食量少，小便频数，白带量多，色白质稀等。既往子宫脱垂病史近 10 年，无家族史。察其神志清楚，面色少华。妇检结果显示：子宫颈及部分阴道前壁翻脱出阴道口外。尿常规检查示：白细胞稍高。舌质淡，舌苔薄，脉沉弱。

此乃产后劳动过早，致气虚下陷，冲任虚损，带脉失约，使子宫失于固摄，子宫下移，发为本病。

西医诊断：子宫脱垂轻Ⅱ度。

中医诊断：阴挺。

治则：补中益气，升阳举陷。

中药处方：黄芪30g，党参25g，金樱子25g，白术15g，当归15g，陈皮15g，柴胡15g，升麻15g，川续断15g，杜仲15g，熟地15g，炙甘草10g。14剂，水煎服，日1剂，分2次服。

针灸处方：①主穴：百会、神庭。

②配穴：完骨（双侧）、内关（双侧）、大横（双侧）、子宫（双侧）、气海、关元、足三里（双侧）、三阴交（双侧）、太冲（双侧）。

操作：取穴部位常规消毒，选用0.35mm×40mm毫针，百会、神庭手法要求捻转稍加提插，由徐到疾，捻转速度达200转/分钟以上，连续3~5分钟。大横穴透子宫穴采用"滞针提拉法"，选用2.5寸毫针由大横穴平透刺入子宫穴，然后单向逆时针捻转，使针体与肌纤维缠绕，滞针捏紧针柄向上提拉，使腹肌随着针的提拉被动向上牵引，然后松手使腹肌恢复原状，如此反复提拉3~5分钟。得气后使用G6805-Ⅱ型电麻仪，用断续波治疗30分钟，以腹肌出现有规律性收缩为最佳，刺激强度以患者耐受为宜。其余腧穴常规针刺，诸穴得气后使用G6805-Ⅱ型电麻仪，连续波刺激30分钟。每日1次，每次40分钟，4周为1个疗程。嘱患者百会、神庭长时间留针，达8小时以上，晚睡前拔针。

前后十八诊痊愈。

【按语】阴挺，西医学称子宫脱垂，是子宫从正常位置沿阴道下垂，子宫颈外口达坐骨棘水平以下，甚至子宫全部脱出于阴道外口。子宫脱垂常合并有阴道前壁和后壁膨出，常由于产伤处理不当、产后过早参加体力劳动而使腹压增加，或导致肌肉、筋膜、韧带张力下降而发病。中医学对于本病早有明确认识，在古代又称之为"阴脱""阴痔""阴疝"等。《医宗金鉴·妇科心法》中载："妇人阴挺，或因胞络损伤，或因分娩用力太过，或气虚下陷、湿热下注。阴中突出一物如蛇，或如菌，如鸡冠者，即古之'癥疝'类也。"

本案患者因早年产后过早参加重体力劳动，致使气虚下陷，冲任虚损，带脉失约，子宫失于固摄，子宫下移，发为本病。治宜补中益气，升阳举陷。方用补中益气汤加味。方中黄芪、党参、白术、当归、熟地、甘草补中益气，滋阴润肠通便；柴胡、升麻透表泻热，疏肝升阳；陈皮理气和中，燥湿化痰，利水通便；川续断补肝肾，续筋骨，调血脉；金樱子固精缩尿，涩肠止泻。诸药配伍，共奏补中益气、温肾壮阳、升阳举陷、补肾固脱之功。

针灸治疗取百会、神庭穴既具补中益气、升阳举陷之功，又达调神益智、镇静安神之效。应用滞针提拉法，取大横穴透子宫穴可达维系胞宫、升阳举陷之效。气海、关元位于脐下，属于任脉，邻近胞宫，且任脉起于胞宫，针之可调理冲任，益气固胞；足三里、三阴交可补肾健脾，固摄胞宫；完骨、太冲可行气活络，助提阳气。诸穴合用，而获奇效。

小儿遗尿

遗尿是指 3 周岁以上的小儿睡眠中小便经常自遗、醒后方觉的一种病证。遗尿症多自幼得病，但也有在儿童时期发生者，可以为一时性，也有持续数月后消失，而后又出现者，有的持续数年到性成熟时才消失，也有成人遗尿者。遗尿若长期不愈，可对儿童造成精神上的压力而产生自卑感，且对小儿的智力、体格发育都会产生影响。

一、病因病机

1. 肾阳不足

下元虚冷，不能温养膀胱，膀胱气化功能失调，不能制约水液，而为遗尿。

2. 脾肺气虚

治节不行，气虚下陷，不能固摄，则决渎失司，膀胱不约，津液不藏；若脾气虚弱，不能散津于肺，水无所制则小便自遗。

二、辨证

1. 肾阳不足

睡中遗尿，多则一夜数次，神疲乏力，肢冷畏寒，腰膝酸软，面色苍白，小便清长，大便溏薄。舌淡，脉沉迟无力。

2. 脾肺气虚

睡中遗尿，少气懒言，神疲乏力，面色萎黄，纳呆便溏，自汗。舌淡嫩，苔薄，脉弱。

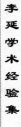

三、治疗

1. 针灸疗法

（1）刺灸法

①肾阳不足

治法：温补肾阳。取背俞、任脉经穴为主。

选穴：关元、中极、肾俞、膀胱俞、太溪。

操作：毫针刺，行捻转补法，每日1次，每次留针30～40分钟，7次为1个疗程，休息2天。

随证选穴：睡眠深沉，加百会、神门；小便遗数，加灸大敦。

②脾肺气虚

治法：补脾益肺。取任脉、手太阴、足太阴、足阳明经穴为主。

选穴：气海、太渊、足三里、三阴交。

操作：毫针刺，行补法，每日1次，每次留针30～40分钟，7次为1个疗程，休息2天。

随证选穴：便溏，加脾俞、肾俞；尿频数，加百会、次髎。

（2）耳针法

选穴：肾、膀胱、脑点、皮质下、枕、尿道区、敏感点。

操作：毫针刺，中等刺激，每次选2～3穴，每日1次，留针15分钟。

（3）头针法

选穴：足运感区、生殖区。

操作：沿皮刺，捻转2分钟，或用电针，留针20分钟。

2. 方药疗法

（1）肾阳不足

治法：温补肾阳，固涩小便。

方药：菟丝子汤加减。

组成：菟丝子25g，肉苁蓉25g，附子15g，五味子20g，煅牡蛎20g。

加减：纳呆、便溏者，加党参、白术、茯苓；痰湿内蕴、倦怠乏力者，加半夏、石菖蒲。

（2）脾肺气虚

治法：补脾益肺，固涩小便。

方药：补中益气汤合缩泉丸加减。

组成：党参25g，黄芪25g，白术25g，陈皮20g，升麻25g，柴胡25g，当归20g，益智仁15g，乌药20g，生龙骨25g。

加减：便溏者，加炮姜。

四、验案举例

陈某，男，10岁，2002年1月9日初诊。

主诉：遗尿多年。患儿自幼开始尿床，睡中经常遗尿，夜寐较深，不易唤醒，轻则每夜遗尿两三次，重则四五次，醒后方知。白天由于贪玩，不能及时临厕，时常尿裤子。西医诊断：小儿遗尿症。曾口服不少中、西药物治疗，效果不佳。应用过针灸治疗，疗效亦不显著。伴厌食，倦怠乏力。尾骶部X线片显示骶椎隐裂。

诊见：精神欠佳，面色淡白，形体肥胖。舌质淡有齿痕，舌苔薄白，脉沉迟无力。既往健康，无家族史。

中医诊断：遗尿。

治则：制约膀胱，固肾缩尿。

中药：缩泉丸加减。

处方：益智仁20g，乌药25g，山药20g，桑螵蛸20g，山茱萸25g，煅龙骨、煅牡蛎各20g（先煎）。7剂，水煎服，日1剂，分2次服。

针灸处方：主穴：足运感区（双侧）。

操作：足运感区要求手法由徐到疾捻转，捻转速度达200转/分钟，连续3~5分钟。针刺得气后，使用G6805-Ⅱ型电麻仪，连续波刺激，强度以患儿能耐受为度。每日1次，2周为1个疗程。嘱足运感区长时间留针，达8小时以上，晚睡前拔针。嘱家长定时唤醒患儿。

二诊：服药5剂加针灸5次后即不尿床。诊其脉虽沉但不甚迟，舌已基本正常。继服上方7剂，以巩固治疗。

前后十诊痊愈。

【按语】此乃膀胱有冷不能制约，水故出。肾主水，小便者，水液之余也。膀胱为津液之腑，腑气衰弱，不能约水，故遗尿。此患儿治用缩泉丸加减。缩泉丸出自《校注妇人良方》，主治"浮气虚寒，小便频数，或遗尿不止"。方中乌药、益智仁等分为末，山药末为糊丸。今患儿舌质淡、脉沉迟，除下元虚冷外，尚有肝肾亏虚、先天不足之象，故加入山茱萸补肝肾，固精缩小便；桑螵蛸补肾涩精，止小便不禁。久病多虚，且久遗成习，或时有梦中遗尿，故佐以煅龙骨、煅牡蛎既重镇安神，又加强固涩止遗之功。李延教授指出，小儿遗尿大多数是功能性的，有部分患儿经X线检查发现隐性脊柱裂，该病是否与遗尿有关，尚有争论。

西医学认为，患儿大都属大脑发育不全或功能紊乱，对排尿中枢控制失调，在熟睡时不能接受膀胱的尿意而致遗尿。根据大脑机能定位与头皮表面对应关系选取头穴足运感区治疗，其相当于大脑尿便中枢旁中央小叶部分，对中枢性尿失禁、遗尿等疾病都能够起到很好的调节及治疗作用。

足运感区位于运动区旁开0.5cm，向后方平刺1.5cm，采用快速捻转与长时间留针手法，家长配合定时唤醒患儿，目的是形成排尿与清醒的条件反射。此法简单有效，多年临床治疗近百例，均有明显疗效，有不少病人一次见效，且取穴方便，患儿易于接受。

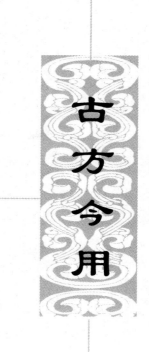

古方今用

银 翘 散

银翘散出自《温病条辨》，乃吴鞠通治温病所创第一方。其在《温病条辨》中之地位恰如桂枝汤于《伤寒论》，遵"风淫于内，治以辛凉，佐以苦甘；热淫于内，治以咸寒，佐以甘苦"之训，辛凉轻散，在临床当中被广为应用。李延教授常用来治疗上呼吸道感染、病毒性心肌炎、急性肾小球肾炎、三叉神经痛等疾病，临床效果甚佳。

医案一　上呼吸道感染

朱某，女，20 岁，2008 年 4 月 2 日初诊。

就诊前 1 天夜里气温骤冷，衣不抵风，而出现发热（体温 38.2℃）、头痛、流涕、咳嗽、咽痒诸症。口服 1 日感冒药不见好转，故来就诊。

诊见：发热，头痛，流涕，咳嗽，咽痒。舌边尖红，苔薄白，脉浮数。

诊断：上呼吸道感染。

证属：外感风邪。

方药：银翘散加减。

处方：金银花 20g，连翘 15g，桔梗 15g，薄荷 10g，麻黄 10g，杏仁 15g，荆芥穗 15g，蝉衣 10g，甘草 10g。2 剂，水煎服，日 1 剂，分 2 次服。

二诊：服药后，热退涕止，稍咳。

上方去荆芥穗、薄荷，加鱼腥草 20g，浙贝母 15g，继服 2 剂而安。

【按语】本案乃风邪袭表，客于肺卫，遂治以辛平疏解之法。银翘散乃"辛凉之平剂"，散表之力稍逊，故清末名医何廉臣主张可加少许麻黄，助其解表。麻黄其性轻扬，温而不燥，与银翘散合用，温凉并用，正合此案寒热不显之证。但应用时用量适当，方可无助热化火之弊，而增辛散解表之功。

医案二　病毒性心肌炎

辛某，男，24 岁，2007 年 9 月 21 日初诊。

于就诊前 1 周因感受寒凉出现咳嗽、咽痛、头痛、鼻塞等症状。曾口服速效伤风感冒胶囊、强力感冒片，之后诸症均有所缓解，故停药以待病愈。不料 4 天后出现胸闷、气短、心悸、乏力症状，就诊于医院做心电图示：窦性心动过速伴不齐，T 波改变。遂检查心肌酶，结果显示：磷酸肌酸激酶、同工酶增高，诊断为"病毒性心肌炎"。经给予抗病毒、营养心肌治疗，心电图改善，心肌酶有所降低，但仍有胸闷、乏力症状，故求助中医治疗。

诊见：胸闷，心悸，乏力，咽痛。舌质红，苔薄黄，脉细数。

诊断：病毒性心肌炎。

证属：气阴不足，热毒扰心。

方药：银翘散合生脉散加减。

处方：金银花 30g，连翘 20g，牛蒡子 20g，桔梗 25g，芦根 20g，板蓝根 25g，黄芩 15g，荆芥穗 10g，淡竹叶 15g，丹参 15g，太子参 20g，麦冬 15g，五味子 15g，甘草 10g。3 剂，水煎服，日 1 剂，分 2 次服。

二诊：服药后，胸闷、心悸明显减轻。

继服 10 剂，不适皆除。

【按语】本案恰应"邪之所凑，其气必虚"之理，正气不足，寒邪入里化热，而致热毒犯心，伤及气阴，故治以益气养阴、清热解毒之法。方用银翘散合生脉散。因阴虚则血滞，故又佐以丹参活血行滞。由此标本兼顾，攻补兼施，则病除矣。

医案三　急性肾小球肾炎

李某，女，30 岁，2008 年 12 月 5 日初诊。

就诊前 1 个月曾患"急性上呼吸道感染"，但未予重视，其后出现眼睑、面部浮肿，进而延及下肢。就诊后做尿常规显示：蛋白（+++），红细胞（+++），诊断为"急性肾小球肾炎"。经抗炎、利尿治疗，尿红细胞消失，但尿蛋白仍见，遂求中医治疗。

诊见：面浮肢肿，腰痛，口渴，尿少涩赤。舌红，苔薄黄，脉浮数。

诊断：急性肾小球肾炎。

证属：风水相搏，湿热内蕴。

方药：银翘散加减。

处方：金银花 30g，连翘 30g，薄荷 15g，荆芥 10g，芦根 15g，牛蒡子 10g，白茅根 15g，泽泻 15g。7 剂，水煎服，日 1 剂，分 2 次服。

二诊：服药后小便频多，但无涩赤，浮肿渐消。

上方去薄荷、荆芥，加山药 15g，桑白皮 15g，土茯苓 15g。继服 7 剂，服法同前。

三诊：诸症大减，浮肿全消，嘱患者继服六味地黄丸以善其后。

【按语】本案乃外邪侵袭、内伤脏腑、水液停聚所致。水液之运化有赖于肺之通调，脾之健运，肾之气化。本病邪气侵犯肺卫，致肺卫失和，水道失畅，终使邪移于肾，失于开合，遂发为水肿。故当务之急乃祛邪外出，如仲景言："上焦得通，津液得下……身汗出而解。"方用银翘散宣肺解毒，同时加以白茅根、泽泻、桑白皮通调水道，再以补肾之品以善其后，先急后缓，由表及里，终使邪去正复。

医案四　三叉神经痛

马某，女，62 岁，2006 年 3 月 5 日初诊。

因右侧颜面阵发性疼痛就诊。自诉痛如放电，引至口角，以致不敢洗脸、进食。曾经西医院检查诊断为"三叉神经痛"，屡服卡马西平等药物，效果不佳。近 1 周因感冒再次诱发，疼痛难忍，且伴鼻流黄涕。

诊见：右侧颜面部疼痛，流黄涕。舌质红，苔薄黄，脉浮数。

诊断：三叉神经痛。

证属：风邪壅遏，脉络不畅。

方药：银翘散加减。

处方：金银花 20g，连翘 15g，桔梗 15g，僵蚕 15g，全蝎 10g，蔓荆子 20g，甘草 10g。5 剂，水煎服，日 1 剂，分 2 次服。

二诊：服药后痛减。

效不更方，继服 5 剂痛消。

【按语】本案属中医"头风"范畴，因风邪上犯颠顶之处，气血失畅，脉络壅阻所致。《医林绳墨》有云："头为诸阳之首，位高气清，必用轻清之剂。"故用银翘散轻清疏散，加以蔓荆子除头风，止头痛；僵蚕、全蝎通络除风，药证契合，故屡试屡效。

银翘散乃为温病初起所设，众医家凭其清扬之性，治疗多种因邪在上焦所引起的疾病，既清肃上焦之邪，而又无伤于中下。李延教授运用金银花时用量独重，意在取其质轻气清之性，不仅能清卫分之热，还能透营转气。然其组方用药辛凉中辅以少量辛温，辛而不烈，温而不燥，利于透邪又不悖辛凉本意，配伍精当，可谓相得益彰。

桂 枝 汤

桂枝汤乃《伤寒论》中第一方，虽主攻太阳中风证，但后世医家往往在本方基础上加减治疗诸多病证，使得其所治范围逐渐扩大。李延教授在临诊中亦常用此方治疗哮喘、病毒性心肌炎、慢性结肠炎、雷诺病、神经性呕吐、产后发热、自汗、鼻衄等疾病，灵活化裁，收效颇丰。

医案一　哮喘

姜某，男，52 岁，2010 年 11 月 23 日初诊。

支气管哮喘病史 8 年有余，时发时止，缠绵未愈。两天前因天气突变出现感冒而再次诱发哮喘，喉间可闻及哮鸣音，气喘难续，不能平卧，每逢发病必经数日点滴治疗方能缓解。其与家属苦于住院期间投入大量人力、物力，故此次转投中医治疗。

诊见：喘促难卧，喉中哮鸣，咳痰清稀，面色苍白，神疲肢冷，形体羸瘦。舌淡，苔白，脉沉缓。

诊断：哮喘。

证属：卫阳不固，邪侵肌表，内犯于肺，痰气互结。

方药：桂枝汤加减。

处方：桂枝 25g，白芍 20g，甘草 10g，桔梗 20g，大枣 15g，生姜 10g，白芥子 15g，沉香 10g。3 剂，水煎服，日 1 剂，分 2 次服。

二诊：哮喘有所缓解，时有纳差，恶心。

上方加白术 15g，陈皮 15g。7 剂，水煎服，日 1 剂，分 2 次服。

三诊：哮喘之症大减，纳食好转，但总觉肢体乏力。

前方加山萸肉 15g，黄芪 20g。7 剂，水煎服，日 1 剂，分 2 次服。

四诊：哮喘未发作，余症明显减轻。予以补肾健脾药物，加以调摄饮食起居。

【按语】本病始因肺卫失固，邪气乘虚而入，客于肺中。肺失通调，致痰蕴于内，痰气搏结而发病。此时若单纯治标平喘，则阳气仍虚，易复感外邪；若急于补阳，又恐助邪为患，且哮喘发作迫在眉睫。故用桂枝汤先调和营卫，振奋阳气，再佐以豁痰利气之药，待邪除再加强补虚之功，使邪不得侵，是以培根壮源，驱邪利肺兼顾，"祛""补"互融矣。

医案二　病毒性心肌炎

王某，女，16 岁，2006 年 1 月 4 日初诊。

就诊 5 天前因受风寒而发感冒，且发热高达 39℃，恶风、咽肿、身痛，继而出现胸闷、心慌、气短，于医院做心电图示：窦性心动过速伴不齐，ST 段改变。心肌酶指标增高。

诊见：胸闷，心悸，气短，恶风，身痛。舌质淡，苔薄白，脉浮数。

诊断：病毒性心肌炎。

证属：营卫不和，邪毒犯心。

方药：桂枝汤加减。

处方：桂枝 10g，白芍 15g，炙甘草 10g，防己 10g，紫苏 15g，生姜 10g，大枣 10g，丹参 20g。5 剂，水煎服，日 1 剂，分 2 次服。

二诊：服药后热退痛减，胸闷、心悸减轻。

继服 7 剂，心悸症状消失，脉象渐于缓和。

三诊：加生脉散续服 7 剂，诸症皆愈。

【按语】本病初起因营卫不和，外邪袭表，入里化热化毒，继而耗伤气阴，使血脉瘀阻而发病。故应用桂枝汤调和营卫，温通心阳；炙甘草益气定悸；加防己解热除邪，止痹痛；丹参养血活血，疏通心脉，终使气血调和，邪祛正复。

医案三　慢性结肠炎

张某，女，45 岁，2010 年 3 月 28 日初诊。

腹泻症状反复发作 5 年。就诊前 1 天因当窗冒风而出现腹泻症状再次加重。

诊见：低热畏寒，呕恶纳呆，下利不化之完谷，神疲气弱，面色㿠白，动辄汗出，四肢清冷。舌质淡，苔薄，脉细弱。

诊断：慢性结肠炎。

证属：营卫不和，湿遏肠胃。

方药：桂枝汤加减。

处方：桂枝 20g，白芍 25g，甘草 10g，生姜 10g，大枣 5 枚，炒白术 20g，藿香 10g。3 剂，水煎服，日 1 剂，分 2 次服。

二诊：服药后，便次减少，便质成形，余症大减。

上方去藿香，继服 7 剂，诸症尽失。

【按语】"脾为营之本，胃乃卫之源"，桂枝汤恰为调和营卫之首方，外调营卫，内和脾胃。《本经》云桂枝可"补益中气"。白芍"安脾肺，收胃气，理中气"；生姜、大枣又为调补脾胃之圣药；加藿香"补卫气，益胃气，进饮食"；白术健脾益气，故诸药共用，调理中气之功甚显。

医案四　雷诺病

舒某，女，54 岁，2011 年 12 月 4 日初诊。

双指尖发麻发凉、肿痛 5 年，每遇寒冷季节或触及凉水加重，经揉搓和热敷症状可缓解，平素即肢端畏冷。舌质淡，苔薄白，脉沉细。

诊断：雷诺病。

证属：阳虚血弱，寒凝血滞。

方药：桂枝汤加减。

处方：桂枝 15g，白芍 20g，大枣 5 枚，甘草 10g，肉桂 20g，鸡血藤 20g，当归 15g，干姜 10g，三七 10g。7 剂，水煎服，日 1 剂，分 2 次服。

二诊：服药后四末渐温，肿痛好转。

【按语】本病在中医属"痹证（寒痹）"范畴，是因阳气不足，气血亏虚，而致四末失于温养，血脉不通。因"血气者喜温而恶寒，寒则泣不能流，

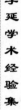

温则消而去之"，故用桂枝汤加味温养经脉，活血行气。

医案五　神经性呕吐

郑某，男，34 岁，2007 年 5 月 4 日初诊。

2 年前因大怒出现饭后呕吐症状。呕吐前两胁胀满不舒，其后每因情绪波动、劳累而反复发作。期间经多次胃肠道钡餐及胃镜检查，均未发现明显异常。曾口服多种西药及中成药物，收效甚微。

诊见：两胁胀满不舒，平素畏风，易汗出。舌淡，苔白，脉弦。

诊断：神经性呕吐。

证属：肝气犯胃。

方药：桂枝汤加减。

处方：桂枝 15g，白芍 20g，大枣 10g，炙甘草 10g，香附 15g，生姜 15g，青皮 20g，木香 15g，柴胡 15g。7 剂，水煎服，日 1 剂，分 2 次服。

二诊：服药 3 剂后呕吐大减。7 剂服完，每遇情绪波动呕吐亦未复发。

【按语】肝之络脉循行布两胁，患者呕吐前有胁胀症状，此系肝气横逆犯胃之典型症状，故用白芍柔肝缓急，香附疏理肝气，重用桂枝降逆，生姜、大枣健脾益气，以取"见肝之病，知肝传脾，当先实脾"之意。遂脾旺肝疏，呕吐自愈。

医案六　产后发热

赵某，女，32 岁，2010 年 4 月 30 日初诊。

产后 1 月余，就诊前 3 天因不慎感寒而出现发热畏寒，肢冷喜暖，神疲倦卧症状，因忧于西药副作用而求助中医治疗。

诊见：面色苍白，恶风汗出。舌质淡，苔薄白，脉细数。

诊断：产后发热。

证属：营卫失和，阴血亏虚。

方药：桂枝汤加减。

处方：桂枝 20g，白芍 25g，甘草 20g，生姜 10g，大枣 10g，当归 15g，益母草 20g，川芎 15g。3 剂，水煎服，日 1 剂，分 2 次服。嘱服药后喝热稀粥微汗。

二诊：药后热退，继以八珍汤善后，诸症悉除。

【按语】产后乃血虚之躯，以气为贵，以血为本，营阴受损，卫气失固，易感外邪。因此外感风寒，邪居太阳为其标，血虚营弱为其本。治疗上先重在疏风解表，调和营卫，邪去后气血双补，以壮其内。

医案七　自汗

楚某，女，45 岁，2009 年 8 月 15 日初诊。

自汗 2 年，平素常伴有头晕，少寐多梦，手足畏冷，尤其在情绪波动时诱发加重，发病时常可见汗出湿衣，经反复就诊检查未见明显异常。西医诊断为"植物神经功能紊乱"，应用安定等抗神经衰弱药物无明显效果。遂前来试诊。

诊见：四末不温，皮肤湿凉。舌质淡，苔白滑，脉浮。

诊断：自汗。

证属：表虚不固。

方药：桂枝汤加减。

处方：桂枝 20g，白芍 20g，甘草 10g，大枣 3 枚，生姜 20g，煅龙骨 25g，煅牡蛎 25g，浮小麦 30g。7 剂，水煎服，日 1 剂，分 2 次服。

二诊：服药 7 剂，头晕、少寐改善，但仍自汗，脉象浮缓，结合其肢冷症状，乃知其为阳虚卫外失固所致。

处方：桂枝 20g，白芍 20g，甘草 10g，大枣 3 枚，生姜 20g，制附子 10g，浮小麦 20g，党参 20g，黄芪 30g，煅龙骨 25g，煅牡蛎 25g。7 剂，水煎服，日 1 剂，分 2 次服。

三诊：自汗减少，四肢觉温。

上方加麦冬 15g，五味子 15g，益阴敛汗。7 剂，水煎服，日 1 剂，分 2 次服。

7 剂服完，自汗止，随访 1 年未复发。

【按语】《伤寒论》曰："太阳病，发汗，遂漏不止，其人恶风，小便难，四肢微急，难以屈伸者，桂枝加附子汤主之。"本案虽非误汗所致，但却与其造成的卫阳不固表现相似。由此借鉴古法，古为今用，亦收奇效。

医案八　鼻衄

董某，男，50 岁，2010 年 12 月 25 日初诊。

入冬时节病鼻衄，出血不止，经服凉血止血剂不效。

诊见：四肢畏冷，无热，口淡，小便清长，脉微迟。

诊断：鼻衄。

证属：阳虚不固，血液外溢。

方药：桂枝汤加减。

处方：桂枝 25g，白芍 20g，甘草 10g，大枣 3 枚，制附子 10g。3 剂，水煎服，日 1 剂，分 2 次服。

药后衄止。

【按语】鼻衄主要由于肺、胃、肝火热偏盛，迫血妄行，以致血溢清道，从鼻孔流出，亦有少数由肾精亏虚或气虚不摄所致。《证治准绳·杂病》云：

"衄者，因伤风寒暑湿，流传经络，涌泄于清气道中而致者，皆外所因。积怒伤肝、积忧伤肺、烦思伤脾、失志伤肾、暴喜伤心，皆能动血，随气上溢所致者，属内所因。饮酒过多，啖炙煿辛热，或坠车马伤损致者，皆非内、非外因也。"本案却见一身寒象，系阳虚不能摄血之候，故用桂枝加附子汤。可知只有切中病机，方可奏效。

桂枝汤常被誉为仲景群方之魁。李延教授运用桂枝汤，其中桂枝用量较重，然其与等量或大于其用量的白芍相伍，去其温燥之性，共奏调和营卫之功。虽本于调和营卫、解肌发汗之用，但现临床内、外、妇、儿无不善用此方，只要识证准确，病机相宜，可不拘何经，均能效如桴鼓。

芍药甘草汤

本方源于《伤寒论》第 29 条。张仲景在《伤寒论·太阳篇》载："芍药、甘草各四两，上两味，以水三升，煮取一升五合，去渣，分温再服。"其立法以甘酸为主，目的在于养血敛阴，调和肝脾，缓急止痛。其药味虽少，但却可治疗多种疾病。李延教授常用于治疗十二指肠溃疡，脚、胫挛急，寒痹，多尿等，临床效果甚佳。

医案一　十二指肠溃疡

刘某，男，65 岁，2005 年 9 月 2 日初诊。

间歇性胃脘疼痛连及两胁 10 余年，饥饿时尤甚，食后痛减，亦常因情绪波动而诱发，且伴有纳差，嗳气，大便干燥。曾经胃镜检查，诊为"十二指肠球部溃疡"，虽服用质子泵抑制剂等药物，但时好时犯，久之影响生活起居，故求中医治疗。

诊见：消瘦，神疲，时有嗳气，手按于上腹。舌淡红，苔薄白，脉弦。

诊断：十二指肠溃疡。

证属：肝胃不和。

方药：芍药甘草汤加味。

处方：芍药 20g，炙甘草 15g，香附 15g。3 剂，水煎服，日 1 剂，分 2 次服。

二诊：药后痛减，胁舒，仍有嗳气。

上方加苏梗 10g，理气宽中，继服 3 剂。

三诊：嗳气消失，去香附、苏梗。服药 10 剂，巩固治疗。

【按语】本案发病时牵及两胁，饥时加重，可知乃肝气横逆犯于脾胃所致，《内经》谓："肝苦急，急食甘以缓之。"故用芍药柔肝缓急，泻肝火；甘草甘平和脾胃；香附行气止痛，除胀满。三药合用，抑木扶土，缓急止痛。药证相合，则旧疾可愈。

医案二　脚、胫挛急

郝某，女，41 岁，2009 年 11 月 5 日初诊。

双下肢抽搐伴足跟痛 2 个月，负重或夜间加重，重时抽痛难忍，行走不能，曾化验微量元素未见异常。

诊见：双下肢偶有抽搐，夜间甚，足跟痛。舌脉如常。

诊断：脚、胫挛急。

方药：芍药甘草汤。

处方：芍药 20g，炙甘草 15g。3 剂，水煎服，日 1 剂，分 2 次服。

二诊：服药后疼痛及抽搐减轻。

前方芍药增至 30g，炙甘草增至 20g，加威灵仙 15g，再服 3 剂，服法同前。

三诊：诸症渐愈，下肢用力时偶感足跟疼痛。

前方去威灵仙，加杜仲 15g，继服 5 剂以善其后。

【按语】《伤寒论后条辨》云："脚未伸者，阴气未行下也。"本案即为阴血不足、筋脉失荣所致的挛急疼痛，与《伤寒论》原文所述"脚挛急"病机如出一辙，故方用芍药甘草汤养阴荣筋，其后以威灵仙通血脉，助其止挛急；杜仲补肝肾，强筋骨巩固善后，因此获效。

医案三　寒痹

花某，男，54 岁，2008 年 11 月 23 日初诊。

2 年前因野外作业露宿后出现腿关节疼痛，遇冷加重，得热则减，诊断为"风湿性关节炎"，经西医抗风湿和应用化湿搜风活络中药治疗效果不理想，且病情呈逐渐加重趋势。

诊见：双腿屈伸不利，强直冷痛，形寒肢冷，口淡无味，纳差。舌质淡，苔白腻，脉濡缓。

诊断：痹证（寒痹）。

证属：寒客筋脉。

方药：芍药甘草汤加味。

处方：芍药 30g，炙甘草 20g，制附子 10g，白术 15g。3 剂，水煎服，日 1 剂，分 2 次服。

二诊：服药后，双腿觉暖，疼痛缓解。

制附子逐渐加至20g，共服10余剂，痛减十之八九，关节可屈伸，余症皆消。

【按语】本案一派寒象，故属痹证中的寒痹，主因营卫失和、寒邪侵犯、客于筋脉所致，故用芍药甘草汤调和营卫，温经止痛。《本草汇言》云："附子回阳气，散阴寒。"故加制附子补火助阳，逐风寒湿邪。张元素认为，"附子以白术为佐，乃除寒湿之圣药，湿药少加之引经。益火之源，以消阴翳"。故以白术辅之。药证相符，故而获效。

医案四　多尿

魏某，女，17岁，2007年8月21日初诊。

小便频数失禁5年，遇寒冷、紧张、激动而加重，曾经尿常规等相关检查未见异常。诊断为"神经性多尿症"，曾屡服补肾固涩类中药乏效。

诊见：形寒畏冷，舌淡，苔薄白，脉平和。

诊断：多尿。

证属：膀胱虚寒。

方药：芍药甘草汤加味。

处方：芍药25g，炙甘草15g，桂枝15g。3剂，水煎服，日1剂，分2次服。

二诊：尿次减少，尿量正常，偶尔蹦跳时有尿遗出。

上方加覆盆子25g，桑螵蛸20g。继服7剂，水煎服，日1剂，分2次服。

三诊：服药后排尿正常，尿失禁、畏寒消失。

【按语】本案从诱因及患者体质入手，方用芍药甘草汤加味酸收缓急。方中桂枝温阳化气，覆盆子、桑螵蛸益肾脏，缩小便。《本草正义》云："覆盆，为滋养真阴之药，味带微酸，能收摄耗散之阴气而生精液，故寇宗奭谓益肾缩小便，服之当覆其溺器……"

本方药味精炼，作用却不单一，《注解伤寒论》中谓其"酸甘相合，用补阴血"为作用其一。其二可养肝柔筋，补益脾气，从而止拘挛。其三《名医别录》记载：芍药可"主通顺血脉，缓中，散恶血，逐贼血"；甘草能"通经脉，利血气"。通则不痛，故两者相伍，可止痹痛。由此对症下药，药到病除，可知经方果不虚传也。

小 柴 胡 汤

小柴胡汤是东汉医圣张仲景《伤寒杂病论》中和解少阳的代表方。少阳病以"往来寒热，胸胁苦满，默默不欲饮食，心烦喜呕，口苦，咽干，目眩，脉弦"为主症。其特殊之处在于病位不在太阳之表，故禁汗；又未达阳明之里，故禁吐下。其居于太阳、阳明之间为半表半里，以和解为主要治疗原则。今人应用小柴胡汤不仅治疗外感少阳病，还将其广泛应用于内科多种疑难杂证，李延教授常用于治疗内伤发热、眩晕、心悸、胆囊炎、慢性支气管炎、高血压病、功能性消化不良、慢性乙型肝炎等，临床效果甚佳。

医案一　内伤发热

高某，女，30 岁，2009 年 7 月 5 日初诊。

患者低热两月余。两个月里四处求医就诊，经血细胞、尿液、血沉、X线等常规检查，未发现明显异常。发热时体温在 37.2℃ ~ 37.8℃ 之间波动，遇劳尤甚。曾服用退热、抗炎药物仍不见缓解。遂转投中医治疗。

诊见：低热，午后热起，热退后旋即又发冷，如此隔日发作。自觉胸胁胀闷不适，胃脘痞闷，口干引饮。舌质淡红，苔白腻，脉弦滑。

诊断：内伤发热。

证属：邪居少阳，痰湿中阻。

方药：小柴胡汤加减。

处方：柴胡 25g，黄芩 25g，清半夏 15g，厚朴 20g，陈皮 15g，石膏 20g，生姜 10g，大枣 4 枚，甘草 10g。3 剂，水煎服，日 1 次，分 2 次服。

二诊：连续 4 天未发热，自觉胸脘舒畅，舌苔转薄。

遵前方继服 7 剂，向愈。

【按语】 本案发热两月余，寒热交错，病势迁延，为邪居少阳，痰湿中阻之发热。汗下均不适宜，唯有和解之法。又见胃脘痞闷，舌苔白腻为湿阻中焦之象，故加厚朴燥湿，佐以适量石膏乃防一味祛湿而化燥伤阴。和解而不攻伐，燥湿而不忘存津液，其效可见一斑。

医案二　眩晕

黄某，女，25 岁，2007 年 5 月 8 日初诊。

近两个月每到傍晚之时便感胸胁满闷，烦躁，呕恶，随即眩晕仆倒，睡时叫之不醒，约 40 分钟后苏醒，醒后如常。经西医院相关检查，未见明显异常。最终考虑为癫痫发作。服药治疗效果不明显，遂转中医治疗。

诊见：眩晕，胸胁胀闷不舒，烦躁，恶心欲呕，不发病时精神如常，一般状态良好。舌质红，苔薄黄，脉弦。

诊断：眩晕。

证属：邪郁少阳，相火内生。

方药：小柴胡汤加减。

处方：柴胡 20g，党参 25g，黄芩 25g，清半夏 25g，栀子 20g，生姜 10g，

李延学术经验集

大枣4枚，甘草10g。5剂，水煎服，日1剂，分2次服。

二诊：药后胸胁满闷、烦燥、呕恶减轻，5剂后眩晕症状消失。

效不更方，继服7剂，水煎服，日1剂，分2次服。

随访半年未复发。

【按语】初遇本案时从辨病角度讲一时难以定夺，但其症状表现所见"胸胁苦满，心烦喜呕，脉弦"乃少阳经气不利、相火内郁之象，故治以和解少阳，清利枢机。《名医别录》提到柴胡具有"除伤寒心下烦热……胸中邪逆"，"为枢机之剂"，曾有医家分析仲景论柴胡之效："柴胡证皆由上焦不通，上焦不通则气阻，气阻则饮停，饮停则生火，火炎则呕吐，半夏、生姜能止吐蠲饮……黄芩能撤热，能通上焦者，其惟柴胡乎。"故疏利三焦非柴胡之力不可也。由此上下气机得通，正气得复，则病证得除。

医案三　心悸

史某，女，68岁，2009年5月15日初诊。

阵发性心悸3年余，且发作有时，皆从凌晨3点起发作，自感如胸中捶鼓，悸动不已，随后便无法再次入睡。平素肢冷畏寒，发作时却手足汗出，心中烦热。曾以"冠心病"收治入院，每发作之时做心电图并无明显缺血及心律失常。遂诊断为植物神经功能紊乱。一直以来经中西医结合治疗症状仍反复发作，为求诊治前来就诊。

诊见：胸闷、气短、不欲饮食。面色萎黄，精神焦虑。舌质淡白，脉沉弦。

诊断：心悸。

证属：邪阻少阳，气血不畅。

方药：小柴胡汤加减。

处方：柴胡20g，党参20g，黄芩25g，清半夏25g，生姜10g，酸枣仁15g，生龙牡各25g，大枣4枚，炙甘草10g。5剂，水煎服，日1剂，分2次服。

二诊：阵发性心中悸动时间缩短，程度减轻，睡眠由此改善，汗止，胸闷消失，食欲有所增。将生龙牡各减至10g，继服7剂加以巩固。

之后患者亲自来告知诸症皆除，神清气爽，药服完1年皆未再发。

【按语】本案定时发病，皆在寅时，乃为肺经所主，少阳升发之时。因升发不足，少阳枢机不利，致气血不能输贯心肺而发为心悸。故疏解少阳之气机为主要治则。方中佐以酸枣仁、生龙牡益心安神，收敛耗散之正气，在寅时阴阳消长转化之节点，维系阴阳。由此诸药共助正气搏邪，阴阳调和，则病自除矣。

200

医案四　胆囊炎

徐某，女，50岁，2011年6月12日初诊。

右上腹阵发性胀痛1年余，食油腻后及情志不遂时尤重，常放射至后背，平素伴有口苦、胁肋胀满不舒。就诊某医院，经查体墨菲征阳性，消化系超声提示为胆囊炎，为求中医治疗前来就诊。

诊见：心烦易怒，发作时坐卧不安，口苦，腹胀，嗳气，纳差。舌质红，苔薄黄，脉弦。

诊断：胆囊炎。

证属：肝气郁结，痰火阻络。

方药：小柴胡汤加减。

处方：柴胡25g，白芍20g，党参20g，黄芩15g，清半夏15g，枳壳25g，生姜10g，大枣4枚，炙甘草10g。5剂，水煎服，日1剂，分2次服。

二诊：右上腹疼痛消失，仅有轻度压痛，口苦减轻，但胸胁仍时有胀闷感。

上方加郁金10g，继服7剂，水煎服，日1剂，分2次服。

药后诸症基本消失，1年未复发。

【按语】本案为肝气郁结、郁火煎津成痰、痰火郁阻胆络所致的胁痛。方用柴胡、黄芩清解少阳经之邪热，疏利肝胆气机；加白芍助疏肝理气，平肝缓急止痛；枳壳化痰消痞满。二诊中投以郁金加大利胆之功，终使气郁得达，火郁得发，枢机自利。

医案五　慢性支气管炎

回某，男，54岁，2010年3月20日初诊。

半个月前因汗出当风，出现咳嗽症状，且伴有咽痒，头痛，恶寒发热，咳嗽加重时甚至呕恶白色痰涎。肺部X线示：双肺纹理增强。诊断为"支气管炎"，并口服、静脉使用抗生素及化痰止咳药物，症状虽减但始终迁延不愈，近日病情又有所加重，遂来试诊。

诊见：咳嗽，咳痰清稀，口苦咽干，喉痒声嘶，夜间尤甚，咳时胸胁胀闷。舌红，苔薄黄，脉弦滑。

诊断：慢性支气管炎。

证属：邪郁少阳，肺气失宣。

方药：小柴胡汤加减。

处方：柴胡25g，黄芩25g，清半夏15g，浙贝母20g，射干15g，甘草10g，生姜10g。5剂，水煎服，日1剂，分2次服。

二诊：服药后，咳减咽润，胸胁舒畅，继服3剂。

药后诸症自除。

【按语】本案病程迁延，以致出现"呕恶，口苦咽干，胸胁胀闷，脉弦"，故知外邪已郁于少阳，郁而化火，遂上犯于肺加重咳嗽。由此方用小柴胡汤和解少阳，清解郁火，宣畅气机，辅以化痰止咳之品，助肺之通调，故可获效。

医案六 高血压病

肖某，男，43岁，2006年7月20日初诊。

高血压病史3年。现口服西药降压治疗，但血压起伏较大，病情时有反复。此次就诊因突发感冒引起头晕、目眩，测得血压200/110mmHg。

诊见：头目晕眩，心悸，口苦，胁胀，纳差。舌紫暗，苔薄黄，脉沉弦。

诊断：高血压病。

证属：邪郁少阳。

方药：小柴胡汤加减。

处方：柴胡25g，黄芩25g，清半夏15g，白芍20g，石决明25g，炙甘草10g。7剂，水煎服，日1剂，分2次服。嘱患者勿减西药。

二诊：药后眩晕、胁胀明显减轻。

继服10剂，诸症渐消。

【按语】本案由"目眩，口苦"乃知其病在少阳，故以小柴胡汤加味，利少阳之枢机，降上逆之气，以除因邪入少阳引起的当下之症，不但外感得消，且血压得降，疗效颇佳。

医案七 功能性消化不良

辛某，女，40岁，2007年5月25日初诊。

因家庭不和，夫妻时常争吵而逐渐出现食欲不振两年。平素不思饮食，稍食即有饱胀感，食后恶心、嗳气频作，次日晨起口干口苦，胸胁胀闷，入夜自感胸中烦热，但体温正常。经相关检查未发现消化系统异常。曾用促胃肠动力药及健脾中药治疗，收效甚微，遂寻求中医治疗。

诊见：胸胁胀，食少，口苦，恶心，神疲乏力。舌质红，苔薄黄，脉弦。

诊断：功能性消化不良。

证属：少阳枢机不利，肝气犯胃。

方药：小柴胡汤加减。

处方：柴胡25g，清半夏15g，黄芩15g，白芍20g，枳壳15g，郁金20g，炙甘草10g，生姜10g。7剂，水煎服，日1剂，分2次服。

二诊：食欲渐增，胁胀、口苦减轻，但仍达不到正常食量，食后腹胀，嗳气可缓。

上方加焦三仙各15g。7剂，水煎服，日1剂，分2次服。

三诊：食欲增强，可出现明显饥饿感，食量增加。7剂，水煎服，日1剂，分2次服。

药后诸症皆消，嘱患者调情志，多运动，可适当服以山楂丸巩固治疗。

【按语】本病病机多属肝胃不和或脾胃虚弱。本案患者有明显情志内伤史，致气机失调，从而影响中焦之纳运。因属肝胃不和，故单纯用健脾之品不效。从其证候上看可见小柴胡汤证，由此着手运用小柴胡汤调畅气机，加疏解肝郁、消食健胃之品，故可使脾气升，胃气降，肝气畅，纳食正常。

医案八　慢性乙型肝炎

孙某，女，42岁，2006年10月15日初诊。

患慢性乙型肝炎4年，自诉乙肝六项结果显示"大三阳"，肝功能检查有改变，平素自感右上腹胀闷隐痛，纳差呕恶，神疲肢倦，夜寐欠安，大便不爽，小便黄。近日经住院治疗，肝功有所改善，遂欲出院回家口服中药以巩固治疗。

诊见：腹胀，恶心，纳差，神疲乏力，眠差，面色萎黄，消瘦。舌质红，苔薄黄，脉弦。

诊断：慢性乙型肝炎。

证属：肝郁气滞，湿热内蕴。

方药：小柴胡汤加减。

处方：柴胡25g，黄芩20g，清半夏15g，茵陈20g，虎杖15g，郁金25g，白花蛇舌草30g，太子参20g，枳壳15g，大腹皮15g，甘草10g，生姜10g。7剂，水煎服，日1剂，分2次服。

二诊：右上腹隐痛减轻，食欲增加，大便实，小便清。苔黄已消，但仍见腻。

前方加白术15g，山药15g，续服7剂，水煎服，日1剂，分2次服。

二诊：诸症大减，精神见佳，继服10剂后，复查肝功正常，乙肝六项中三项转阴。

【按语】本病中医多属"胁痛"范畴，以湿热羁留为患，然临床医家多以苦寒治之，反伤其正，无以"避其毒气"。故用小柴胡汤佐以解毒化湿、疏肝健脾之品，并注意固护正气却又不壅补留邪，清利湿热又不至太过伤阴，终见正气盛，邪气退，病情向愈。

医家常云：柴胡乃劫肝阴之品，用量宜少。李延教授经过多年的临床经验总结认为，柴胡乃疏肝理气之佳品，并无劫肝阴之弊，故运用时用量较大。小柴胡汤在临床中应用较广，其主症归为少阳八大证甚为精辟。《伤寒论》原文有云："但见一证便是，不必悉具。"后世医家虽对此理解见仁见智，但仍不可否认其为许多疑难杂症提供了更为广泛的辨证思路。

理 中 汤

理中汤首见于《伤寒论》，是仲景名方之一，由人参、干姜、甘草、白术组成，原方主治太阴脾虚寒证。其用药精炼，组方严谨，历代医家在原方基础上变生出诸多方剂，将其广泛应用于临床。李延教授用理中汤加减用于虚寒泄泻、胆石症、呃逆、咳嗽、口疮、缓慢型心律失常等，均取得了满意疗效。

医案一　虚寒泄泻

唐某，男，35岁，2006年6月20日初诊。

腹泻半年，时常大便溏稀，肠鸣辘辘，甚则大便日行九次，泻下不化之完谷，久之纳差，消瘦。

诊见：面色无华，神疲倦怠，腹部喜暖喜按。舌淡，苔白腻，脉细缓。

诊断：虚寒泄泻。

证属：脾阳虚弱。

方药：理中汤加减。

处方：党参25g，干姜15g，炒白术20g，炙甘草10g。7剂，水煎服，日1剂，分2次服。

二诊：药后病瘥，继服7剂以善其后。

【按语】本案乃中焦脾阳虚弱所致泄泻。脾主运化，胃主腐熟。然脾胃阳虚，失于温化，而致水为湿，谷为滞，湿滞下注发为泄泻。胃受纳功能失常，故纳呆。脾阳虚，水谷不能化生精微以充养机体，故消瘦、面色无华。"阳气者，精则养神，柔则养筋"，脾胃阳虚，则神疲倦怠。阳虚无以温煦，则腹部喜暖喜按。舌淡、苔白腻、脉细缓乃水湿内停之征，故辨为脾阳虚弱。治宜温中健脾，散寒祛湿，遂将理中汤中人参易为党参专补中焦脾胃之气，干姜温胃散寒，白术健脾燥湿，甘草和中补土。诸药合用，重振中焦，升清降浊，故腹泻可止。

医案二　胆石症

付某，女，55岁，2010年12月10日初诊。

右上腹隐痛反复发作1年有余，时伴有向右背放射痛，常因饱食或食油腻而发作，经腹部超声检查诊断为"胆结石"，3天前因一时活动过量引起右上腹疼痛加剧。

诊见：右上腹绞痛，恶心欲呕，形寒肢冷。舌淡有齿痕，苔白滑，脉弦细。

诊断：胆石症。

证属：寒凝胆府，气机不畅。

方药：理中汤加减。

处方：党参 25g，白术 25g，干姜 10g，制附子 10g，木香 20g，鸡内金 20g，枳实 15g，炙甘草 10g。7 剂，水煎服，日 1 剂，分 2 次服。

二诊：服药后，疼痛渐消，呕恶、纳差皆除，仅神疲，腹中喜暖。嘱其继服附子理中丸，症除则停药。

【按语】临床中对于胆石症的治疗多专于攻下，然《伤寒论》有云："脏结无阳证，不往来寒热，其人反静，舌上苔滑者，不可攻也。"本案乃中焦阳虚，寒凝于胆府，气血不畅，凝结成石，阻于胆道发为疼痛。形寒肢冷乃脾阳虚，无以温布四肢所致。舌淡胖、有齿痕、苔白滑为阳虚寒湿内停之征。方中附子大辛大热，中温脾阳，下补肾阳，与辛热之干姜同用，共奏温补脾阳、驱散寒邪之功。《证治要诀》云："附子无干姜不热。"党参、白术补气健脾，白术兼可去阳虚所生之寒湿；木香、枳实行气以助活血止痛，又可使党参、白术补而不滞；鸡内金健脾消石。诸药相伍，共奏温阳祛寒、行气止痛之功，遂药尽病可除矣。

医案三　呃逆

王某，男，64 岁，2010 年 5 月 8 日初诊。

1 周前因食冷饮而出现呃逆症状，且呈逐渐加重趋势，西医诊断为"膈肌痉挛"。经注射解痉药物仍呃声连连，遂求中医治疗。

诊见：频呃不止，四肢清冷，口淡无味，神疲肢乏。舌淡，苔白，脉细弱。

诊断：呃逆。

证属：元阳素亏，阴寒上逆。

方药：理中汤加减。

处方：红参 15g，白术 20g，干姜 20g，炙甘草 10g，制附子 10g，丁香 15g。3 剂，水煎服，日 1 剂，分 2 次服。

二诊：服药后呃逆骤减，可知药证契合，继服 5 剂，不适皆除。

【按语】本案患者年老，真阳不足。肾为阳之根，脾为阳之本，脾肾阳虚，寒邪直中，气逆动膈而发呃逆。脾阳虚，失其温煦之能，故四肢清冷。脾开窍于口，脾阳亏虚，运化失常，故口淡无味。脾阳不振，运化失职，无以化生精微充养肢体筋脉，故神疲肢倦。方中易人参为红参，大补元气。附子温补元阳以助脾阳，干姜温补脾阳，白术补气健脾燥湿，丁香暖胃温肾，降逆止呃。诸药合用，真阳可复，寒气得散，呃逆自止。

医案四　咳嗽

尚某，女，68岁，2010年3月18日初诊。

慢性咳嗽半年，西医诊断为"慢性支气管炎"，虽经西医抗炎、镇咳治疗，却不见痊愈，反复发作。

诊见：咳嗽、痰多稀白，口淡不渴，倦怠喜暖，纳差，便溏。舌质淡，苔白腻，脉沉细。

诊断：咳嗽。

证属：脾阳不足，痰湿犯肺。

方药：理中汤加减。

处方：党参25g，白术25g，干姜15g，甘草10g，茯苓15g，苍术15g，肉桂10g。5剂，水煎服，日1剂，分2次服。

二诊：咳嗽、咳痰减轻，身体渐暖，纳食渐多。

上方去肉桂，以防过于温补。继服7剂，水煎服，日1剂，分2次服。

三诊：诸症皆瘥。继服理中丸巩固治疗。

【按语】《内经》言："五脏六腑皆令人咳，非独肺也。"本案咳嗽，痰多稀白为中焦虚寒，无以温化水湿，水湿内停上犯于肺，正所谓"脾为生痰之源，肺为贮痰之器"。痰湿上犯，阻碍肺之宣降，故咳嗽、吐稀白痰；口淡不渴、纳差、便溏乃脾阳虚、运化失常所致；喜卧倦怠乃脾阳虚失其温煦；舌淡、苔白腻、脉沉细为虚寒之象。方中理中汤温中散寒，补气健脾，加肉桂增强温中散寒之功。茯苓、苍术健脾去湿。湿邪去，脾气健运，肺之宣降复常，咳嗽亦除。

医案五　口疮

赵某，女，57岁，2009年5月4日初诊。

以口腔溃疡反复发作两年，前来就诊。自诉发作时溃疡疼痛如烧灼感，晨起加重。曾多次口服抗生素、维生素及清火解毒中药治疗，愈而又发。西医诊断为"口腔溃疡"。

诊见：两颊、上唇内侧黏膜各有大小不同的溃疡点或溃疡面，小如小米粒，大如黄豆，进食、说话时疼痛加重，神疲，纳差。舌质淡，苔白滑，脉沉迟。

诊断：口疮。

证属：脾胃虚寒。

方药：理中汤加减。

处方：党参 20g，干姜 20g，白术 25g，陈皮 15g，肉桂 10g，附子 10g，炙甘草 10g。7 剂，水煎服。日 1 剂，分 2 次服。

二诊：药后溃疡渐收，疼痛随之减轻。

继服 15 剂，溃疡愈合，无新溃疡生成。

【按语】本病归属中医"口疮"范畴，临床多用清心脾积热、泻肺胃邪火之法。然本案从患者舌脉上看乃属寒证，实为中阳不足、虚火上炎所致。郑钦安《医理真传》中载有"伏火"一说。其言谓："如今之人将火煽红，而不覆之以灰，虽焰，不久即灭。覆之以灰，火得伏，即可久存。""脾土太弱，不能伏火，火不潜藏，真阳之气外越。""明知其元阳外越，而土薄不能伏之，即大补其土以伏火。"由此创立"补土伏火"之法，故亦可解释为何"阳不足"却有"火"炎于上之说。遂用此法治疗本案，以党参、白术补益中焦脾土，附子辛热壮阳，辅以甘草甘缓补中，又缓附子辛热之性，助阳气以生，终使火得伏，阳得固，虚火归原，而获佳效。

医案六　缓慢型心律失常

程某，女，65 岁，2010 年 11 月 28 日初诊。

阵发性心悸、气短两年。曾做动态心电图检查显示窦性心律，时呈窦缓，频发室性早搏。使用抗心律失常药物，效果不理想，遂求中医治疗。

诊见：心悸，胸闷，气短，乏力，面色㿠白。舌质淡暗，苔薄白，脉沉迟。

诊断：缓慢型心律失常。

方药：理中汤加减。

证属：心阳不足。

处方：人参 30g，干姜 25g，白术 25g，炙甘草 20g，附子 10g，丹参 15g，甘松 15g。7 剂，水煎服，日 1 剂，分 2 次服。

二诊：药后心悸减轻，气力有所恢复。

继服 15 剂，心悸消失，早搏数量大减，诸症皆除。

【按语】本案阳虚血阻为病机关键，心阳不足，心失温养，故心悸；阳气亏虚，运化无力，故胸闷、气短；阳气亏虚无力统摄血行，血液瘀滞，故舌质淡暗；阳气亏虚失于温养，故面色㿠白；苔薄白、脉沉迟乃虚寒之象。方中理中汤加附子，上助心阳，中温脾阳，下补肾阳；甘松辛、甘、温，行气醒脾，温中散寒，《开宝方》云"甘松主心腹卒痛"；丹参活血祛瘀，瘀血祛则气亦行，气行则温运得复。诸药配伍，共奏补气温阳、散寒活血之功。方证对，则症状除。

理中汤乃温运脾阳之要方，临证加减所治颇广，但万变不离畏寒、手足不温、溲清便溏、舌淡、苔白、脉沉迟等中寒之象。其配伍精当，方义颇深，只有辨证精准方可收获良效。

半夏泻心汤

本方出自《伤寒论·辨太阳病脉证》治疗"心下痞，但满而不痛，或呕吐，肠鸣下利，舌苔腻而微黄，"即寒热互结之痞证，具有寒热平调、补泻同施的特点。李延教授在临床上亦常用此方，针对多个系统寒热错杂、升降失司之证，收效颇佳。

医案一　慢性胃炎

关某，男，50 岁，销售经理，2012 年 3 月 15 日初诊。

由于工作需要长期饮酒应酬，由此出现胃胀隐痛，伴恶心反复发作已有两年，西医院诊断为"慢性胃炎，十二指肠球部溃疡"，并服西药治疗，症状时有反复，为求中药调理遂来就诊。

诊见：胃胀不适，酒后隐痛伴呕恶，口干，口苦，纳差，大便日行两次，稀薄无形。舌尖赤，苔腻微黄。

诊断：慢性胃炎。

证属：中阳虚弱，湿热内蕴。

方药：半夏泻心汤加减。

处方：清半夏 20g，黄芩 25g，黄连 10g，干姜 10g，海螵蛸 25g，党参 20g，大枣 5 枚，甘草 10g。7 剂，水煎服，日 1 剂，分 2 次服。

二诊：药后胃隐痛减轻，食欲稍增，便渐成形，但食后仍有腹胀。

上方加陈皮 15g，厚朴 15g。7 剂，水煎服，日 1 剂，分 2 次服。

三诊：胃已不痛，胃胀减轻，大便日行 1 次，苔薄白。

上方去黄连，加麦门冬 20g，石斛 25g 以养胃阴。

继服 7 剂，嘱其限酒，药后病证皆除。

【按语】本案患者由长期饮酒、损伤脾胃所致。脾胃损伤，中阳则虚弱。中阳虚弱，气留而不行，食滞而不化，故胃部不适；酒乃生湿助热之品，饮之更伤脾胃，脾运失常，胃失摄纳，故呕吐、纳差、便溏；口干、口苦、舌尖赤、苔腻微黄为湿热之征。综观诸症，乃中阳虚损，复感湿热，寒热错杂之证。治宜寒热平调，方用半夏泻心汤加海螵蛸。半夏燥湿温中，降逆止呕；干姜、人参益气温中，补脾胃之虚弱、中阳之亏损；黄芩、黄连苦寒燥湿清热；大枣合人参甘温益气，以补脾虚；甘草补脾和中，调和诸药；海螵蛸制酸止痛，加快十二指肠球部溃疡的愈合。诸药相伍，寒温并用，补泻兼施，共奏补脾益气、平调寒热之功。

医案二　口腔溃疡

焦某，男，30岁，2010年10月20日初诊。

口腔溃疡反复发作1年，发病时便服用维生素，及外敷冰硼散，但终未能彻底治愈，平素工作繁忙，作息不定，时饥时饱，日久胃脘痞闷不舒，肠鸣辘辘，却不思饮食。

诊见：腹胀不舒，肠鸣辘辘，纳差，便溏，口干苦。舌红，苔腻，脉滑数。

诊断：口腔溃疡。

证属：脾胃亏虚，阴火上乘。

方药：半夏泻心汤加减。

处方：清半夏25g，黄芩15g，黄连10g，干姜20g，党参25g，陈皮15g，厚朴20g，甘草10g。7剂，水煎服，日1剂，分2次服。

二诊：药后溃疡见小，痞满减轻。

上方加淡竹叶15g，莲子心20g。7剂，水煎服，日1剂，分2次服。

三诊：溃疡愈合，未复发，自觉心下舒畅，口中渐润。减苦寒之品，再服5剂，以巩固疗效。

【按语】口腔溃疡的发病机理多与心胃之火上炎有关。李东垣之《脾胃论》有云："脾胃气衰，元气不足，而心火独盛。心火者，阴火也，起于下焦，其系于心，心不主令，相火代之。""有时胃火上行独燎其面"，故泄其胃火，补其元气。一诊法效，二诊再投以清心之品加大效力，遂药到病除。

医案三　慢性肾盂肾炎

孟某，男，50岁，2011年9月2日初诊。

两年前开始出现颜面浮肿，继而波及下肢，诊断为"慢性肾盂肾炎"，曾于西医院治疗，但病情时有反复，近1周再次发作。

诊见：面浮肢肿，发热，腰痛腹胀，呕恶，纳差，神疲乏力，口干渴，尿频量少，尿道灼热。舌边尖略赤，苔白腻微黄，脉弦滑。

诊断：慢性肾盂肾炎。

证属：中阳不足，邪热内蕴。

方药：半夏泻心汤加减。

处方：清半夏25g，黄芩25g，黄连10g，干姜20g，党参20g，陈皮20g，厚朴15g，白花蛇舌草20g，车前子15g，土茯苓15g，甘草10g。7剂，水煎服，日1剂，分2次服。

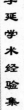

二诊：浮肿渐消，小便渐畅，腑气得通，但仍乏力。

投以大枣 5 枚，继服 7 剂，则十去其八九。

【按语】 本案乃中焦之气机郁闭，清阳不升，气不化水，则颜面浮肿；浊阴不降，热邪蕴结，则小便不利。其与半夏泻心汤证虽有出入，但统属气机升降失调，取其辛开苦降，分清泌浊，清利散结，终得殊途同归，病证得愈。

医案四　慢性结肠炎

彭某，男，50 岁，2008 年 3 月 21 日初诊。

大便稀薄，日行 3~5 次，7 年有余。曾做肠镜检查，诊断为结肠炎。多次投医，遍服痛泻要方、四神丸、参苓白术散等剂，症状虽有缓解，但时有反复，经人介绍前来就诊。

诊见：大便异常，痞满胀闷不舒，神疲乏力，食少，多食则腹胀，腹中冷而心烦热，口苦，夜寐欠安。舌红，苔腻微黄，脉细数。

诊断：慢性结肠炎。

证属：寒热互结。

方药：半夏泻心汤加减。

处方：清半夏 20g，黄芩 15g，黄连 10g，干姜 25g，党参 20g，焦三仙各 15g，夜交藤 20g，淡竹叶 10g。7 剂，水煎服，日 1 剂，分 2 次服。

二诊：大便成形，日行 2~4 次，痞满消减，腹中渐暖，心情渐畅。

效不更方，继服 7 剂，水煎服，日 1 剂，分 2 次服。

三诊：大便日行 1 次，便质正常，无痞满，但腹中热，晨起仍感口苦。

上方去干姜、黄连，加炒山药 15g，炒白术 20g，五味子 15g。

继服 7 剂，食欲增强，诸症皆瘥。

【按语】 本案乃中焦失健，寒热错杂，气机失畅，若按常法必以涩肠止泻为首选，由此则有留邪之弊，使气机愈加郁滞不通，而蕴结成痞。故方中取干姜之辛热以温中散寒，再用黄连、黄芩之苦寒以泻热开痞，其辛开苦降之功彰显无遗，但应用时却要注意黄连与干姜的配比。若症见心烦、热较著则黄连多于干姜；若腹中冷，便溏较著则干姜多于黄连。本案三诊腹中热象已显，则不必过用温热之品，故去干姜，且心下痞已除，加之无干姜制约，故再去黄连；留以黄芩续泄胆腑之热，由此平调寒热，以防偏执。终投以养阴益气之品，以善后巩固。

医案五　梅尼埃综合征

郑某，男，65 岁，2009 年 2 月 28 日初诊。

眩晕 5 年，病时见家中物品皆有倾倒之势，如坐舟车，开目尤甚，并伴以恶心、呕吐，静卧稍缓。西医院诊断为"梅尼埃综合征"，应用西药治疗，病情时有反复。近日因淋雨再次诱发，遂求中医治疗。

诊见：由家人扶入诊室，行动缓慢，稍动则立即紧闭双目，静坐后方敢视物，头晕昏沉，面色㿠白，少气懒言，伴汗出，心下满闷不舒，食少，大便溏泻。舌红，苔黄腻，脉弦滑。

诊断：梅尼埃综合征。

证属：中阳亏虚，痰热上扰。

方药：半夏泻心汤加减。

处方：清半夏25g，黄芩25g，黄连10g，干姜20g，党参20g，茯苓15g，陈皮15g，天麻20g。7剂，水煎服，日1剂，分2次服。

二诊：服3剂后敢开目视物，7剂后敢自行走动，但动作略缓，心下渐畅，纳谷稍增，头仍昏沉如裹。

上方加白术20g，继服7剂，水煎服，日1剂，分2次服。

三诊：眩晕止，气色转佳，头目转清，大便成形，夜寐欠安。

上方去黄芩、黄连、干姜，加砂仁15g，夜交藤20g，继服7剂，加以调理，随访3个月未复发。

【按语】此案为中焦脾虚湿盛，加之感受湿邪，便成生痰之源，由此阻遏中焦，扰乱气机且蕴而生热。清阳不升则头晕目眩，浊阴不降则心下满闷。故予干姜温脾除湿，以升清；黄芩、黄连清肝胃之热，以降浊；清半夏降胃气，止呕逆；用天麻则源于"诸风掉眩，皆属于肝"，以此缓肝气，息肝风，一则平逆乱之气机，二则使痰浊得降。再辅以党参鼓舞中气，升清阳；茯苓、陈皮健脾燥湿，终得升清降浊之功效。

综上，此方为除心下痞之经方，其所治之痞原系小柴胡汤证误下，损伤中阳，以致寒热互结心下成痞。今人多为脾胃不和、升降失司而致。脾喜燥恶湿，主升清；胃喜润恶燥，主降浊。脾湿则清阳不升，胃热则浊阴不降，由此清浊不分，阻遏中焦，故而成痞。李延教授应用此方并不限于痞满之证，凡脾失升清、胃失降浊等脾胃不和且兼有心下满闷不舒者皆考虑应用此方。然辨证当注意舌象，若舌质红，苔白腻而微黄，用此方几无误矣。

半夏厚朴汤

此方源自《金匮要略》，是治疗咽部异物感的专方。对于咽部异物感在古代早有论述，医家们多称之为"梅核气"。《医宗金鉴》中对此作出了详细的描述："咽中如有炙脔，谓咽中有痰涎，如同炙脔，咯之不出，咽之不下者，即今之梅核气病也。"据其所述，此病得于七情不畅，气机郁滞，聚津为痰，痰气交阻，互结咽喉而为病。半夏、厚朴、生姜可辛以开结，苦以降逆，茯苓辅佐半夏利饮行涩，紫苏芳香宣通郁气，使气舒涩去，则疾病自去。李延教授常运用此方治疗咽喉部疾病和神经官能症等一些自我感觉异常的病证，取得了一定的疗效。

医案一　慢性咽炎

赵某，男，39岁，2012年10月5日初诊。

自觉喉中痰黏，咳之不出，咽之不下4年，吸烟史12年，平均每天3~5根。曾经咽喉科检查诊断为"慢性咽炎"，并多次自行服用化痰药及清热解毒药物，效果不甚理想。

诊见：喉中有痰，吞咽时尤感明显，但不易咳出，刷牙及闻有油烟及刺激性气味时有恶心感，久之，纳食有所减少。咽部略红肿，有黏液附着。舌苔白润，脉弦滑。

诊断：慢性咽炎。

证属：痰气郁结。

方药：半夏厚朴汤加减。

处方：半夏25g，厚朴20g，茯苓25g，生姜20g，紫苏叶10g，山栀子15g。10剂，水煎服，日1剂，分2次服。

二诊：自觉吞咽时喉中阻碍减小，黏滞感减轻，呕恶感减少。望诊咽部红肿消退。但自述吸烟后加重，此燥热之邪灼津成痰之故，嘱戒烟以利病除。

上方去山栀子。继服10剂，服法同前。

三诊：喉中痰消，吞咽顺畅，无呕恶感，食欲恢复。投以沙参、麦冬甘润之品，继服7剂，以巩固疗效。

【按语】《本经》言半夏主"咽喉肿痛"。《药性论》亦言半夏可"消痰涎，开胃健脾，止呕吐"。可见半夏在治疗此类疾病中所居地位不容小觑。此案中患者所述之痰，实为无形之痰，其与气相搏结为患，气不行则郁难开，痰不化则结难散，痰凝可加重气滞，气滞又可促进痰结。故单纯应用化痰之品难以奏效，再加苦寒清热之类，使痰凝更甚。因此，本病宜宣畅气机，化痰散结并举，再根据"咽部略红肿"佐以适量山栀子以泻火利咽，见效则收，再予以甘润之品以防津伤，终使病除矣。

医案二　神经官能症

全某，女，49岁，2010年9月15日初诊。

焦虑、心烦1年余，且伴有喉中异物感，咳之不出，咽之不下，虽多次就诊于咽喉科，并做喉镜检查（未见明显异常），但仍未消除其疑虑，并常恐突发呼吸困难而危及生命，由此惶惶不可终日，无奈寻求中医治疗。

诊见：烦躁、焦虑、多疑，自述发病严重时感觉喉中突发肿起累及舌根，随即心悸，汗出，甚至手抖。平素心下胀闷不舒，打嗝儿、排气后缓解。常因身体某一细微感觉而纠结担心，夜不能寐。苔白腻，脉弦滑数。

诊断：神经官能症。

证属：肝气郁结，痰气交阻。

方药：半夏厚朴汤加减。

处方：半夏 20g，厚朴 15g，茯苓 15g，生姜 10g，紫苏叶 15g，淡竹叶 10g。7 剂，水煎服，日 1 剂，分 2 次服。

二诊：心烦有所减轻，喉中无突发肿起发作，虽仍有异物感，但"异物"减小，心下胀闷明显减轻，夜寐欠安。

上方加郁金 15g，夜交藤 20g。继服 7 剂，水煎服，日 1 剂，分 2 次服。

三诊：心烦进一步减轻，喉中异物感渐消，心下得舒，精神转佳。逢经期，月经量少，小腹痛，此乃小腹血瘀阻滞，加桃仁 15g，丹皮 15g，以活血散瘀。

四诊：继服 7 剂后，月经改善，腹痛消失，余症渐失，病瘥。

【按语】初见此案病证繁多复杂，集心悸、不寐、心下痞、郁证等多种病证于一身，似无从应对，难以定名，但去繁从简后，不难发现众多症状中有一经典病证也是患者反复纠结的，那就是梅核气。本病是因肝气郁结，肺胃失于宣降，致凝津成痰。痰气交结，搏于咽喉，故如有物阻，咳吐不消。郁气阻于中焦，则心下满闷。痰热扰心，则心烦不寐。故予以行气散结，降逆化痰，并在其基础上适当佐以淡竹叶清心除烦。一诊 7 剂后，症状得减，则证明药已中病，遂加大行气解郁之功。随证调理，服药月余即告病除。

医案三　神经性厌食

田某，女，30 岁，2005 年 10 月 20 日初诊。

因节食减肥后出现不欲饮食，食后即吐，就诊于西医院，经相关检查后诊断为"神经性厌食"，顽固难愈，为求中医治疗遂由家人陪伴前来就诊。

诊见：性格内向，患病以来少言寡语，但时时情绪焦躁。面色黄，自觉喉中有物阻隔，进食后难以下咽，严重时食后即吐。虽腹中无食，但又觉满闷、饱胀，大便量少而干。舌淡，苔白腻，脉弦滑。

诊断：神经性厌食。

证属：脾胃虚弱，痰气互结。

方药：半夏厚朴汤加减。

处方：半夏20g，厚朴15g，茯苓15g，生姜10g，紫苏叶20g，炒麦芽25g，枳壳20g。7剂，水煎服，日1剂，分2次服。

二诊：喉中异物感减轻，下咽较前容易，呕恶感减轻，开始愿意与家人交流，效不更方，继服10剂，服法同前。

三诊：进食量逐渐增至正常，自觉喉中异物消除，腹胀减轻，大便质软易排，心情日渐舒畅，面色转红润。只是每遇烦恼之事有所反复。

上方加柴胡15g，白芍20g，以条达肝气，将半夏量减至15g，继服7剂，水煎服，1日剂，分2次服。

随诊1年，病情稳定，未复发。

【按语】此案乃节食后脏腑失于水谷滋养，功能失调，导致气机不畅。纳食减少最易伤及脾胃，脾虚则痰从中生，由此痰气相搏，使胃失和降，发为呕吐。其要点一，即为呕吐之症。《药性论》云半夏有"消痰涎，开胃健脾，止呕吐"之功效。自古以来被称为"止呕之要药"，各种原因之呕吐均可随证配伍用之，对痰饮呕吐尤为适宜。其要点二，患者"自觉喉中有物阻隔"，此乃痰气搏结于喉之典型症状，故治以行气开郁，化痰散结，再佐以消食健胃之品，以助胃腐熟受纳，则症状自消。三诊中因受情绪影响使得病情反复，故加疏肝之品调畅情志，随即病情稳定向愈。

医案四　哮喘

闫某，男，56岁，2009年7月20日初诊。

近1年因家事忧思劳累，心情抑郁，出现胸骨后至胃区灼烧感，咽部如有异物，夜间卧位时尤重，且自感有气逆上冲，而致咳嗽气促，由此而被动坐起，稍后可缓解。经诊查心肺功能无明显异常，咽部无异常，做胃镜示反流性食管炎、浅表性胃炎。曾服用奥美拉唑、吗丁啉等药物，症状改善不理想，遂求中医治疗。

诊见：情志抑郁，上腹胀闷，食后尤重，咽部如有异物，每至夜间平卧后，胸骨后烧灼感加重，并伴有咳嗽气喘。平素夜寐欠安，由此更加难以入睡，目不交睫。舌淡，苔白微腻，脉弦。

诊断：哮喘。

证属：肝胃不和，肺气失宣，痰气互结。

方药：半夏厚朴汤加减。

处方：半夏25g，厚朴15g，茯苓20g，陈皮20g，生姜10g，紫苏20g，炒麦芽15g，煅瓦楞30g，夜交藤20g，杏仁20g，旋覆花15g。7剂，水煎服，日1剂，分2次服。

二诊：服5剂后，便觉胸骨后灼烧感消失，咽部异物减小，夜间咳嗽气喘减轻。药已中病，效不更方，继服 10 剂。病瘥。

【按语】本案肝郁气结乃病之根源，肝气犯胃，胃失和降，胃气夹酸水上犯，故觉胸骨后烧灼感。金不制木，反被木侮，则致肺气不宣，气逆于上，故见咳喘。气郁不解则无以行水，水聚成痰，停于咽喉，则自觉喉中有物吐咽难消，故投以半夏厚朴汤，行气化痰，降逆和胃。再佐以煅瓦楞制酸，杏仁止咳平喘，旋覆花降气化痰，陈皮、麦芽消食健脾，疏肝行气。肝胃调和，肺气得宣，则病自除矣。

由上述病案不难发现，无论以何种病证为主，均有"喉中异物感"一症，古人提及此病虽多与妇人相关，但今人看来凡有情志不畅、咽部感觉异常、气郁难解者，无论男女均可发病。半夏厚朴汤之应用要注意其症状、舌脉应有痰湿之象，若津伤较重或阴虚为主者，则不可考虑使用，以防辛燥之品伤及阴津而加重病情。

补中益气汤

本方源自金元四大家之一李东垣的《内外伤辨惑论》，其根据《素问·至真要大论》中"损者益之""劳者温之"的理论而制定，乃升阳益气、调补脾胃之代表方。方中重用黄芪补中益气，升阳固表；配伍人参、炙甘草、白术补气健脾；当归养血和营；再佐以陈皮理气和胃，使诸药补而不滞；方中少量升麻、柴胡升阳举陷，协助黄芪升提下陷之中气。诸药合用，共奏补虚升陷、甘温除热之效。李延教授在临诊中用此方治疗中气不足、脾胃虚弱之诸多疾病，收效显著。

医案一　心衰

金某，女，70 岁，2010 年 11 月 15 日初诊。

冠心病史 8 余年，胸闷、气短伴双下肢浮肿反复发作半年，曾因诊断为"冠心病、心衰"住院治疗，经强心利尿治疗后，症状一度缓解，但气短乏力、少气懒言、身热自汗之症有增无减。此次就诊前自感上述症状又有复发迹象，为求他法前来就诊。

诊见：气短乏力，神疲肢倦，怠惰嗜卧，下肢略肿，身热自汗，面色㿠白，纳呆，便溏，舌淡，脉虚无力。

诊断：心衰。

证属：脾气亏虚。

215

方药：补中益气汤加减。

处方：黄芪 30g，党参 20g，白术 25g，当归 15g，升麻 20g，柴胡 15g，陈皮 25g，茯苓皮 15g。7 剂，水煎服，日 1 剂，分 2 次服。

建议强心、利尿等西药配以中药治疗。

二诊：下肢肿消，自觉胸中之气得续，纳食得增，身不甚热，汗止，由此精神转佳，言语日渐增多。

上方去茯苓皮，继服 10 剂。

三诊：诸症大为好转，但稍食多便觉腹胀。

上方加焦三仙各 15g，以助消食。继服 7 剂，诸症渐除。

【按语】本案乃脾虚气弱、健运失职所致。脾主四肢肌肉，脾失健运，故神疲肢倦，急惰嗜卧；运化水湿功能失常，则水溢四肢，故下肢略肿；脾失健运，水液运行输布失常，下趋肠道，故便溏；中阳不足，可见诸症；气虚卫表不固，故身热自汗，遂方以健脾益气为大法，佐以利水消肿之品，标本同治，获效颇佳。

医案二　脑动脉硬化

唐某，男，46 岁，2008 年 9 月 22 日初诊。

眩晕反复发作半年余，每因思劳过度、休息欠佳而诱发，测得血压无明显升高，曾几次检查头部 CT 未见明显异常，西医诊断为"脑动脉硬化，脑供血不足"，服用天麻胶囊等药物，效果不甚理想，遂求中医治疗。

诊见：头晕目眩，倦怠乏力，面色㿠白，夜寐欠安，纳呆腹胀，便溏，形瘦语低。舌淡，苔薄白，脉沉细。

诊断：脑动脉硬化。

证属：脾气亏虚，清阳不升。

方药：补中益气汤加减。

处方：黄芪 30g，党参 20g，白术 25g，当归 25g，升麻 20g，柴胡 25g，茯苓 15g，甘草 10g。7 剂，水煎服，日 1 剂，分 2 次服。

二诊：眩晕程度减轻，发作次数明显减少，仍有腹胀，腰酸膝软。

上方加白芍 20g，陈皮 15g，桑寄生 15g，川续断 15g。继服 7 剂，水煎服，日 1 剂，分 2 次服。

三诊：眩晕少有发作，神清气复，面色红润，夜寐可安，腹胀腰酸减轻，继服 7 剂以加巩固。

【按语】本案归属"眩晕"范畴。《素问·至真要大论》云："诸风掉眩，皆属于肝。"故医家大多以平肝息风化痰为治法。然本案李延教授认为乃中气不足、清阳不展所致。因脾气主升，胃气主降，为中焦气机升降之枢纽，中气不足，不升反陷，导致清阳不能上荣头目，故出现眩晕。遂治以补中益气，升举清阳。二诊症见腹胀腰酸，乃肝脾不和、久病肾虚之象，故投以柔肝理气、补肾健骨之品，由此诸症终得消解。

医案三　尿失禁

冯某，女，81岁，2004年2月10日初诊。

患者自1年前患脑梗死导致半身不遂，心情抑郁悲伤，随后开始出现小便失禁，轻则点滴不尽，重则倾泻而出不能自已，久站、咳嗽、大笑均可引起尿液溢出。为此不敢外出活动，怕见生人，由此日渐形体消瘦，神疲不振，纳食减少。曾做尿常规检查无显著异常，为求中医治疗由家人陪同前来就诊。

诊见：神疲乏力，少气懒动，面色㿠白，腰膝酸软，食少纳呆。舌质淡，苔薄白，脉细弱。

诊断：尿失禁。

证属：脾虚气陷。

方药：补中益气汤加减。

处方：黄芪30g，党参20g，升麻20g，柴胡15g，当归15g，白术15g，益智仁15g，菟丝子15g，陈皮15g，桑螵蛸15g，覆盆子15g，炙甘草10g。7剂，水煎服，日1剂，分2次服。

二诊：小便可自控，但便次仍较正常偏多，精神见烁，气力渐增，食欲渐强，效不更方，嘱其继服10剂，服法同前。

三诊：小便逐渐正常，可自已。

【按语】本案为脾虚气弱、中气下陷、肾气不固所引起的遗尿。年老体弱本已中气渐虚，加之患病悲郁，忧思伤脾，悲则气下，固摄无力。肾主水，司二便，肾气不足，膀胱失约，则小便自遗。故治以补中益气，升阳举陷，加以补肾缩尿之品，使统摄有权，尿不自溢。

医案四　发热

徐某，男，22岁，2001年7月4日初诊。

就诊两个月前便开始出现流涕，发热，体温多在37.5℃～38.5℃之间，伴有身痛乏力，恶风，自汗。平素一般体质较弱，常患外感。因此次病程较长，且服退烧药仍无法控制体温，遂寻求中医治疗。

诊见：发热，体温37.8℃，周身乏力，头身困重，自汗恶风，纳食不佳，渴喜热饮，大便微溏。舌质淡红，苔微腻，脉细数。

诊断：发热。

证属：气虚发热。

方药：补中益气汤加减。

处方：黄芪 30g，党参 25g，升麻 15g，柴胡 15g，当归 15g，白术 15g，苏叶 10g，甘草 10g。7 剂，水煎服，日 1 剂，分 2 次服。

二诊：热退，汗止，诸症渐失。

【按语】本案为气虚不能固表之发热。众多医家在治疗气虚兼外感之病证时常有所顾虑，唯恐补虚同时有"关门留寇"之嫌，然此案乃久病迁延，已伤其内，"伤其内为不足，不足者补之"。若单纯应用解表之剂，只能徒增其虚。故以甘温之品补其不足，退其虚热，即使体有余邪，亦能鼓邪外出。本案稍投苏叶助其辛散，使补虚解表各效其力，补泻得当，终见热退汗止。

医案五　排尿性晕厥

杜某，男，52 岁，2012 年 10 月 7 日初诊。

近 1 年因工作劳累出现排尿后眩晕，发作时天旋地转，站立不稳，甚则昏不知人，随后几分钟可逐渐缓解，曾多次就诊，检查均无明显异常，被诊断为"排尿性晕厥"，亦曾服用抗胆碱能药物，但效果不理想，现转求中医治疗。

诊见：时有头晕，神疲乏力，声低气怯，面色少华，四肢不温，纳食不佳，腰膝酸软。舌质淡，苔白，边有齿痕，脉细弱无力。

诊断：排尿性晕厥。

证属：中气下陷。

方药：补中益气汤加减。

处方：黄芪 30g，党参 20g，陈皮 25g，柴胡 15g，升麻 15g，白术 20g，菟丝子 20g，当归 15g，炙甘草 10g。7 剂，水煎服，日 1 剂，分 2 次服。

二诊：服药期间发作 1 次，但排尿后眩晕程度减轻，无意识丧失，乏力改善，食欲有所增，劳累后易头晕，腰酸膝软，效不更方。

上方加山茱萸 20g。再服 10 剂，服法同前。

三诊：症状未发作，诸症明显减轻，继服补中益气丸加以巩固。

随访 1 年未复发。

【按语】本案为中气下陷所致气厥。患者由于疲劳过度，导致中气亏乏，排尿时阳气消乏，促使气陷于下，清阳不升，不能上荣头目。加之肾精亏虚，阴阳不调，气机不能相顺接，而突发晕厥。遂治以补中益气、升阳举陷之法。《景岳全书·厥证》有云："气虚卒倒者……此气脱之证也，宜参、芪、归、术之属。"辅以补肾之品，先后天并补，使清者升，浊者降，气机畅达，则诸症向愈。

医案六　慢性疲劳综合征

梁某，男，35 岁，某高中毕业班教师，2010 年 9 月 4 日初诊。

因一段时间内连续熬夜批改试卷，而于某日晨起突感头痛，夜间需服用安定方可入睡，日间自觉四肢酸软乏力，神疲倦怠，纳差，曾多次在医院检查，未发现阳性体征。诊断为"神经衰弱"，曾服用安定、谷维素等药物，但效果改善不明显，遂转投中医治疗。

诊见：头痛头晕，四肢乏力，失眠多梦，腹胀纳差，神情倦怠。舌质淡边有齿痕，苔薄白，脉沉细无力。

诊断：慢性疲劳综合征。

证属：元气不足，脾胃虚弱。

方药：补中益气汤加减。

处方：黄芪 50g，党参 20g，白术 20g，茯苓 15g，陈皮 25g，川芎 15g，当归 15g，木香 15g，酸枣仁 20g，柴胡 15g，远志 15g，炙甘草 10g，炒麦芽 20g。7 剂，水煎服，日 1 剂，分 2 次服。

二诊：食欲增加，睡眠改善，疲劳减轻。7 剂，水煎服，日 1 剂，分 2 次服。

三诊：头晕头痛消失，体倦肢乏明显减轻，自觉精力恢复。

上方去木香、远志，继服 7 剂，水煎服，日 1 剂，分 2 次服。

服药后诸症基本消失，体力恢复，嘱患者调情志，慎起居。随访 1 年未再复发。

【按语】慢性疲劳综合征属中医的"虚证"范畴。脾主肌肉四肢，"脾胃虚弱则怠惰嗜卧，四肢不收"，故可见倦怠乏力。病位在脾，脾胃元气虚弱，则生化乏源，甚则累及其他脏腑而导致头晕、头痛、失眠、多梦等不适症状。故治以补中益气，升阳举陷，使清气升，浊阴降，脾胃调和，生化有源。

本方乃劳倦内伤所致中气不足、气虚发热之经典方，现临床应用范围较广，诸如妇科子宫脱垂、胎动不安；眼科眼睑下垂；内科久泻久痢、重症肌无力皆可运用此方。其证治要点为体倦乏力，少气懒言，面色㿠白，脉虚软无力，但切记因阴虚而内热炽盛者勿用，以免甘温之品更伤阴津，背道而驰。

平 胃 散

平胃散出自《太平惠民和剂局方》，功专燥湿和胃，为治疗脾胃不和的基本方剂，是历代医家常用的古代名方。本方由苍术、厚朴、陈皮、甘草组成，以生姜、大枣为引，其所治脾胃不和多由痰湿阻遏脾胃、中焦升降失常所致。

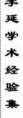

李延教授将其应用于痰浊引发的诸多疾病，收效颇佳。

医案一　便秘

李某，女，29 岁，2005 年 3 月 1 日初诊。

形体偏胖，因几个月前连续服用各类减肥药物而出现习惯性便秘，近日时有头部昏沉、脘腹胀闷不适、嗳气、纳差、夜寐不安等症状。苦于诸多不适前来就诊。

诊见：头晕，腹胀，纳差，眠差。舌苔厚腻，脉沉细。

诊断：便秘。

证属：脾虚湿盛。

方药：平胃散加减。

处方：苍术 25g，厚朴 25g，陈皮 20g，枳壳 15g，白芍 15g，杏仁 20g，桔梗 20g，鸡内金 20g，大枣 5 枚，甘草 10g。7 剂，水煎服，日 1 剂，分 2 次服。

药后大便通畅易行，腹胀消失，神清气爽。

【按语】本病系因患者服用泻下伤气之品，致脾胃两伤，湿从中生，气机被遏，浊阴不降，大肠传导失司，而致大便秘结之症。其实由脾失健运、湿浊中阻、气机升降失调而成，而非燥热津伤所致。故用平胃散祛湿健脾和胃，调畅气机。"大肠之所以能传导者，以其为肺之腑，肺气下达故能传导"，遂加杏仁、桔梗宣利肺气。胃气不降则糟粕难行，故用枳壳、鸡内金健脾消滞。再佐以白芍、甘草缓中利肠。

医案二　痞满

葛某，女，34 岁，2010 年 5 月 9 日初诊。

形体肥胖，平素工作繁忙，忧思劳累，时常有两胁胀满之感，且自觉有气攻胸中，饱食后腹胀不得卧。曾口服促胃肠动力、助消化的西药制剂，但未能使病情得到长久控制。亦曾寻求中医治疗，大多予疏通耗散之品，然屡试不效。

诊见：脉关上弦涩，关下沉伏。舌胖大，边有齿痕，苔白腻。

诊断：痞满。

证属：肝郁脾虚，痰湿内阻。

方药：平胃散加减。

处方：苍术 25g，厚朴 25g，陈皮 15g，茯苓 15g，香附 15g，柴胡 15g，瓜蒌 15g，甘草 10g。7 剂，水煎服，日 1 剂，分 2 次服。

药后诸症渐退。

【按语】该患属"肥人湿盛"，其"两胁胀满，饱食后腹胀"乃肝郁脾虚之证，诊其脉"关上弦涩"可知痰伏于膈上，使肝木郁而不伸，故治以燥湿豁痰健脾、疏肝理气和胃之法。以平胃散燥湿健脾，加瓜蒌豁痰散结，宽胸利气；茯苓健脾祛痰；香附、柴胡疏肝理气和胃。药证相符，故而获效。

医案三　闭经

王某，女，24岁，2010年10月30日初诊。

已婚4年未孕，末次月经至今3个月未行经，就诊于医院诊断为"内分泌失调"。求诊中医治以调经活血之法不效。

诊见：形体肥胖，且自诉少腹时有坠胀不适，带下量多，四肢乏力沉重。舌体胖大，苔白，脉沉实。

诊断：闭经。

证属：痰湿阻滞。

方药：平胃散加减。

处方：苍术15g，厚朴15g，陈皮15g，半夏15g，香附10g，薏苡仁15g，山药15g，甘草10g。20剂，水煎服，日1剂，分2次服。

二诊：服药后诸症稍减。效不更方，继服3个月。药后月经适时而下，半年后怀孕产下一子。

【按语】《傅青主女科》记载平胃散可治"胎死腹中"，可知其攻逐胞宫阻滞效佳。《张氏医通》云："肥盛饮食过度而经水不调者，乃是痰湿。"治宜正本清源，荡涤壅滞，湿浊化而胞宫开。平胃散加减，燥脾运湿，以除痰湿之源。痰湿除，胞脉通，经水自来。

医案四　黄疸

高某，男，44岁，2006年5月20日初诊。

黄疸病史半年余，最初从目黄开始，继而累及全身，黄色鲜明，伴有胸脘痞闷，纳差，恶心厌油，时而呕吐。

诊见：倦怠嗜卧，小便短少且色深黄，大便溏泄。苔厚腻，脉濡缓。

诊断：黄疸。

证属：湿遏热壅，肝胆失泄。

方药：平胃散加减。

处方：苍术25g，厚朴25g，陈皮15g，清半夏15g，茵陈15g，栀子15g，连翘15g，蒲公英15g，麻黄10g，甘草10g。水煎服，日1剂，分2次服。

服药10剂后，黄退诸症渐消。

【按语】本病治以健脾燥湿、清热利湿之法。《金匮要略·黄疸病脉证并治》有云："黄家所得，从湿得之。"湿邪为患最易犯中焦脾胃，其困于脾致水湿不运则又加重湿邪壅滞；湿郁不得发泄，则生内热；湿热熏蒸肝胆，胆失通利，故而胆汁溢于肌肤发为黄疸。因热从湿起，故去湿热"当先开泄其湿"。平胃散性味从辛，从燥，从温，辛可宣邪，燥能祛湿，温可健脾，气机和畅则湿化热退。方中加茵陈具有清热利湿退黄之功，乃治疗黄疸之要药，与栀子相配，可导湿热从小便出。加麻黄入肺、膀胱经，可开肺泻邪，肺气宣透则腠理开，湿热自除，又助膀胱气化导水下行，使胆腑通降顺利，热随湿去。蒲公英清热解毒泄湿热，和胃清肠。连翘通调三焦，利肝胆湿热，其作用不逊于茵陈。正可谓利胆退黄并非唯凉药可奏效，适当投以辛温之品以渗湿邪，则湿除热解，否则必伤脾胃。

医案五　带下

汪某，女，36 岁，2010 年 10 月 25 日初诊。

近 1 年时有带下，其色淡白，清稀量多，尤其月经前常淋漓不尽，伴小腹坠胀疼痛，腰酸，肢体困乏。

诊见：肢体沉重，少言嗜卧。舌质淡，苔白腻，脉细弱。

诊断：带下。

证属：脾虚湿盛，寒湿下注。

方药：平胃散加减。

处方：苍术 20g，陈皮 20g，厚朴 20g，海螵蛸 20g，土茯苓 15g，猪苓 15g，白术 15g，甘草 10g，水煎服，日 1 剂，分 2 次服。

服药 10 剂，诸症均消。

【按语】本病治以健脾燥湿之法。《傅青主女科·带下证》有"夫带下俱是湿证"之说，而湿之生成多由脾运失职、运化不利而成。脾喜燥恶湿，湿易伤脾阳，故当先祛湿。平胃散可燥湿运脾，湿去则气机调畅，使清阳得升，浊阴得降，湿化则脾健。方中加海螵蛸，又名乌贼骨。《本草纲目》中记载："乌贼骨厥阴血分药也，其味盛而走血也。故血枯血瘕，经闭崩带，下利疳疾，厥阴本病也……"《本草经疏》云："厥阴为藏血之脏，女人以血为主，虚则漏下赤白……"其归脾经，能除崩止带，收敛固涩。土茯苓则可解毒除湿。配以白术、猪苓利水渗湿。全方功善燥湿运脾，湿去脾健则带止。

医案六　眩晕

屠某，女，48 岁，2009 年 11 月 15 日初诊。

眩晕病史 1 年有余，发作时常自觉周围景物飘动，走路时如履舟车，甚则伴有恶心、呕吐、汗出。平素眩晕减轻时，亦感头重如裹，昏沉倦息。

诊见：胸闷呕恶，呕吐痰涎，纳少神疲。舌质淡，苔白腻，脉弦滑。

诊断：眩晕。

证属：脾虚湿盛，痰浊上泛。

治则：燥湿化痰，健脾和胃。

方药：平胃散加减。

处方：苍术 20g，陈皮 25g，厚朴 15g，茯苓 15g，半夏 20g，桂枝 20g，天麻 15g，蔓荆子 10g，甘草 10g。10 剂，水煎服，日 1 剂，分 2 次服。

服药 10 剂后诸症尽退，神清气爽。

【按语】此案患者痰湿之象显著，且古亦有云："无痰不作眩。"痰证之为病无处不到，《杂病源流犀烛》曰其"上至颠顶，下至涌泉……"《医灯续焰》言其"随气上升，头目高而空明，清阳所注，浊浊之气，扰乱其间，欲其不晕不眩不再得矣。"故应用本方一则温运脾阳，健脾化痰；二则疏通气机，气行湿化。《金匮要略》有"病痰饮者，当以温药和之"之说，故方中加桂枝温振中阳，蔓荆子可清利头目，天麻能止昏眩。诸药共用，使清升浊降，则眩晕可定。

平胃散为化湿之首方，其性辛、温、燥，辛可宣散，燥可祛湿，温可运脾。对其运用得当贵在辨证准确，尤以湿重为前提，诸多医家在其基础上创立"柴平汤""平陈汤""加味平胃散"，然万变不离其宗也。

逍 遥 散

逍遥散是宋代《太平惠民和剂局方》名方，其渊源于汉代，成方于宋代，充实于明清，发展于现代。此方主治肝郁血虚、脾失健运之证。原方组成有柴胡、当归、白芍、白术、茯苓、生姜、薄荷、炙甘草。李延教授临证常活用逍遥散治疗临床多种疾病，疗效显著。

医案一　郁证

宋某，女，45 岁，2004 年 9 月 29 日初诊。

自述近日心神不宁，神疲乏力，不思饮食，食后易腹胀、嗳气，平素悲忧善虑，失眠多梦。舌质淡，苔白腻，脉象细而弦滑。追问病因，家庭不和多年，数月前因家中变故而诱发本病。

诊见：口苦口干，性情急躁易怒，胸胁胀痛，大便秘结。舌质淡，苔白腻。

诊断：郁证。

证属：肝郁脾虚，痰湿内阻。

方药：逍遥散加减。

处方：柴胡 20g，当归 20g，白芍 20g，丹皮 15g，白术 15g，茯苓 15g，茯神 15g，薄荷 10g，陈皮 15g，小麦 15g，炙甘草 10g。水煎服，日 1 剂，分 2 次服。

服药 10 剂，诸症渐消。

【按语】本病证属肝郁脾虚，痰湿内阻，故治以疏肝健脾，除湿化痰。"气郁为诸郁之始，肝郁为五郁之先"，肝失条达，肝气横逆犯脾，则抑郁悲忧。脾虚运化无力，则神疲纳差，腹胀嗳气。肝郁化热，故心神不宁，失眠多梦，遂用丹皮清热凉血；茯神宁心安神；加陈皮化痰除湿，导滞消胀；小麦养心安神除烦。全方肝脾同治，气血兼顾，确为调和肝脾之灵方。

医案二　便秘

沈某，女，34 岁，2007 年 5 月 25 日初诊。

便秘半年有余，排便五六天 1 次，排便困难，需服泻下药物或外用开塞露方能排出，伴腹胀，胁痛。

诊见：大便干结，腹中胀满。舌淡红，苔薄腻，脉沉细。

诊断：便秘。

证属：肝郁血虚，肠失濡润。

方药：逍遥散加减。

处方：柴胡 25g，白芍 20g，当归 20g，白术 15g，茯苓 15g，厚朴 15g，香附 15g，郁金 15g，甘草 10g，火麻仁 15g，大黄 5g。4 剂，水煎服，日 1 剂，分 2 次服。

二诊：大便两天 1 次，排便较易，腹胀减轻。

上方去大黄，加火麻仁 10g。继服 5 剂，服法同前。

其后随访，5 剂服后排便基本正常，随后未再服用药物。

【按语】《血证论》有云："木之性主于疏泄，食气入胃，全赖肝木之气以疏泄之，而水谷乃化；设肝之清阳不升，则不能疏泄水谷，渗泄中满之症在所难免。"由此可知，本病与肝之疏泄失常密切相关。脉沉细乃知肝郁血虚，遂治以逍遥散。其中当归多于常量，以显其润肠通便之功；辅以火麻仁助当归养血润肠；加郁金、香附疏肝郁，消胀满。全方使肝郁得疏，阴血得养，水谷糟粕得以疏泄，则便秘得愈。

医案三　胃脘痛

宋某，男，40 岁，2009 年 6 月 17 日初诊。

胃脘痛时发时止 1 月余，只因工作调动，不胜重负，心情抑郁，自觉"体内有火"便恣食冷饮，日久而发为此病。

诊见：发病时常伴恶心，两胁不适，嗳气得舒，喜暖喜按，大便略溏。

舌质淡，苔薄，脉弦迟。

诊断：胃脘痛。

证属：肝郁脾虚。

方药：逍遥散加减。

处方：柴胡15g，当归20g，茯苓15g，白术15g，白芍20g，高良姜15g，香附10g，生姜10g。5剂，水煎服，日1剂，分2次服。

二诊：胃痛大减，胁胀不适仍存。

上方加木香10g，继服7剂，水煎服，日1剂，分2次服。

三诊：诸症基本消失，嘱患者调情志，忌生冷。

【按语】本病病因起于情志不调，肝郁不得疏泄，郁而化火，火郁于内，无法助脾土运化，又加恣食寒凉之品，损伤胃气，使寒留胃中。故在疏肝、发散郁火的同时，合以良附丸，一则散寒凝，二则亦可行气滞。终使郁火得祛，寒气得退。

医案四　尿道综合征

齐某，女，34岁，2012年3月4日初诊。

尿频、尿急反复发作3年，曾做人工流产两次，发病以来曾在多家医院做尿常规、尿培养、肾功能以及泌尿系超声检查，均未发现阳性指征，亦曾应用抗生素试探性治疗，病情无明显改善。最终诊断为"尿道综合征"。因症状严重，影响生活作息，且伴有心情抑郁，少腹坠胀，纳少便溏，遂求中医治疗。

诊见：尿频尿急，情志抑郁。舌淡红，苔薄白，脉弦，一派肝郁脾虚之象。

诊断：尿道综合征。

证属：肝郁脾虚，水湿内盛。

处方：逍遥散加车前子15g。7剂，水煎服，日1剂，分2次服。

二诊：服药3剂后，尿频、尿急明显减少。7剂后症状基本消失。

效不更方，续服7剂以巩固治疗。

【按语】尿道综合征从西医角度讲其病因尚不明确。中医将其归为"淋证"范畴。人体津液的输布代谢有助于气机的调畅。肝主疏泄，调畅气机。脾主运化水湿。两者功能均关系到津液的传输、布散。若肝失疏泄，脾失健运，则气机不畅，水湿不化，湿邪下注膀胱。因气化失司，膀胱开合无度，故而尿频、尿急。李延教授治疗此病方用逍遥散疏肝健脾利水，加车前子通利小便，祛湿。湿祛则脾健而思食，气通则淋自止。

医案五　四肢麻木

梁某，女，72 岁，2009 年 10 月 25 日初诊。

四肢麻木，肢端发凉两年，昼轻夜重，西医诊断为"末梢神经炎"，经中西医治疗症状改善不明显。3 天前因与家人生气，出现手足麻木加重，面色少华。

诊见：手足麻木，心情烦躁，夜不能寐。舌质淡红，苔薄白，脉弦。

诊断：四肢麻木。

证属：肝气郁结，血脉不畅。

方药：逍遥散加减。

处方：柴胡 15g，当归 20g，白芍 30g，白术 15g，茯苓 15g，生姜 10g，薄荷 10g，甘草 10g，鸡血藤 20g，夜交藤 20g，木瓜 15g。7 剂，水煎服，日 1 剂，分 2 次服。

二诊：药后手足麻木程度减轻。

上方加伸筋草 15g。继服 7 剂，水煎服，日 1 剂，分 2 次服。

药后手足麻木基本消失，肢端见暖，睡眠良好。嘱其调情志，慎起居。

【按语】本案由肝郁气滞导致气血运行不畅，不能下达四肢，四肢失养，故四肢麻木、面色少华；肝体阴而用阳，气郁过亢，故心情烦躁；气郁过亢，阴血亏虚，无以养心，心神不宁，故不寐；脉弦乃肝郁之佐证。方用逍遥散疏肝养血，重用芍药，养肝血而柔筋脉；鸡血藤、木瓜活血通络，使络脉畅，血运通畅；夜交藤养血安神。诸药相伍，使肝气得疏，肝血得养，肝阴得复，气血通畅，故诸症得除。

医案六　水肿

孔某，女，43 岁，2011 年 10 月 20 日初诊。

面部及双下肢浮肿 1 年有余，时轻时重，常于郁怒及月经前症状加重，病情加重时自觉胸胁胀满，带下色白。曾服用西药利尿剂及中药利水消肿之剂，虽浮肿可消，但余症未退，且易反复发作。

诊见：面浮肢肿，胸胁及两乳胀痛不舒。舌质淡，苔薄白，脉弦滑。

诊断：水肿。

证属：肝郁脾虚。

方药：逍遥散加减。

处方：当归 20g，白芍 25g，柴胡 25g，枳壳 25g，茯苓 15g，白术 15g，泽泻 20g，生姜 10g，山药 20g。7 剂，水煎服，日 1 剂，分 2 次服。

二诊：水肿渐消。

上方去泽泻，续服 7 剂，水煎服，日 1 剂，分 2 次服。

三诊：诸症消退，方药稍事调整以巩固治疗。

随访半年未复发。

【按语】《医学正传》云："夫水肿证，盖因脾土虚甚而肝木太过，故水湿妄行其中。"逍遥散恰为肝郁脾虚而设。作用为调畅气机，输布水湿，使水液循常道而走，故水肿得消。

医案七　半身汗出

杨某，男，45 岁，2010 年 5 月 25 日初诊。

高血压病史 5 年，平素性情急躁易怒，1 个月前因与家人生气而次日出现半身汗出，头晕，肢麻。口服降压药物头晕症状缓解，但仍偏身汗出。

诊见：头晕乏力，性情急躁。舌质淡边有齿痕，苔薄白，脉弦滑。

诊断：半身汗出。

证属：肝郁脾虚，痰浊内阻。

方药：逍遥散加减。

处方：当归 20g，柴胡 25g，白芍 25g，白术 15g，陈皮 15g，半夏 20g，生姜 10g，薄荷 20g。7 剂，水煎服，日 1 剂，分 2 次服。

药后汗止。

【按语】本病多由气血偏虚、痰湿阻络所致。肝失疏泄，横逆犯脾，脾失运化，痰湿内生，阻于经络，故半身汗出。故在逍遥散基础上加半夏、陈皮祛湿化痰。药证契合，则症自愈。

综上所治诸症，表现形式复杂多变，但同属肝郁脾虚之证，故用逍遥散主之。然"若谓肝无补法，见肝之病者，尽以伐肝为事，愈疏而愈虚，病有不可胜言矣"，故应注意切勿过用香燥理气之品，否则不但木郁不达，反而加重病情，适得其反。

温 胆 汤

本方最早见于《备急千金要方·卷十二》。原方由半夏、枳实、陈皮、竹茹、甘草、生姜六味组成，用于胆寒所致大病后虚烦不得眠，为清胆化痰、和胃止呕之良方。经后世不断扩展，宋代医家陈无择在原方基础上加茯苓、大枣，并裁减各药用量，尤其生姜减至更少，将其调整为主治因痰涎、气郁变生的诸多症状，遂使之由偏温之性转为平和之性，被后世广泛沿用。李延教授在临证当中亦常用此方治疗痰浊内盛诸症，收到异病同治之功。

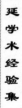

医案一　胆汁反流性胃炎

宣某，女，66 岁，2005 年 7 月 28 日初诊。

胃痛伴有嗳气吞酸 10 余年，曾诊断为"胆汁反流性胃炎"，经西医及中医治疗后病情仍时有反复。

诊见：形体虚满，神情焦虑，自述平素易脘腹胀满，痞闷不舒，嗳腐吞酸，口中黏腻，大便不爽。舌质黯淡，苔薄，脉弦。

诊断：胆汁反流性胃炎。

证属：木乘土位，肝气横逆。

方药：温胆汤加减。

处方：姜半夏 20g，枳壳 25g，竹茹 20g，陈皮 15g，苍术 25g，薏苡仁 15g，茯苓 15g，煅瓦楞 20g，生姜 10g，大枣 3 枚。10 剂，水煎服，日 1 剂，分 2 次服。

服药 10 剂后，胃痛及吞酸症状渐消，随诊 1 年未曾复发。

【按语】脾胃病中以因痰致病最为常见，肝气不疏，横犯脾胃，易化生痰湿。方中姜制半夏和胃化阴，降逆止呕，燥湿化痰之功尤著；枳壳消积导滞，祛痞化湿；竹茹清热化痰，降逆和胃；陈皮利气和胃，气行则湿化；苍术燥湿健脾，《珍珠囊》谓苍术"能健胃安脾，诸湿肿非此不能除"；薏苡仁、茯苓健脾渗湿；煅瓦楞制酸止痛；生姜、大枣健脾和胃，使土渐沃以胜湿。药证相符，故而获效。

医案二　更年期综合征

李某，女，49 岁，2000 年 9 月 10 日初诊。

近 1 年来常心烦急躁，易与人发生争吵，伴头晕乏力，胸闷气短，失眠多梦，月经不调，胃胀痞满，经多家西医院及中医院诊疗，诊断为"更年期综合征"，但治疗效果欠佳。

诊见：面色暗黄，时常叹息不已，焦虑不安，食少纳呆，大便不爽，小便黄。舌淡红，苔薄黄，脉弦细。

诊断：更年期综合征。

证属：肝肾不足，痰火内扰。

治则：理气和胃，健脾化痰。

方药：温胆汤加减。

处方：半夏 25g，茯苓 25g，陈皮 15g，柴胡 15g，黄芩 20g，竹茹 25g，枳壳 15g，女贞子 15g，旱莲草 15g，甘草 10g。7 剂，水煎服，日 1 剂，分 2 次服。

二诊：药后不适之症均有所减轻，头晕症状消失，食欲渐增，但仍时心烦，舌质淡，苔薄白，舌根部微黄。

前方去柴胡，继服 7 剂，诸症渐消，精神舒畅。

【按语】更年期多由肾阴亏虚、阴阳不调所致。女性临近绝经之年，天癸将竭，冲任失调，而致肝肾阴虚，肝失疏泄，气机郁结，化火灼津，凝而为痰。痰气互结，痰火扰心，故可见心烦不宁等症。方中半夏、陈皮燥湿化痰；茯苓健脾利湿；柴胡、黄芩疏泄肝胆郁热；竹茹清热化痰，除烦止呕；枳壳疏肝行气；甘草益脾和胃，调和诸药。另加女贞子、旱莲草相须为用，以补益肝肾。

医案三　梦游症

石某，男，57 岁，2001 年 9 月 10 日初诊。

自述年轻时曾受到惊吓，其后出现夜间熟睡后自行起床，在房间内走动，甚则将家人误认为坏人而加以打骂，醒后对所作所为全然不知。西医曾诊断为"梦游症"。

诊见：精神疲惫，面色少华，平素晨起常感恶心，咳吐痰涎，食后易腹胀。舌质淡红，苔薄黄微腻，脉弦滑。

诊断：梦游症。

证属：胆虚气郁，心神失守。

方药：温胆汤加减。

处方：半夏 25g，陈皮 25g，茯苓 20g，竹茹 20g，石菖蒲 20g，枳壳 20g，灵磁石 25g，甘草 20g。3 剂，水煎服，日 1 剂，分 2 次服。

二诊：药后夜间少有打骂家人，仅有起身，但未离床。随后自行入睡。

减重镇之品，继服 10 余剂。

药后向愈，随访 1 年，未复发。

【按语】本案乃因惊恐伤胆、胆虚气乱而引发。气之升降出入失常则津液的输布受阻，聚而成痰。痰郁化热，上扰心神，故发生梦游诸症。方以温胆汤化裁，化痰清热以净胆府，加灵磁石镇静安神，使胆安神宁，梦游自愈。

医案四　眩晕

栾某，女，46 岁，2005 年 8 月 10 日初诊。

自述阵发性头晕 1 月余，发作时头目昏眩，站立不稳，或卧床转侧亦感天旋地转，甚则伴有恶心、呕吐症状。西医诊断为"梅尼埃综合征"，经西药输液治疗后现又发作。

诊见：少动懒言，面色无华，精神疲惫，纳差，夜寐不安。舌质淡胖，苔薄，脉沉滑。

诊断：眩晕。

证属：痰浊上蒙。

处方：半夏25g，茯苓15g，陈皮15g，枳壳10g，竹茹20g，砂仁15g，甘草10g。7剂，水煎服，日1剂，分2次服。

二诊：眩晕症状明显改善，活动度增加，唯感气力不足，纳食不香。

前方加黄芪30g，白术15g。继服7剂，半年内再未复发。

【按语】眩晕病常有风、火、痰、虚之类，亦有"无痰不作眩"之论。本案通过患者舌脉不难看出其有痰浊内蕴之象。其阻碍气机，蒙于清窍，清阳不升，发而为病。施以温胆汤化裁，痰消则郁解气畅，加砂仁化湿和中，后期加芪、术健脾益气，更利湿除，切中病机，则病瘥。

本方所治病证不胜枚举，病虽各异，但病机相同，即痰热内扰，气机紊乱，脏腑功能失调。温胆汤中半夏降逆燥湿化痰，茯苓渗湿健脾祛痰，枳实行气消痰，竹茹清热化痰，陈皮理气化痰。诸药合用，痰热得消，诸症可解。

归 脾 汤

归脾汤出自宋代严用和所著《济生方》。其根据"二阳之病发于心脾"理论创立了此益气补血、健脾益心之名方。原方载其"治思虑过度，劳伤心脾，健忘怔忡。"因心藏神而主血，脾主思而统血，故思虑过度，劳伤心脾，则易致脾虚气弱，心血不足，而发为惊悸、怔忡诸症。后世医家往往将其广泛应用于治疗多种疾病。李延教授常用于治疗心悸、慢性胃炎、缺铁性贫血、慢性疲劳综合征、尿血、水肿、心肌炎、低血压等，临床效果甚佳。

医案一　心悸

郑某，男，48岁，2000年7月8日初诊。

自述心悸，伴胸闷气短半月余，每因劳累而发作。曾口服西药倍他乐克和中成药复方丹参滴丸可缓解，但易于复发。近日因思虑家事而再次发作频繁。

诊见：心中强烈跳动不安，不能自已，乏力气短，不欲饮食，食后腹胀，夜寐不良，面色少华。舌质淡，苔薄白，脉细无力。

诊断：心悸。

证属：心脾两虚。

方药：归脾汤加减。

处方：黄芪30g，人参25g，白术20g，茯神25g，当归15g，酸枣仁15g，远志 15g，木香 15g，炙甘草 10g，炒麦芽 15g，鸡内金 15g。7 剂，水煎服，日 1 剂，分 2 次服。

二诊：自觉心中悸动程度减轻，发作次数减少，乏力气短改善，食欲渐增，腹气得行。

上方继服 10 剂，服法同前。

三诊：诸症渐消，精神清爽，面色转润。

上方去木香，再服 10 剂，后改归脾丸巩固疗效。

【按语】本案心脾两虚之心悸乃本方典型之证。"劳则气耗，思则气结"。伤脾耗心，又使气血生化乏源，故心神失养，发为心悸。脾合肌肉主四肢，脾失健运，布散清阳无力，则肢体倦怠乏力。脾主运化，脾运失职，则见食少纳呆、腹胀，故健运脾气，再佐以健胃消食之品，即可使水谷得化，后天之本得充。纵观全方围绕心脾虚所致心中之悸动不安，所谓"损其心者，调其营卫"，应用归脾汤正是通过养心健脾、充养脉道而达到宁心安神之功效。

医案二　慢性胃炎

许某，女，37 岁，司机，2000 年 8 月 9 日初诊。

胃痛 5 年余。由于职业原因，长年饮食不规律，5 年前因偶然 1 次食用不洁食物引起剧烈吐泻，其后虽病情恢复但时常胃痛、纳差、食后腹胀。曾服用中药及中成药诸如香砂养胃丸、三九胃泰等治疗，虽有一定缓解但恢复程度不理想。经胃镜检查，诊断为"慢性浅表性胃炎"，现口服西药 1 月有余，自觉效果不明显。

诊见：素体肢冷畏寒，胃痛时喜暖喜按，畏食生冷，面色㿠白，口唇色淡，神疲气怯，食后腹胀难消，行经量少色淡，心烦不得眠。舌质淡，苔薄白，脉沉细。

诊断：慢性胃炎。

证属：气血不足，脾胃虚寒。

方药：归脾汤合良附丸化裁。

处方：黄芪 30g，党参 20g，白术 20g，茯神 15g，当归 15g，酸枣仁 20g，远志 15g，木香 10g，元胡 20g，高良姜 15g，乌药 15g，甘草 10g。7 剂，水煎服，日 1 剂，分 2 次服。

二诊：胃痛程度减轻，发作次数明显减少，自觉胃中温暖，食欲有所增，气力有所长，面渐红润。继服前方 10 剂。

三诊：胃痛未复发，行经量正常，嘱其服用归脾丸以巩固疗效。

【按语】本案为气血两虚兼有虚寒之胃痛，予以补气养血、散寒止痛之法。气血不足，失于温养，脾胃虚寒，故而作痛。张锡纯在《资生汤》中谓：

"此脾病之由，而脾与胃相助为理，一气贯通，脏病不能助腑，亦即胃不能纳食之由也。"其根本在于强健脾胃，使气旺血生，经脉温养，中阳得运，则寒邪自散；再佐以温中之品助其散寒，则症速消矣。

医案三　缺铁性贫血

林某，女，46岁，2000年9月10日初诊。

头晕、胸闷、心悸、乏力2年。曾查血常规示：红细胞3.1×10^{12}/L，血红蛋白72g/L，红细胞涂片示：小细胞低色素性贫血。因服铁剂后出现呕吐、腹泻等副反应而不得不停药。近日自觉乏力气短加重而前来就诊。

诊见：头晕、胸闷、气短、乏力伴心悸，神疲肢倦，面色萎黄，爪甲苍白。舌质淡，苔薄，脉细数。

诊断：缺铁性贫血。

证属：心脾两虚，气血不足。

方药：归脾汤化裁。

处方：黄芪30g，党参25g，白术25g，茯神25g，当归15g，酸枣仁20g，远志15g，木香15g，炙甘草10g，阿胶20g（烊化）。10剂，水煎服，日1剂，分2次服。

二诊：头晕、神疲乏力减轻，胸闷、心悸稍有缓解。继服15剂。

三诊：诸症好转，复查血常规：红细胞3.7×10^{12}/L，血红蛋白101g/L，随症稍事加减，继服15剂，服法同前。

药后诸症尽消，复查血常规皆恢复至正常低值。

【按语】本案乃心脾两虚而致的气血虚弱，治以补气养血，健脾养心。"脾不健则血不生，脾血不生则心无所用"，气血不能上荣清窍则头晕、面色萎黄。心无所养，则心生悸动。脾受水谷之精，乃化赤之源，归脾汤为补益气血之专剂，可严氏偏不俗称之"补血养血方"之类，而以"归脾"谓之，其用意可昭矣。

医案四　慢性疲劳综合征

毛某，女，64岁，2000年10月11日初诊。

神疲乏力、四肢酸软1年，曾有忧虑劳倦病史，平素伴有失眠、健忘、食欲不振，自觉头脑不清爽，易忧郁、焦虑，加重1个月。曾就诊于西医院，经各项常规检查，均无阳性发现，诊断为"慢性疲劳综合征"。服用维他命B族，症状无明显好转。

诊见：面容憔悴，表情焦虑，精神不振，近期周身不适，失眠、心悸、记忆力减退尤重，腹中易胀气。舌质淡，苔薄白，脉细弱无力。

诊断：慢性疲劳综合征。

证属：心脾两虚。

方药：归脾汤加减。

处方：黄芪30g，白术20g，党参20g，当归15g，茯神15g，酸枣仁15g，木瓜15g，木香15g，炙甘草10g，远志15g。7剂，水煎服，日1剂，分2次服。

二诊：自觉气力有所增，睡眠时间延长，头脑渐清爽，心悸发作次数减少。继服10剂，服法同前。

三诊：面露悦色，诸症皆有改善。

继服10剂，神清气爽，随访1年未复发。

【按语】脾乃后天之本，气血生化之源，合肌肉主四肢，运化水谷。年老体虚，加之忧思劳累，劳心伤脾，而致气血生化乏源。脉络不荣，神失所养，故见神疲乏力、头晕、心悸诸症。本案为心脾气血亏虚之虚劳，治以健脾养心，益气补血。虚得补，正得旺，则疲劳自除。

医案五　尿血

冼某，男，45岁，2000年11月12日初诊。

自述尿血半年余，近期加重，曾服用止血药症状暂时性缓解后又再次发作，且神疲乏力日久，精神萎靡。

诊见：身体疲乏无力，头晕目眩，面色萎黄，气怯声低，晨起刷牙牙龈常出血，纳食不香，不欲饮食，小腹坠胀。舌质淡，苔薄，脉细弱。

诊断：尿血。

证属：脾虚气不摄血。

方药：归脾汤加减。

处方：黄芪30g，党参20g，当归25g，白术20g，茯苓15g，炒枣仁20g，远志15g，龙眼肉15g，木香10g，熟地15g，阿胶15g（烊化），大枣5枚，生姜10g，炙甘草10g。7剂，水煎服，日1剂，分2次服。

二诊：尿血次数减少，小腹仍有坠胀感。

上方加柴胡15g。继服7剂，服法同前。

三诊：尿血止，余症均减轻。

上方去阿胶，加白芍20g，制首乌20g。继服7剂，服法同前。随访1年未复发。

【按语】本案为脾不统血、气血亏虚之尿血，治以补脾摄血，补气养血。脾主统血，脾气虚弱，则无力统血，导致血不循经而妄行，故见尿血。精血亏虚，血不载气，久之则成气血双亏，遂出现乏力、面色萎黄。气虚下陷故而小腹坠胀，因此在二诊中加柴胡以配合参、芪起到益气升阳之目的。三诊去阿胶是防其滋腻久用则碍脾，故投以补肝养血之品，一则接阿胶之力继以补血，二则肝主藏血，调节血量，肝得补则血得收藏，而不妄行矣。

医案六　水肿

杨某，女，30岁，2000年12月13日初诊。

眼睑及双下肢浮肿1年，朝轻暮重。曾于西医院多次检查，均无阳性发现，诊断为"功能性水肿"，曾短期服用利尿剂，但其后倍感乏力不堪。近期愈发苦恼而前来就诊。

诊见：眼睑及下肢略有浮肿，神疲倦怠，面色萎黄，寐差多梦，不欲饮食，时有心悸，大便溏。舌质淡，边有齿痕，苔薄白，脉细弱。

诊断：水肿。

证属：气血不足，营卫失调。

方药：归脾汤化裁。

处方：黄芪30g，党参20g，白术20g，当归15g，酸枣仁20g，茯苓15g，薏苡仁20g，桂枝10g。7剂，水煎服，日1剂，分2次服。

二诊：肿势渐退，精神转佳，面色转润。继服10剂，服法同前。

三诊：浮肿皆消，神爽，纳增，心宁，眠安。继服归脾丸以巩固疗效。随访1年未见肿起。

【按语】本案乃气血亏虚、营卫失调而致水肿。治以健脾益气，养血和营。《素问·至真要大论》云"诸湿肿满，皆属于脾"，故健脾利湿以消肿。且气血与津液本属同源，津血互化，气能化津。若气血运化失常，则可导致水湿稽留泛溢肌肤而成水肿。故方以补气养血为本，另加薏苡仁淡渗利湿，因脾气本虚，不宜分利伤气，故加桂枝益气通阳以温化湿邪。

医案七　心肌炎

田某，男，18岁，2001年1月2日初诊。

半个月前曾咳嗽咽痛，鼻塞流涕，现感冒症状已消失，但出现胸闷、气短，心电图示：窦性心律，T波低平。心肌酶有所增高。诊断为病毒性心肌炎。曾抗病毒治疗，现服用辅酶Q10，但胸闷、气短症状仍有发作。

诊见：胸闷，气短，乏力，面色少华，纳差，失眠。舌质淡，苔薄白，脉细弱。

诊断：心肌炎。

证属：心脾两虚，气血不足。

方药：归脾汤加减。

处方：党参30g，黄芪30g，白术20g，茯神25g，酸枣仁20g，龙眼肉15g，木香15g，当归15g，远志15g，连翘15g，炙甘草10g。7剂，水煎服，日1剂，分2次服。

二诊：胸闷、气短症状减轻，乏力改善，纳食有所增加。

上方加瓜蒌15g，夜交藤20g。继服7剂，服法同前。

三诊：胸闷气短除，纳食振，气色转佳。

再服10剂，未见复发。

【按语】本案为心脾两虚、气血不足之胸痹，邪毒犯心伤及气血，心气不足，故胸中憋闷气短。心失所养，藏神不能，故夜寐欠安。脾失健运，运化失常，则纳食不振，遂治以益气补血，兼顾健脾养心。方中连翘清除余邪。二诊中投以瓜蒌宽胸理气，夜交藤养心安神。气旺血足，心有所养，则症可除矣。

医案八　低血压

孙某，女，43岁，2001年2月3日初诊。

头晕、乏力1个月。曾因突然站起而眩晕仆倒，顿时面色苍白，大汗出。既往健康。经多次检查无明显脑部及心脏疾患，发病时测得血压70～80/40～50mmHg，服用维生素未见明显改善。

诊见：头晕、乏力，面色㿠白，纳差，恶心，汗出，虚烦不得眠。舌质淡，苔薄白，脉细弱。

诊断：低血压。

证属：气血两虚，阴津不足。

方药：归脾汤合生脉散。

处方：黄芪30g，龙眼肉15g，党参20g，白术20g，当归15g，茯神15g，酸枣仁15g，远志15g，木香15g，五味子15g，麦冬20g，炙甘草10g。7剂，水煎服，日1剂，分2次服。

二诊：3剂后头晕、乏力感明显改善；7剂后面润，纳可，力增，汗止，多次测量血压基本在90～100/50～60mmHg。

加升麻10g，继服7剂，服法同前。

三诊：血压基本平稳，恢复至110/70mmHg左右，诸症悉除。改为生脉饮巩固治疗。

【按语】本案为气血亏虚所致眩晕。气血不足，无以充盈脉道，则清窍不荣，故头晕无力。因而补气养血为基本治则。又因"津血同源"，汗出津伤，故治以养阴生津。生脉散有使气复津生、汗止津存、脉得气充之功效，故将两方合而用之，共奏益气生血复脉之效。

归脾汤为心脾两虚、气血不足之证治要方。其心脾同治，重点在健脾。脾旺则气血生化有源，名为"归脾"意在如此。而气血双补，重在补气，气旺则血生，由此脏腑经脉得荣，则一派虚弱之象尽除矣。

金匮肾气丸

金匮肾气丸始见于东汉·张仲景的《金匮要略》一书，又名八味地黄丸，因《济生方》中将桂枝改为桂心，后世又称之为附桂八味丸。金匮肾气丸一直受历代医家重视，开创了治疗肾虚证的先河，现广泛应用于临床，在临床各科均取得了显著疗效。李延教授常用于治疗心悸、喘证、泄泻、水肿、眩晕等，临床效果甚佳。

医案一　心悸

陈某，男，51岁，2005年3月15日初诊。

阵发性心悸两年余。曾就诊于西医院，心电图示：窦性心动过缓，Ⅰ度房室传导阻滞。诊断为"冠心病，心律失常"，曾口服宁心宝，心悸虽有缓解，但时感乏力，气短，畏寒，腰酸。

诊见：心悸，形寒肢冷。舌质暗，脉沉迟。

诊断：心悸。

证属：心肾阳虚。

方药：金匮肾气汤加减。

处方：熟地20g，山茱萸25g，山药15g，泽泻15g，茯苓15g，丹皮20g，桂枝10g，制附子10g，人参20g，麦冬15g，五味子15g。5剂，水煎服，日1剂，分2次服。

二诊：心悸症状明显减轻，畏寒、腰酸逐渐消失。

附子减至5g，续服10剂加以巩固。

【按语】本案西医属慢性心律失常，多采用保守治疗。中医根据其主症，将本病归为"心悸""虚劳"等范畴。《类证治裁》有云："怔忡……无不由肾精之虚也，昔人论阳统于阴，心本于肾，上下不安者由乎下，心气虚者因乎精，此精气互根，君相相资之理固然矣。"说明肾之真阴、真阳不足，不能上济于心，心失所养，发为心悸、怔忡之症。故本案在金匮肾气汤基础上合以生脉散，达到阴阳并补、心肾相交之目的。

医案二　喘证

沈某，女，46岁，2006年9月15日初诊。

喘促、憋闷1月余。既往慢性支气管炎病史10年，咳嗽、咳痰反复发作。此次就诊 1 个月前曾患感冒，其后一直未彻底好转，并呈逐渐加重趋势，直至喘促，不能平卧。

诊见：咳吐白色黏痰，遇寒则重。舌质淡，苔厚腻，脉沉细。

诊断：喘证。

证属：肾不纳气之虚喘。

方药：金匮肾气汤加减。

处方：熟地 30g，山药 25g，山茱萸 15g，丹皮 10g，泽泻 20g，茯苓 20g，肉桂 10g，制附子 10g，炙麻黄 5g。3 剂，水煎服，日 1 剂，分 2 次服。

二诊：服后喘憋症状明显缓解，续服 7 剂，服法同前。

后改服金匮肾气丸以巩固疗效。

【按语】肺主气之呼，肾主气之纳。肾脏亏虚则无权摄纳，不能引气归原，阴阳不相顺接。故治以滋肾水，壮肾阳，是以阴中求阳、阳中求阴是也。再佐以化痰祛湿之品以清气道，使肺之宣肃无阻，终使肺肾得健，纳气得畅矣。

医案三　泄泻

姜某，男，78 岁，2008 年 11 月 20 日初诊。

泄泻便稀半年余，每日少则 2 次，多则 5 次，时伴下腹不适，便后缓解。多次做便常规、结肠镜等检查，未发现感染及溃疡性病变，西医诊断为"肠易激综合征"。

诊见：上症伴疲乏无力、腰膝酸软、心悸、气短等症。舌质淡，苔薄腻，脉沉细。

诊断：泄泻。

证属：脾肾阳虚。

方药：金匮肾气汤加减。

处方：熟地 20g，山药 15g，山萸肉 15g，泽泻 15g，茯苓 15g，丹皮 10g，肉桂 15g，制附子 10g，黄芪 20g，补骨脂 15g。7 剂，水煎服，日 1 剂，分 2 次服。

二诊：药后腹泻渐止，大便日行 1 次，便质成形，嘱其常服金匮肾气丸巩固治疗。

【按语】本案乃肾阳不足不能温煦脾阳而致的泄泻，治疗恰如《医宗必读》所谓："肾主二便，封藏之本，虽属水，真阳寓焉……此火一衰，何以运行三焦，腐熟五谷乎？故积虚者必兼寒，脾虚必补肾，经云：'寒者温之'是也。"

医案四　水肿

朱某，男，72 岁，2007 年 8 月 10 日初诊。

5 年前因尿道梗阻而行尿路改道术，近半个月开始出现双下肢浮肿，小便量少。且加重时常伴恶心呕吐，以致食水难进。曾做检查示：肾功能改变，诊断为"慢性肾功能衰竭不完全代偿期"。

诊见：面色㿠白，神疲无力。舌质淡胖，边有齿痕，苔滑，脉沉细。

诊断：水肿。

证属：脾肾阳虚，痰浊中阻。

方药：金匮肾气汤加减。

处方：熟地 20g，山茱萸 15g，山药 20g，泽泻 15g，茯苓 20g，丹皮 15g，陈皮 15g，半夏 15g，薏苡仁 20g，肉桂 10g，制附子 5g。3 剂，水煎服，日 1 剂，分 2 次服。

二诊：药后水肿减轻，可进食少许流质食物，呕吐 1 次。

继服 7 剂，纳食增加，呕吐消失。

【按语】本案乃水道不通，侵于肌肤而为肿，上犯于脾胃而为呕。而水之不化是因气化失司使然，正如《内经》所谓："气化始能出矣。"故水邪之所以为患与气之虚弱关系密切。《景岳全书》亦云："今凡病气虚而闭者，必以真阳下竭。"金匮肾气正对此证矣。

医案五　眩晕

毕某，男，68 岁，2006 年 7 月 15 日初诊。

头晕伴耳鸣反复发作两年。就诊时头晕眼花，耳中鸣响。自诉平素健忘少寐，腰酸膝软，畏寒肢冷，夜尿频多。

诊见：头晕耳鸣，视物昏花。舌质淡，苔白，脉沉迟。头部 CT 检查示：脑退变，脑萎缩。

诊断：眩晕。

证属：肾精不足，肾阳亏虚。

方药：金匮肾气汤加减。

处方：熟地 20g，山药 15g，山萸肉 15g，泽泻 15g，茯苓 15g，丹皮 20g，肉桂 10g，制附子 10g，川牛膝 20g。7 剂，水煎服，日 1 剂，分 2 次服。

二诊：药后头晕明显缓解，继服 14 剂，诸症皆消。

【按语】肾乃先天之本，藏精生髓。脑为元神之府，髓之海。年迈体虚，则肾精渐亏；髓海不足，则脑府失充，元神失用。正如《灵枢·海论》所说："髓海不足，则脑转耳鸣，胫酸眩冒，目无所见，懈怠安卧。"故用金匮肾气汤温补肾阳，益精填髓，则头晕耳鸣、腰膝酸软诸症皆去矣。

本方用于治疗肾阴不足、精血亏虚之证，方中熟地、山茱萸、山药、茯苓、泽泻、丹皮滋阴补肾，填精益髓，佐以肉桂、附子蒸腾肾阴，以化肾气，调节诸脏腑功能。肉桂又有鼓舞气血生长之功。故肾精得补，肾气得化，诸症必除。

六味地黄丸

六味地黄丸源于张仲景《金匮要略》所载名方八味地黄丸，即金匮肾气丸。后成形于宋代钱乙《小儿药证直诀》一书，将干地黄易为熟地黄，去附子、桂枝二味，用来治疗小儿"五迟"之证，而今成为补肾滋阴之名方，被广泛应用于临床，在治疗诸多系统疾病中疗效明显。李延教授临床用于治疗高血压病、失音、夜尿频多、糖尿病、头痛、脑鸣、痿证等，临床效果甚佳。

医案一　高血压病

高某，男，66岁，2009年6月3日初诊。

高血压病史10余年，最高可达200/100mmHg，现服用氨氯地平和倍他乐克降压，血压可控制在140/90mmHg左右，但时因忧思劳累或情绪激动致血压不稳。就诊前1周曾因与家人生气而出现头晕，头胀，耳鸣，虽及时口服降压药物，但仍觉头昏胀不适。

诊见：心烦易怒，腰膝酸软，夜寐欠安。舌质红，苔薄黄，脉弦细。

诊断：高血压病。

证属：阴虚阳亢。

方药：六味地黄汤加减。

处方：熟地25g，生地20g，山萸肉25g，丹皮25g，泽泻25g，珍珠母20g，川牛膝20g，夜交藤15g，天麻15g。7剂，水煎服，日1剂，分2次服。

二诊：头晕、头胀减轻，仍耳鸣，少寐。舌红，苔薄，脉弦。

上方加生牡蛎20g，续服7剂，水煎服。

三诊：头晕、头胀、耳鸣大减，心静眠安，时有腰膝酸软。舌淡红，苔薄，脉细，血压可降至140/90mmHg以下。嘱其服六味地黄丸以善其后。

【按语】本案证属水不涵木所致的阴虚肝阳偏亢。肾主骨生髓，肾之阴精亏虚，则髓海失充，腰府失养，上下俱虚，故头晕、耳鸣、少寐、腰酸。六味地黄汤功专滋补肾阴，再辅以生地清虚热；珍珠母、生牡蛎平潜肝阳；川牛膝滋补肝肾，引火下行。全方补肾阴以抑肝阳，使阴平阳秘，血压自平。

医案二　失音

梁某，女，43岁，2009年3月10日初诊。

半年前因患上呼吸道感染而遗有声音嘶哑，近日又因家务劳累突发失声，经口服抗生素，各种中西药咽喉片，均无明显收效。

诊见：声音嘶哑，咽干，喉中似有痰，但咳之不出，头昏，耳鸣。舌红，少苔，脉细。

诊断：失音。

证属：肺肾阴虚。

方药：六味地黄汤加减。

处方：熟地 30g，山药 25g，山茱萸 15g，丹皮 15g，泽泻 15g，茯苓 15g，蝉蜕 15g，木蝴蝶 20g，诃子 10g。5 剂，水煎服，日 1 剂，分 2 次服。

二诊：药后便可发音，继服 5 剂，声音如初。

【按语】宋代《仁斋直指方》指出："肺为声音之门，肾为声音之根。"本案症见音哑、头昏、耳鸣、舌红、少苔、脉细乃知其症由肾阴不足，水不济火，虚火上灼于咽喉，以致声户开阖不利所致。方用六味地黄汤辅以清咽利喉之品，药证相合，补利并济，则病自除。

医案三　夜尿频多

闫某，女，48 岁，2010 年 7 月 16 日初诊。

夜尿频 3 年余，仅见小便次数增多，每夜至少 4 次，无尿急、尿痛，因夜间频繁起夜以致夜寐不安，次日晨起后头晕头胀。

诊见：尿频尿急，头晕，腰膝酸软，口干咽燥。舌红，苔少，脉细数。

诊断：夜尿频多。

证属：下元亏虚，肾气不固。

方药：六味地黄汤加减。

处方：熟地 20g，山药 25g，山茱萸 25g，泽泻 20g，茯苓 20g，丹皮 20g，桑螵蛸 15g，芡实 10g，益智仁 15g。3 剂，水煎服，日 1 剂，分 2 次服。

二诊：药后夜尿减少，继服 7 剂，诸症悉除。

【按语】本案尿频却无急、痛之象，可知其非热、毒所侵而致，结合其发于夜间，腰膝酸软、舌红、苔少、脉细数可明确此乃肾阴亏虚、失于封藏而致。方以六味地黄丸为基础，辅以补肾固精缩尿之品，故见良效。

医案四　糖尿病

杨某，女，55 岁，2009 年 4 月 18 日初诊。

两年前在 1 次体检中发现血糖增高，空腹血糖 12.0～18.5mmol/L，尿糖（+++），但无口渴多饮、消谷善饥等症。经口服降糖药物，血糖有所下降，但仍居于 7.0～12.0mmol/L。因抗拒注射胰岛素，故寻求中医治疗。曾屡服清热生津之方，但收效颇微。

诊见：神疲肢乏。舌质暗红，苔薄，脉细涩。

诊断：糖尿病。

证属：肾阴亏虚，瘀血阻滞。

方药：六味地黄汤加减。

处方：熟地黄20g，山茱萸20g，山药20g，茯苓15g，牡丹皮15g，泽泻15g，丹参15g，赤芍15g。7剂，水煎服，日1剂，分2次服。

二诊：复查血糖在6.5~8.5mmol/L，尿糖消失。

效不更方，继服10剂，服法同前。

其后口服六味地黄丸以巩固治疗，复查血糖均控制在7.0mmol/L以下。

【按语】肾乃先天之本，《内经》有云："……男不过尽八八，女不过尽七七，而天地之精气皆竭矣。"患者年过七旬，肾精正虚，而六味地黄汤同备"三补""三泻"，其肝、脾、肾三阴同补，重补肾阴；"三泻"为佐，抑滋腻，泄肾浊，虽补泄同施，却补重于泄，泄辅于补，不愧为"补阴之方祖"。如是对症下药，效如桴鼓。

医案五　头痛

章某，女，74岁，2003年5月16日初诊。

头痛反复发作3年，自觉后枕部空痛，且伴耳鸣，心烦，失眠，夜间口渴。多次测量血压及头部CT检查均无明显异常，故未予特殊处置。然近1周头痛症状频繁发作，虽痛势不剧，但已严重影响生活起居，口服祛风止痛、养血活血类中药，但效果不尽如人意。

诊见：面色晦暗，神疲倦怠。舌质淡红，苔少，脉沉细。

诊断：头痛。

证属：肾精亏虚，脑髓失养。

主药：六味地黄汤加减。

处方：熟地25g，山药25g，山茱萸25g，茯苓20g，丹皮20g，泽泻20g，旱莲草15g，甘草10g。7剂，水煎服，日1剂，分2次服。

二诊：药后头痛大减。

坚持用药1月余，诸症皆消，未再复发。

【按语】对头痛的治疗临床中常用平肝潜阳、化痰活血之法，然老年头痛病情多因虚致实，尤以肾精亏虚、髓海失充为主要原因。此时若取一时之快，急治其标，则愈治愈虚，欲速不达。故用六味地黄汤滋补肾阴，养精填髓。阴之根本得复，则一身之阴得养，脑府得充，头痛诸症皆消。

医案六　脑鸣

周某，男，45岁，个体私营业主，2009年10月18日初诊。

平素常因生意奔波劳累，以致过早出现脱发、遗精、失眠、腰酸等症。1年前，因熬夜出现脑中鸣响。其后便持续性出现，发作时如火车开动嗡鸣不止，以至不能集中注意力，影响工作、生活。西医诊为"植物神经功能紊乱"。

诊见：脑中鸣响，脱发，遗精，失眠。舌淡红，苔少，脉细弱。

诊断：脑鸣。

证属：肾精不足，脑海失充。

方药：六味地黄汤加减。

处方：熟地 20g，山药 25g，山萸肉 25g，泽泻 20g，丹皮 15g，龟板 10g，菟丝子 20g，生龙骨 20g，生牡蛎 20g。7 剂，水煎服，日 1 剂，分 2 次服。

二诊：药后脑鸣频率减少、声音减低，睡眠转佳，精神好转，继服 10 剂。

三诊：诸症基本消失，嘱其调情志，慎起居。

【按语】《灵枢·海论》云："髓海不足则脑转耳鸣……懈怠安卧。"六味地黄汤加龟板、菟丝子增补肾阴、填精髓之效；加生龙骨、生牡蛎镇静安神，收敛固涩。方药对症，故顽疾可除。

医案七　痿证

龙某，男，47 岁，工程技术人员，2010 年 10 月 23 日初诊。

平素工作劳累，1 年前晨起突发四肢瘫软，无法站立，头昏无力，由家人急送至医院，经头部 CT 检查未发现异常。急检离子示：低血钾，诊断为"低钾血症"，经补钾治疗四肢肌力恢复，但仍时有头昏、乏力。虽无吐泻及服用排钾药物，但其后病情时有反复。

诊见：四肢萎软无力，头晕。舌质红，苔薄白，脉细数。

诊断：痿证。

证属：肝肾阴亏。

方药：六味地黄汤化裁。

处方：熟地 20g，山茱萸 25g，山药 25g，丹皮 25g，茯苓 15g，泽泻 15g，枸杞子 20g，菊花 15g，怀牛膝 20g。5 剂，水煎服，日 1 剂，分 2 次服。

二诊：药后乏力减轻。继服 10 剂，气力恢复。

随访 1 年再未复发。

【按语】本案属肝肾阴虚、筋脉失养所致的痿证。肝主筋，肾主骨，阴精不足，无以充养筋骨，故致四肢萎弱不用。杞菊地黄丸是在六味地黄丸的基础上加枸杞子、菊花，意在肝肾同补；再加怀牛膝滋肝肾，壮腰膝，故药到病除。

六味地黄丸乃补肾之经典方，其"三补""三泻"的组合充分体现了"古人用补药，必兼泻邪"的做法，所谓"邪去则补药得力"，由此一开一合，正为此方玄妙之处。然后世却常着眼在补，扩大补之效力，殊不知久则可造成偏胜之害，故应以此为戒。

三 仁 汤

三仁汤始见于《温病条辨》。原文述："头痛恶寒，身重疼痛，舌白不渴，脉弦细而濡，面色淡黄，胸闷不饥，午后身热，状若阴虚，病难速已，名曰湿温……三仁汤主之。"此方是治疗湿温病的经典方剂。李延教授以三仁汤为基础，灵活化裁，用于治疗多寐、头汗、口臭、发热、眩晕等疾病，获效颇佳。

医案一 多寐

胡某，女，35 岁，2009 年 4 月 10 日初诊。

嗜睡 1 年余，终日头昏欲睡，每日睡 11 ~ 14 小时，精神不振，胸闷体倦，腹胀纳差，大便溏而不爽。

诊见：体倦嗜睡，食欲不佳，便溏。舌淡，苔厚腻而干，脉弦细而缓。

诊断：多寐。

证属：湿热郁滞，清阳不升，浊阴上扰。

方药：三仁汤合平胃散加减。

处方：杏仁 10g，白蔻仁 15g，薏仁 20g，半夏 15g，厚朴 10g，陈皮 15g，滑石 15g，藿香 15g，石菖蒲 10g，甘草 10g。7 剂，水煎服，日 1 剂，分 2 次服。

二诊：药后诸症减轻。

上方加减又服 10 剂，诸症消失。

随访 1 年睡眠正常。

【按语】《类证化裁》曰："多寐者，阳虚阴盛之病。脾气困顿，身重脉缓多寐，湿胜也。"湿热蕴结，湿盛阳微，清气不升，浊阴不降则头昏嗜睡、大便溏而不爽；湿热留于气分，波及三焦，气机不畅则胸闷、体倦、腹胀、纳差；故治用杏仁宣利上焦肺气，盖肺主一身之气，气化则湿亦化；白蔻仁芳香化湿，行气宽中；薏仁甘淡性寒，渗利湿热而健脾；滑石甘寒淡渗，半夏、厚朴、陈皮行气化湿，消满除痞；石菖蒲化浊祛痰开窍，与芳香醒脾之藿香配伍，共奏醒神之功。诸药合之，宣上，畅中，渗下，使气畅湿行，脾气健运，窍通神醒。

医案二 头汗

黄某，男，38岁，2010年5月25日初诊。

头部汗出反复发作两年余。曾服中药龙骨、牡蛎、五味子等收涩敛汗之药未效，询之平日嗜酒，酒后头面汗出尤甚，大汗出如雨淋，每用餐之时必将手巾搭于颈后，频频拭汗。

诊见：腹胀纳呆，胸闷肢倦，口干不欲饮，大便溏而不利。舌质淡，苔白厚腻，脉弦滑。

诊断：头汗。

证属：湿热郁滞，弥漫于上，困阻清阳，气机不畅。

方药：三仁汤加减。

处方：杏仁25g，白蔻仁20g，薏仁25g，滑石25g，半夏15g，厚朴15g，藿香15g，防风15g，泽泻15g。7剂，水煎服，日1剂，分2次服。同时嘱患者戒酒。

二诊：药后诸症大减。

上方加减又服7剂，诸症消失。

随访1年未复发。

【按语】此患饮食不节，损伤脾胃，湿热蕴结，湿重热轻，弥漫于上，清阳受困，气机不畅则头面汗出，甚则汗出如雨淋，大便溏而不利。此证如妄投茵陈大黄汤等寒凉之剂恐伤阳更重，故治以三仁汤加减。方中杏仁辛开苦降，开肺气，启上闸；白蔻仁、藿香芳香化浊，与半夏、厚朴同用，共奏化湿之效；薏苡仁、滑石、泽泻皆甘淡渗湿之品，使湿从下出；妙用防风取风能胜湿，同时防风、藿香升清阳，配薏苡仁、滑石、泽泻渗水湿，使清升浊降，升降相因；然防风之类不可重用，因湿易随辛温发表之药蒸腾上逆内蒙心窍。诸药合之，湿热除，气机复，诸症消。

医案三 口臭

鄂某，女，25岁，2012年5月19日初诊。

口臭1年余，曾服大黄、黄连等寒凉泻火之药，然口臭有增无减，呈逐渐加重趋势，口黏腻不爽，口干不欲饮，胸闷纳呆。

诊见：纳呆，胸闷，口中黏腻。舌淡红，苔厚腻微黄，脉濡细。

诊断：口臭。

证属：湿热郁滞，气机失畅，湿重热轻，弥漫于口。

方药：三仁汤加减。

处方：杏仁 25g，白蔻仁 20g，薏苡仁 15g，半夏 15g，厚朴 15g，藿香 25g，佩兰 25g，黄连 25g。7 剂，水煎服，日 1 剂，分 2 次服。

二诊：药后诸症减轻。

上方加减，10 剂，服法同前。

药后诸症消失。

随访 1 年未复发。

【按语】湿热阻滞，气机失畅，湿重热轻，弥漫于口则口臭；因前医重在清泻胃火投寒凉之剂更伤阳气，阳气不得外达，湿热黏滞更甚则口臭反而加剧。口臭并非全因肠胃积热，此患属湿热蕴结、湿重热轻之证。若妄投寒凉必致凉过之弊。方中三仁通三焦，开气机；厚朴、半夏行气燥湿除满；藿香、佩兰芳香化湿醒脾；黄连清胃热，少用无凉过之弊。诸药相合，湿去郁开热亦除，诸症消。

医案四　发热

牛某，男，48 岁，2006 年 10 月 5 日初诊。

自觉燥热难耐 10 余年，近两周尤甚，测得体温在 37.8℃～38.5℃之间，午后热甚，平素大便失调，但每排便后上述症状得减。曾口服退热西药，汗出热退后又升，无奈求助中医，予以清热类方剂，服后病情反重。

诊见：发热，心烦，头昏沉不清，牙痛，纳差，口不渴，大便不爽。舌苔厚腻微黄，脉滑数。

诊断：发热。

证属：湿热内蕴。

方药：三仁汤加减。

处方：薏苡仁 15g，炒杏仁 15g，白豆蔻 15g，清半夏 15g，柴胡 15g，白芍 20g，厚朴 15g，金银花 20g，淡竹叶 15g。7 剂，水煎服，日 1 剂，分 2 次服。

二诊：上方服 3 剂后，热象渐退。7 剂后便觉身心舒爽，由此可见法效，现夜寐多梦。

加夜交藤 20g，再服 7 剂。

药后诸症皆愈。

【按语】本案患者烦扰多年，日久耗气伤阴，水液不化，聚而成湿，湿郁化热，又因时值夏季，暑湿为患，故发此病。所以他医用清热之品症状反重。因湿热蕴结肠腑，故大便不爽；湿浊上蒙清窍则头昏沉不清；热邪上扰则心烦；湿邪困脾则纳差；热虽伤津，但湿邪内存，故口不渴；再观舌脉均为湿热之征。方用三仁汤加减，辨证确切则药到病自除。

李延学术经验集

医案五　眩晕

于某，女，54 岁，2006 年 4 月 20 日初诊。

眩晕反复发作 4 年，形体肥胖，头昏沉如裹，平素心烦，燥热，痰多而黏，腰膝困重。曾怀疑为高血压病，但经多次诊查，血压未见异常。其后屡服活血化瘀通络之方，收效甚微。

诊见：头重如裹，痰多，腰酸。舌质淡，苔腻微黄，脉迟滑。

诊断：眩晕。

证属：湿阻三焦，气机不畅。

方药：三仁汤加减。

处方：杏仁 25g，薏苡仁 25g，白豆蔻 25g，清半夏 15g，厚朴 25g，淡竹叶 15g。7 剂，水煎服，日 1 剂，分 2 次服。

二诊：眩晕得减，继服 10 剂，头目渐清，身舒气爽，诸症渐愈。

【按语】《素问·至真要大论》云："诸风掉眩，皆属于肝。"《灵枢·卫气》云："上虚则眩。"朱丹溪倡导痰火致眩说，提出"无痰不作眩"及"头眩，痰夹气虚并火，治痰为主，挟补气药及降火药"。本案患者素体肥胖多痰湿，平素痰多而黏，腰膝酸重。苔腻微黄、脉迟滑乃痰湿内盛的表现。湿阻三焦，气机不畅，清阳被遏，不能走于头面，故眩晕由此而生。痰郁日久，化火扰心，故心烦、燥热。"因于湿，首如裹"。痰湿内盛，故头昏沉如裹。方用三仁汤通畅三焦气机，轻宣淡渗，湿祛热除。清湿热之源，故其症可除。

随着人们生活水平的提高，恣食膏粱厚味、饮酒频繁无度者日渐增多，由此湿热内盛成为临床常见证型，故临证凡见湿浊为患、病情迁延者，不妨考虑此方。唯有切中病机，辨证精准，方能屡试不爽。

血府逐瘀汤

血府逐瘀汤出自王清任的《医林改错》。方由当归、生地、桃仁、红花、枳壳、赤芍、柴胡、甘草、桔梗、川芎、牛膝组成。原方主治"胸中血府血瘀之证"。现医家将其应用于临床诸多疾病。李延教授在临诊过程中亦常运用此方用于胸痹、头痛、内伤发热、皮肤瘙痒等症的治疗，取效甚捷。

医案一　胸痹

曾某，男，65 岁，2007 年 9 月 20 日初诊。

左胸膺部刺痛伴心悸两年，曾行冠脉支架术，因近两天发作频繁前来就诊。

诊见：胸痛呈阵发性发作，常连及肩背，神疲倦怠，纳差，便溏。舌质紫暗，脉缓而结代。

诊断：胸痹。

证属：血瘀气滞，心阳不足。

方药：血府逐瘀汤加减。

处方：当归 25g，桃仁 25g，红花 20g，赤芍 25g，丹参 25g，柴胡 15g，枳壳 20g，川芎 25g，桔梗 15g，黄芪 30g，木香 10g，元胡 20g，蒲黄 10g，三七粉 10g（冲服），炙甘草 10g。7 剂，水煎服，日 1 剂，分 2 次服。

二诊：服药后，胸痛发作次数减少，每次发作程度减轻，持续时间缩短，心悸明显减轻。舌质淡紫，脉细。

上方去木香，加桂枝 10g。继服 7 剂，服法同前。

三诊：服药后，仅偶有胸闷痞满，无疼痛发作，舌质淡，脉象和缓。

前方加陈皮 15g。继服 7 剂，服法同前。

四诊：药后诸症皆消，脉略数。

前方去三七，继服 5 剂以巩固疗效。

【按语】本病治以活血化瘀、行气止痛之法。血瘀胸痹为常见证型，患者无论从症状还是舌脉上看均有明显血瘀之候，故用血府逐瘀汤化裁，加丹参化血瘀，生新血，使血瘀去而正不伤，乃"调经顺脉之药"。从患者"神疲倦怠，纳差，便溏"可见其心阳不振而致脾土不暖，故加黄芪补气健脾。元胡、蒲黄可行气活血止痛。炙甘草益气复脉，止心中动悸。二诊中患者症状减轻，而见脉细，可知其阳气不足，故加桂枝温通心脉，益气活血，而去木香以防其辛香走窜之性耗伤正气。三诊患者有痞满之症，故加陈皮以行气和胃。全方活血行气而不忘固护正气，做到了活血而不伤正。

医案二　头痛

龚某，女，34 岁，2008 年 6 月 19 日初诊。

右侧头痛 3 月余，西医诊断为"神经性头痛"，曾服多种中成药物不效。

诊见：头痛如针刺，常伴耳鸣。舌淡紫有瘀点，脉数有力。

诊断：头痛。

证属：瘀血头痛。

方药：血府逐瘀汤化裁。

处方：生地 20g，当归 15g，桃仁 15g，红花 10g，赤芍 15g，枳壳 15g，柴胡 15g，桔梗 15g，川芎 15g，郁金 15g，甘草 10g。7 剂，水煎服，日 1 剂，分 2 次服。

二诊：药后头痛大减，其后略施增减以巩固治疗。

【按语】此患乃血瘀头痛，辨证要点在于痛有定处，痛如针刺，舌紫有瘀点。《医林改错》曾言："头痛有外感，必有发热恶寒之表证，发散可愈；有积热，必舌干、口渴，用承气可愈；有气虚，必似痛非痛，用参芪可愈；查患头痛者，无表证，无里证，无气虚、痰饮等证，忽犯忽好，百方不效，用此方一剂而愈。"其所言"此方"即为血府逐瘀汤，可见其神效也。

医案三　内伤发热

徐某，女，44岁，2008年11月15日初诊。

自感胸中发热1年余，体温居于正常高值，入夜尤甚，且常因夜间胸中闷热不能入睡，睡时亦多梦。

诊见：胸中发热，入夜尤甚，影响睡眠。舌暗红有瘀斑，脉弦。

诊断：内伤发热。

证属：瘀血内阻。

方药：血府逐瘀汤加减。

处方：生地30g，赤芍25g，桃仁15g，红花10g，川芎25g，柴胡15g，枳壳15g，丹皮15g，甘草10g。7剂，水煎服，日1剂，分2次服。

二诊：药后自觉胸中热退。去丹皮，防寒凉太过，继服7剂以巩固疗效。

【按语】《灵枢》中曾云："营血稽留于经脉之中，则血泣而不行，不行则卫气从之而不通，壅遏而不得行，故热。"此患入夜热甚，乃病在阴分。血瘀为阴邪，"阴邪旺于阴分"故夜间胸中热而难眠。此种内伤发热为自觉胸中热，其身却凉，大多数情况常被认为因虚致热，然"愈补愈瘀"。有些人又认为其为实火所致，殊不知"愈凉愈凝"。抓住其发热特点和时间是循证关键，经活血凉血增减调治，则热退而寝安。

医案四　皮肤瘙痒

王某，女，48岁，2007年12月5日初诊。

皮肤瘙痒半年余，其形体肥胖，面色晦暗，皮肤干而脱屑，每发痒之时非搔之出血而不解痒，遂皮肤遗有血痂，成片如鳞。

诊见：皮肤瘙痒有血。舌暗红，苔干，脉沉数。

诊断：皮肤瘙痒。

证属：痰瘀互结。

方药：血府逐瘀汤加减。

处方：当归20g，生地25g，半夏20g，桃仁15g，红花15g，甘草5g，枳壳10g，赤芍15g，柴胡10g，川芎10g，桔梗10g，蝉蜕20g，紫草15g。7剂，水煎服，日1剂，分2次服。

二诊：自觉瘙痒减轻。

继服 10 剂，药后痒症基本消失，皮肤见润。

【按语】本病发病多与患者年老体虚、痰浊瘀血阻滞经脉、经脉不畅、气血不荣肌肤有关。《诸病源候论》中首载"风瘙痒"之名，并提出本病多与风邪有关，故称"风瘙痒"，而老年性皮肤瘙痒症属"风瘙痒"中特殊的一型。从患者舌脉上可知，其有痰浊血瘀之象，故知祛痰活血必不可少。由此血行则脉通，肌肤得润。从另一角度亦有人认为"血行风自灭"。看似理殊，却效同也。

本方为治疗血瘀之基础方，临床诸病得之久者必兼血瘀，古人云"久病多瘀"。瘀血既为病理产物，又为致病因素，其所致病证繁多复杂，然辨舌之紫暗、瘀斑最为精准。辨证准确则疗效显著。

真 武 汤

真武汤出自《伤寒论》，由茯苓、芍药、白术、生姜、附子组成，具有温阳利水之功，主治脾肾阳虚、水气内停之证。正如柯琴在《伤寒论附翼》所云："真武主北方水也，坎为水，而一阳居其中，柔中之刚，故名真武。取此名方者，所以治少阴水气为患也。"李延教授常用于治疗水肿、高血压病、痉证、盗汗、心悸等，临床效果甚佳。

医案一　水肿

刘某，女，48 岁，2009 年 11 月 15 日初诊。

眼睑及下肢浮肿半年，应用西药利尿剂，肿消又起，时有反复。尿常规及泌尿系超声检查未见明显异常。

诊见：面浮肢肿，四肢清冷，腹胀纳差，头晕肢乏，形寒肢冷，虽加衣被而不见身暖，便溏，尿少。舌苔润滑，脉沉迟。

诊断：水肿。

证属：脾肾阳虚，土不制水。

方药：真武汤加减。

处方：黄芪 30g，党参 20g，茯苓 25g，芍药 25g，白术 25g，生姜 15g，制附子 10g，大腹皮 15g，赤小豆 20g。3 剂，水煎服，日 1 剂，分 2 次服。

二诊：小便见多，浮肿见消，肢体见暖。

继服 7 剂，服法同前。

药后浮肿全消，身暖神清。

【按语】本案乃阳虚水停之证，然阳虚必然气虚，水为阴邪，易伤阳气，故加党参、黄芪补气，以培土抑水；附子温阳化气利水，与参、芪合用，共补身之元阳之气；茯苓、白术补气健脾利水；大腹皮、赤小豆行气利尿；生姜温化水饮而不伤阴，温而不燥；白芍一防利水伤阴，二取其利小便之用，《神农本草经》云："主邪气腹痛……利小便，益气。"全方温阳利水与培土抑水并用，肾阳得复，脾得健运，水湿去，则水肿消。

医案二　高血压病

吴某，女，54岁，2010年11月12日初诊。

高血压病史10年有余，血压最高可达200/110mmHg，平素口服复方降压片、北京降压零号，血压起伏不稳。

诊见：头晕，头胀，耳鸣，腰膝酸软，肢体困重，肢冷腿肿，尿少。舌质淡胖，苔滑腻，尺脉沉弦。

诊断：高血压病。

证属：肾阳不足，水犯清阳。

方药：真武汤加减。

处方：制附子10g，茯苓25g，白术25g，白芍20g，生姜15g，防己15g，泽泻15g。7剂，水煎服，日1剂，分2次服。

二诊：血压渐降，头晕、头胀减轻，尿量增加，浮肿消退十之有八。

继服7剂，水煎服，日1剂，分2次服。

三诊：神清气爽，浮肿全消，血压可稳定在150/90mmHg以内，嘱其调整降压药物，少食盐及肥甘厚味之品。

随访，病情稳定。

【按语】高血压病中医多归为肝阳上亢之证，治以平肝息风、滋水涵木为主。然本患者见"肢冷腿肿，尿少，舌淡胖，苔滑腻，尺脉沉弦"，此乃阳虚水泛，水饮上犯于头，且水湿阻遏清阳，清阳不升，故眩晕、头胀、耳鸣；阳虚水停，故腰膝酸软、肢冷腿肿、尿少。

方中附子温阳化气；茯苓、白术健脾利水；白芍、泽泻利水；生姜温化水饮；防己《名医别录》云："疗水肿，风肿……"《本草求真》云："防己……善走下行……及疗风水要药。"诸药相伍，水湿去，肿得消，血压得降。

医案三　痉证

王某，女，30岁，2009年10月20日初诊。

小产后自觉肢体震颤不能自已，其后逐渐加重，甚至影响睡眠，曾经相关检查未见明显异常，诊为"植物神经功能紊乱"，服用安神镇静药物疗效不显。

诊见：两臂颤动，不能稳坐，舌颤，睑颤，善太息，且自述平素晨时有睑肿。舌质淡，苔白微腻，尺脉沉滑。

诊断：痉证。

证属：阳虚水犯。

方药：真武汤加减。

处方：茯苓25g，白术20g，制附子10g，白芍20g，生姜10g，桂枝10g，生龙骨20g，生牡蛎20g，炙甘草10g。5剂，水煎服，日1剂，分2次服。

二诊：服药3剂颤动减轻，5剂服尽颤动停止，睡眠好转。

上方白芍增至30g，以缓中，通血脉，散恶血，继服7剂巩固治疗。

【按语】《金匮要略》载："水在皮肤中，四肢聂聂动。"《伤寒论》亦载："太阳病发汗，汗出不解……身瞤动，振振欲擗地者，真武汤主之。"故可知水湿泛溢肌肤可使肢体震颤。本案由尺脉沉提示水湿泛滥源于肾阳亏虚，故投以真武汤温化水饮，加桂枝以助温化，生龙牡潜镇安神，使阳复水去则肉瞤自止。

医案四　盗汗

许某，女，56岁，2012年10月28日初诊。

盗汗两年，经滋阴益肾治疗未效，近半年日益加重，每至后半夜因汗出而醒，醒后汗止，浸湿衣被，心悸不已，全身发凉。

诊见：神疲倦怠，面浮睑肿。舌质淡，苔薄白，脉沉细。

诊断：盗汗。

证属：阳气虚弱，阴寒内盛。

方药：真武汤加减。

处方：黄芪30g，茯苓25g，白术25g，白芍25g，制附子10g，生姜10g。5剂，水煎服，日1剂，分2次服。

二诊：药后盗汗自止，睑肿消退，精神渐佳。

继以肾气丸调养，随访半年未再复发。

【按语】向来盗汗常与阴虚相系，然本案却显一派阳虚之象。阳虚所致盗汗，系因阳虚不能固于外，而阴盛不能守于内，故汗迫外而出矣。遂汗愈出而阳愈虚，如此循环往复，故而病势迁延。真武汤虽非止汗之剂，但中此病机，看似"不治"，却已治矣。

医案五　心悸

武某，女，58岁，2011年11月24日初诊。

阵发性心悸、气短4年有余。经心电图检查，确诊为窦性心动过缓，平均心率 52 次/分，室性早搏。

诊见：心悸，胸闷，气短，疲乏无力，四肢清冷，喜着厚衣，小腿至足踝时有浮肿之象，小便短少，大便不畅。舌质淡，苔润，双尺脉沉迟结代。

诊断：心悸。

证属：心阳不振，水饮凌心。

方药：真武汤加减。

处方：红参 25g，制附子 10g，茯苓 25g，白术 25g，白芍 25g，生姜 20g，桂枝 10g，炙甘草 15g。5 剂，水煎服，日 1 剂，分 2 次服。

二诊：气短见消，诊脉一息三四至，节律渐匀。

易红参为人参，续服 7 剂。

三诊：药后心平气畅，肢暖不肿。嘱其可继服红参末，1 日 5g，分早、晚两次冲服。

【按语】心悸非仅脉数使然，本案心阳不振，无力鼓动心脉，加之阳虚不能温化水饮，以致水邪上凌于心，而发心悸。其尺脉沉迟，表明阳虚之根本在肾，且水邪为患，"病痰饮者，当以温药和之"，故用真武汤益气通阳，温阳化饮，终获良效。

真武汤在《伤寒论》中用以治疗"太阳病发汗，汗出不解，其人仍发热，心下悸，头眩，身𥆧动，振振欲擗地"等症。中医认为，主水在肾，制水在脾，故方用附子温阳化气行水；茯苓淡渗利湿；白术健脾制水；芍药养阴利水；生姜温胃散水。诸药合用，共奏温阳利水之功。然临诊所见已非"太阳病过汗"使然，但凡见阳虚水泛之证，皆可以真武治之。

冬 葵 子 汤

冬葵子汤出自《医极》，是由车前子散加冬葵子变化而来。冬葵子在《五十二病方》单独成方，称为葵种汤，专治血淋。此方既可治疗湿热淋，又可治疗血淋。湿热淋和血淋有着相同的病因病机，常常相互转化，并且临床上各个证型常错综复杂，不能明确区分，冬葵子汤正适合此种情况。李延教授在临床上应用冬葵子汤治疗淋证，尤其是湿热淋、血淋常取得良好效果。

医案一 热淋

于某，女，53 岁，农民，2011 年 3 月 20 日初诊。

自述腰部酸痛，小便涩痛，淋沥不净两周余，近 1 周每于晚间发热，体温38℃，无汗，微恶寒，咽干口渴，频频饮水无缓解，便秘。实验室检查：血常规，白细胞20200。尿检：白细胞满视野。

诊见：腰酸，小便淋沥涩痛。舌红，苔薄黄，脉数。

诊断：热淋。

证属：湿热蕴阻膀胱，复感风邪。

方药：冬葵子汤加减。

处方：柴胡25g，荆芥20g，金银花20g，连翘20g，瞿麦15g，车前子25g，黄芩15g，滑石15g，木通15g，赤芍15g，甘草10g，猪苓15g，枳实15g，冬葵子20g。3剂，水煎服，日1剂，分2次服。

二诊：药后体温恢复正常，外感症状消失。

减柴胡、荆芥、金银花、连翘。继续服用7天，小便涩痛等症状消失，血、尿常规正常。

【按语】热淋多由湿热壅盛于下焦，是主要表现为小便短少，色黄赤，尿道有灼热刺痛感，少腹拘急胀痛，并伴有腰部疼痛、口苦、发热的一类疾病。膀胱为津液之府，膀胱受邪，则津液气化不利，小便短少；湿热灼伤尿道则尿赤，排尿有刺痛感；湿热阻于下焦，则少腹拘急胀痛。初证多实，久病多虚，方中柴胡退热，荆芥疏风，金银花、连翘清热解毒，合冬葵子汤，内外表里同治。

医案二　血淋

窦某，女，40岁，2011年6月21日初诊。

2008年年底出现小便色如浓茶，偶尔腹痛，常觉口干舌燥，渴而欲饮。多次尿常规检查红细胞都在（＋～＋＋），无肉眼血尿。曾做过磁共振造影、B超检查、尿液细菌培养等，未见异常。曾服金银花泌炎灵，效果不佳。

诊见：口干咽燥，饮水不解，小便淋沥涩痛，色如浓茶，腰膝酸软，四肢乏力。舌淡红，苔薄微黄，脉细数。尿镜检：红细胞（＋＋～＋＋＋）。尿蛋白（±）。

诊断：血淋。

证属：血瘀交阻，破血妄行。

方药：冬葵子汤加味。

处方：车前子20g，黄芩25g，栀子20g，滑石20g，木通10g，赤芍20g，甘草10g，猪苓15g，枳实15g，冬葵子20g，瞿麦20g，小蓟15g，生地10g，当归10g。5剂，水煎服，日1剂，分2次服。

二诊：药后症状减轻。复查尿常规：红细胞（＋～＋＋）。

效不更方，继续服用5剂，服法同前。

三诊：药后自觉口干、口渴症状减轻，尿色变淡，四肢乏力，腰酸痛症状消失。尿常规检查：镜下红细胞消失。

单服冬葵子汤，1周。嘱其饮食清淡，忌服辛辣之物，平日劳逸结合，避免过度劳累。

【按语】血淋多因湿热互结于肾与膀胱，血瘀交阻，破血妄行而致。表现为小便灼热刺痛，尿色深如浓茶，神疲乏力，有时可见肉眼血尿。尿常规检查可见镜下红细胞。血淋与湿热淋关系密切，湿热下注膀胱，热盛伤络，迫血妄行，致小便疼痛或有血。

李延教授采用冬葵子汤加减治疗湿热淋和血淋，方中车前子甘而滑利，寒凉清热，利尿通淋；黄芩苦寒，清热力强，又能燥湿，与车前子同用清利湿热；滑石善清膀胱热结，通利水道；木通苦寒，能上清心火，下利湿热，使湿热之邪下行从小便而出；赤芍清热凉血，散瘀止痛；猪苓甘淡渗泄，利水作用强；枳实破气逐水，与猪苓同用，增强行气利水之力；冬葵子甘寒，滑利通窍，有利尿通淋之功；瞿麦苦寒泄降，逐膀胱邪热，能清心与小肠火，导热下行，利尿通淋。甘草调和诸药。诸药合用，热清而血止。

柴胡加龙骨牡蛎汤

柴胡加龙骨牡蛎汤源自《伤寒论》第107条。原文云："伤寒八九日，下之，胸满烦、惊，小便不利，谵语，一身尽重，不可转侧者，柴胡加龙骨牡蛎汤主之。"原方治疗少阳病误下、邪热内陷、表里俱病、烦惊谵语等症，由柴胡、龙骨、牡蛎、黄芩、生姜、人参、茯苓、半夏、大黄等组成。旨在和解少阳，通阳泻热，镇静安神。

李延教授根据多年临诊经验，总结今人每因忧思恼怒或临绝经前后易出现此汤证，遂取其疏解肝胆、调和营卫、镇静安神之功效，随证加减，收效颇显。

医案一　心悸

苟某，女，22岁，某高校大三学生，2007年10月11日初诊。

生性内向，就诊前两个月曾因备考而劳累，现考期已过，始感心中悸动，日久睡眠欠佳，心情抑郁，甚则逐步发展至手足颤抖不能自已，无法正常温书学习。曾于西医院就诊，已排除癫痫，因畏服镇静催眠药前来试诊。

诊见：面色晦暗少华，表情焦虑，叙述病情时便不禁哭泣，自述每就寝前后尤感心中悸动，如胸中击鼓状，随即汗出。少寐多梦，饮食稍减，便秘。舌红，苔白略干，脉弦数。

诊断：心悸。

证属：心虚胆怯型。

方药：柴胡加龙骨牡蛎汤加减。

处方：柴胡 25g，桂枝 20g，龙骨 20g，牡蛎 20g，浮小麦 20g，酸枣仁 15g，远志 15g，清半夏 15g，茯苓 15g，酒军 10g，甘草 10g。5 剂，水煎服，日 1 剂，分 2 次服。

二诊：自述服药 3 天后自感心中悸动非击鼓之强烈，服完 5 剂入睡较深，醒后精神较前充沛，颤抖少有发作，且短暂程度见轻，大便易排。脉弦数略有缓象，舌红渐退。

上方加玄参 20g，石菖蒲 15g。7 剂，水煎服，日 1 剂，分 2 次服。

三诊：心悸少有发作且程度减轻，无手足颤抖发作。食欲改善，脉已缓和。虽有劳累可诱发但尚能控制，投以健脾养心之品加以巩固。

【按语】由初诊脉证可知，患者由于忧思劳累，致肝气郁滞，郁久化热，引动肝风，正如《病机十九条》所云："诸风掉眩，皆属于肝。"且"风胜则动"，故心动悸、手足颤抖不能自已；热扰心神，故少寐多梦；体虚营卫失和，则见汗出；肝气横逆犯胃则纳少；热盛津伤，则出现便秘、舌红、苔干之象，治以疏肝泻热、平息内风、镇静安神之柴胡加龙骨牡蛎汤化裁。

方中柴胡疏肝解郁；桂枝调和营卫，止烦敛汗；浮小麦入心经，敛汗；酸枣仁养肝宁心，安神敛汗；龙骨、牡蛎平肝潜阳息风；酒军泻热；清半夏、茯苓化痰。二诊加玄参，旨在滋阴柔肝。内风平息则诸症自愈。

医案二 失眠

郑某，女，52 岁，2009 年 2 月 5 日初诊。

长期失眠 6 年余，绝经后近两年情绪愈发焦虑不得眠，甚则彻夜不寐，常揣测自己身患难疾，日久善恐易惊，敏感多疑，曾服精神类药物，虽可多入睡 1 小时，但睡时多梦，醒后自觉头部昏沉不清，为此求疾病向愈之信心日渐丧失，终日郁郁寡欢，精疲力竭。

症见：形体偏瘦，面色晦暗，眼肿布有血丝，独处时神情呆滞，一旦谈及病情则絮絮不止，对自身微妙变化感觉颇清，常因小事而执着纠结。时而几不欲生，时而焦虑易怒，常无缘由胸闷痞满连及两胁，且走窜不定，善太息，经心电图检查无明显病变，恶闻声响，稍扰即惊，饮食随心情好坏而增减，口苦。舌苔薄白，尖略红，脉弦细数。

诊断：失眠。

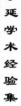

证属：心胆气虚。

方药：柴胡加龙骨牡蛎汤加减。

处方：柴胡 25g，桂枝 20g，龙骨 25g，牡蛎 25g，茯神 15g，清半夏 15g，大黄 10g，瓜蒌 25g，酸枣仁 20g，甘草 10g。7 剂，水煎服，日 1 剂，分 2 次服。

二诊：面色稍润，自述服药 5 剂后便能入睡，且睡后梦减，醒后胸胁舒畅，头昏沉减轻，心情渐悦。

原方加红枣 5 枚。续服 7 剂，水煎服，日 1 剂，分 2 次服。

三诊：诸症悉减，稳而未复，面见笑容，继经调治而渐愈。

【按语】癫病日久，肝气怫郁，胆气不宁，则相火妄生，热扰心神，神无所安，则不寐。肝失条达，气机逆乱，则胸胁满闷不舒，走窜不定。肝气犯胃，故食纳不佳；肝火上炎，故目赤口苦。忧虑日久，脾失健运，加之郁火煎湿成痰，痰随气涌，扰乱神明，故顽疾不愈。本案为典型少阳受病，故以和解少阳、疏肝利胆、安神镇静为主，佐以清热化痰、宽胸散结之品以奏其效。

医案三　癫痫

程某，女，32 岁，自由职业者，2010 年 5 月 7 日初诊。

1 个月前与人争执时发生抽搐，两目上视，口吐涎沫，手足僵硬，约 1 分钟后自行缓解，随后时隔 1 个月又因聚会大量饮酒后而再次发病，且口中叫声如牛羊，发作持续 5 分钟。西医诊断为癫痫发作。近日在 1 次饮酒后感受风邪连续抽搐多次，且持续时间较前次延长，西药治疗效果不显。

诊见：情绪急躁，心烦失眠，口苦。舌淡红，脉弦滑。

诊断：癫痫。

证属：肝胆火旺。

方药：柴胡加龙骨牡蛎汤加减。

处方：柴胡 25g，桂枝 20g，龙骨 25g，牡蛎 25g，大黄 10g，代赭石 30g，钩藤 20g，清半夏 15g，茯苓 15g，僵蚕 10g，全蝎 5g，甘草 10g。10 剂，水煎服，日 1 剂，分 2 次服。

二诊：药后 1 个月未发作。

继服 10 剂，服法同前。

三诊：患者因急于停药，于 1 次劳累后再次发作，持续约 3 分钟，遂又来复诊。

前方加胆南星 15g。15 剂，水煎服，服法同前。

服完后再未发病，气色转佳，随后投以滋阴养营之品巩固治疗。

【按语】此例癫痫系肝胆邪热炽盛，热盛动风，风火相煽，而致筋脉拘急，同时热邪煎津成痰，痰随风动，壅阻窍络，故治以疏肝利胆泻热，加全蝎、僵蚕息风解痉之品。三诊加大清热化痰、息风定惊之力，故添胆南星；发痉日久，必伤阴耗血，故投以滋阴养营之品以顾其效。

医案四　遗精

黄某，男，42 岁，2008 年 10 月 15 日初诊。

近两年出现遗精，醒后方知，屡用涩精补肾之剂效微。现日渐加重，夜寐欠安，白天头胀心悸，焦躁易怒，常为琐事而烦恼。

诊见：发脱，口苦口干，少腹及足端畏冷。舌苔白厚腻微黄，脉沉弦。

诊断：遗精。

证属：相火妄动。

方药：柴胡加龙骨牡蛎汤加减。

处方：柴胡 25g，桂枝 20g，龙骨 25g，牡蛎 25g，知母 15g，黄柏 15g，合欢花 20g，石斛 15g，甘草 10g。7 剂，水煎服，日 1 剂，分 2 次服。

二诊：药后自觉症状好转，可见法效，续以 20 剂，服法同前。

三诊：遗精少有发作，但仍脱发，嘱其泽泻熬水饮用。

连服 3 个月，病愈。

【按语】遗精虽多为肾疾，但不乏邪扰肝脉，蕴遏生热，扰动相火，致精室受扰阴精失位，应梦而泄。此案补肾之品频用不效，故改以调治肝木，涩精泻火。其中桂枝是应阳气不得温通而致的少腹及足端畏冷。三诊中单取泽泻，看似反其道而行，实则有因，一则取其《别录》谓之可止遗泄，"相火妄动而遗泄者，得泽泻清之而精自藏"；二则寇宗奭《本草衍义》有云："泽泻虽咸似泻肾，乃泻肾邪，非泻肾之本也。盖取其泻肾邪，养五脏，益气力，起阴气，补虚损之功。"又因肾其华在发，故有止发脱之效。

医案五　手汗

严某，女，25 岁，2009 年 8 月 17 日初诊。

手心出汗多年，非常人一般，每临案书写，必将纸巾垫于手下，否则汗流浸纸。平素时有胸胁不舒，腹胀痞满。

诊见：手心汗出不能自止，胸胁不适。舌尖赤，脉弦。

诊断：手汗。

证属：阴虚火旺。

方药：柴胡加龙骨牡蛎汤加减。

处方：柴胡 25g，桂枝 20g，龙骨 25g，牡蛎 25g，赤芍 15g，生地 20g，甘草 10g，大枣 5 枚，白芍 20g，茯苓 15g。7 剂，水煎服，日 1 剂，分 2 次服。以观其效。

二诊：服 3 剂后汗减，7 剂汗止。方已效验，无需更变，继服 7 剂以巩固。

【按语】此案为肝阴不足，虚火内蒸，加之营卫失和，腠理不密，而致津液外泄。故治以清肝泻火，养阴潜阳，调和营卫。药证相符，故而获效。

综上所列，李延教授将此方多用于精神及神经系统病证，西医常称之为植物神经功能紊乱和脑部异常放电等。中医认为，肝主疏泄，调畅情志，凡遇肝胆不疏，风动痰扰，心神不宁之征象者，皆可试用此方。病人肝气得疏，心神得宁，夜寐得安，自然身心愉悦，则病去大半。再因人而异酌以加减，则切证而病除矣。

附：自拟经验方

一、心脑通络液

心脑通络液是李延教授最初根据冠心病和脑血管疾病本虚标实的特点在长期临床中总结出来的经验效方，主要由黄芪、人参、当归、川芎、丹参、延胡索、红花、瓜蒌、半夏、赤芍、枳壳、地龙、甘草等组成，具有益气活血、化瘀祛痰的作用。经大量临床观察及实验证实，该方可用于多种疾病，且临床疗效明显。李延教授常用于冠心病、脑梗死、老年痴呆、失眠、一过性脑供血不足、心动过缓等的治疗，临床效果甚佳。

医案一　冠心病

宋某，男，54 岁，2009 年 10 月 21 日初诊。

胸闷胸痛，心慌、气短 1 年余，下肢浮肿半年。曾诊断为冠心病心绞痛。应用硝酸酯类药物头痛难忍，不能耐受。

诊见：胸部闷痛时而似针刺，固定不移，入夜尤甚，伴心悸、气短、汗出。舌质暗，脉沉涩。

诊断：冠心病。

证属：痰瘀互阻。

方药：心脑通络液化裁。

处方：黄芪 20g，瓜蒌 20g，薤白 15g，当归 15g，川芎 15g，赤芍 15g，

红花 10g，桂枝 10g，枳壳 15g，半夏 15g，地龙 15g，炙甘草 10g。7 剂，水煎服，日 1 剂，分 2 次服。

二诊：药后诸症减轻，但仍有发作，且夜寐欠佳，下肢仍肿。

上方加五加皮 15g，茯苓 15g，夜交藤 20g。10 剂，水煎服，日 1 剂，分 2 次服。

三诊：服上方 10 剂后，胸闷胸痛少有发作，且程度减轻，心悸好转，下肢浮肿已消。

去桂枝、枳壳、五加皮，继服 7 剂以巩固疗效。

【按语】清代医家龚信在《古今医鉴》中云："心痹痛者……素有顽痰死血。"曹仁伯在《继志堂医案》中亦提出："胸痛彻背，是名胸痹……此痛不唯痰浊，且有血瘀，交阻膈间。"实践证明，痰阻则血难行，血凝则痰难化。由此可见，痰瘀互阻为胸痹心痛之常见病机。因此，宣痹通阳、化痰逐瘀为对症之法。

方中瓜蒌、薤白、半夏化痰散结；川芎、赤芍、红花活血化瘀，"损其心者，调其荣卫"；丹参合当归，使心脉荣而痛缓；黄芪既可益气助心阳，又可协同活血药推血前行；炙甘草一可平心悸，二可辛甘化阳，得此阳，痰可化，血亦行。二诊加茯苓、五加皮，乃加大利水渗湿之功，以消肢肿。全方攻补兼施，标本兼顾，并行不悖，共奏益气化瘀、祛痰宣痹之功。

医案二　脑梗死

赵某，女，52 岁，2010 年 11 月 17 日初诊。

左半身麻木无力 3 月余，曾在某医院住院治疗 1 月余，磁共振检查，诊断为脑梗死。

诊见：左半身麻木，左手持物无力，左下肢站立不稳，伴气短，健忘，神疲。舌质暗，苔白微腻，脉弦滑。

诊断：脑梗死（风中经络）。

证属：气虚血瘀。

方药：心脑通络液化裁。

处方：黄芪 30g，当归 25g，赤芍 15g，川芎 15g，红花 15g，远志 15g，地龙 15g，水蛭 15g，丹参 15g，桑寄生 15g，川牛膝 20g。15 剂，水煎服，日 1 剂，分 2 次服。

二诊：初服时自觉麻木明显减轻，但手足肌力较差。

上方去远志，加葛根 15g，伸筋草 15g。

经服 1 个月，半身麻木基本消失，气短乏力改善，左半身肌力基本恢复。

【按语】本案为典型的风中经络之症，病机要点乃气虚血瘀。故以补气通络为法，使化瘀不伤正气。方中丹参、水蛭、地龙、赤芍、红花化心脑之血瘀；桑寄生、川牛膝补肝肾之虚。年老体虚者，久病成疾，虽突然发病却非一日之功，一般病情较为复杂，风、痰、瘀、虚相互交错，虚实夹杂，故往往有人欲图速效，却欲速不达。对此证只要辨证无误，坚持用药，持久论治，常常可显奇功。

医案三　老年痴呆

王某，女，58岁，2009年7月21日初诊。

记忆渐失1年余，高血压病史13年。3年前曾患脑梗死，右侧半身不遂，经住院治疗好转，现肢体活动基本恢复，生活可自理，但行动迟缓，语言迟笨，呈进行性记忆力减退，开始为近事易忘，后来发展到远事也忘，一年来认知能力减退，从不认远亲、朋友到不认识家人，不能正确判定身在何处，不能正确回答问题，表情淡漠，近1个月病情又加重，大小便不能自知。头部磁共振显示：脑萎缩。

诊见：反应迟钝，语言颠倒，肢体麻木。舌苔薄白，舌质紫红有瘀斑，脉弦。

诊断：老年痴呆。

证属：肾虚血瘀。

方药：心脑通络液化裁。

处方：黄芪20g，党参20g，丹参15g，川芎15g，红花15g，赤芍15g，桃仁15g，菖蒲20g，益智仁20g，山萸肉20g，地龙15g。15剂，水煎服，日1剂，分2次服。

二诊：服上方后，病情略有好转，但舌质仍紫红，脉弦。

红花、赤芍、桃仁加至20g，加黄精20g，何首乌15g，菟丝子15g。10剂，水煎服，日1剂，分2次服。

三诊：服上方后，病情好转明显，已无肢体麻木，二便时能呼叫家人，饮食有一定的自知力，但时有烦躁，大便干，舌苔薄白，舌质暗红，脉弦。

前方去地龙，加柴胡15g，白芍20g，瓜蒌20g。10剂，水煎服，日1剂，分2次服。

四诊：药后病情逐渐稳定，能与家人对答，且有逻辑性，二便有自控力，舌质薄白，舌色渐淡。

【按语】此案根据舌脉可知，血瘀阻窍为重要病理环节，然血之源头在于肾，肾精不足，水源亏乏则血少，血少则运行迟缓。张锡纯《医学衷中参西录》有云："气血亏损，流通于周身者，必然迟缓，血即因之而瘀。"由此肾虚可致血瘀。血瘀又进一步影响正气运行，且"血瘀不去，新血不生"。血瘀又可致血虚。又"精血同源"，肾精与血能够相互资生，相互转化，故血虚可致肾精衰少，因而血瘀也可致肾虚。由此滋肾养心、健脑益智、交通心肾便成为本案的主要治则，正如《辨证论》所言："治疗必须补心，而兼补肾，使肾水不干，自然上通于心而生液。只益心中之血，而不去填肾中之精，则血虽骤生，而精仍长涸，但能救一时之善忘，而不能冀长年怖忘也。"二诊见症状改善不显，故加滋补肾阴肾阳之品，以助益智。三诊病情明显好转，无肢麻，故去地龙，但有肝阴不足、肝气不疏之象，故佐以疏肝养阴之品。如此，法明则药到病瘥。

医案四　失眠

黄某，女，56岁，2009年2月5日初诊。

因夫妻不和，情志抑郁日久致夜不能寐1年余，平素心烦易怒，头胀闷如裹，时有胸部刺痛感，入夜尤甚。曾睡前服镇静催眠药物，但次日醒后自觉头部昏沉不清。

诊见：时常彻夜难眠，睡后多梦易醒，醒后周身乏力，肢麻，近日加重。舌紫暗，边有瘀点、瘀斑，脉弦涩。

诊断：失眠。

证属：肝气郁结。

方药：心脑通络液。

处方：黄芪30g，丹参20g，川芎15g，红花15g，赤芍20g，桃仁20g，清半夏15g，枳壳15g，瓜蒌15g，炙甘草10g。7剂，水煎服，日1剂，分2次服。

二诊：精神转佳，面露笑容。睡眠逐渐改善，可入睡5小时左右，梦减少，胸痛减轻，自感醒后无明显乏力，肢麻感减退。

加酸枣仁15g，夜交藤20g。7剂，水煎服，日1剂，分2次服。

三诊：再服7剂后感觉神清气爽，一扫倦容。不料喜药对症竟自行连服10剂，其后便出现心中颤抖如惧，复又不眠。

减活血药量，投熟地15g，白芍20g，7剂后病愈。

【按语】此案由肝气不疏、肝郁气滞引发，舌紫暗有瘀斑、脉象弦涩乃血瘀之象。病位在心、肝两脏，正所谓"心合脉，脉舍神"。"肝藏血，血舍魂。""人卧则血归于肝"。李延教授认为，心肝为子母关系，神与魂均属人的思维意识活动，情志悱郁志怒，则气血瘀阻魂不得藏，于是不寐。然活血之方不可过剂，否则可致由瘀转虚，故盲目过服此方后出现《内经》所谓："心中澹澹如人将捕状。"此乃肝之血瘀转为肝之血虚之候，故加以养血补肝之品，以矫其偏。由此可见，活血化瘀乃如攻伐，切不可矫枉过正，否则便犯

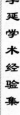

"虚虚"之误。

医案五　一过性脑供血不足

王某，女，58岁，农民，2010年6月17日初诊。

阵发性头晕伴右侧上肢麻木1年。1周前做头部磁共振示：未见明显异常。颈椎正侧位片：颈椎骨质退行性变。颈部超声示：双侧颈动脉多发硬化斑块。经颅多普勒超声：左侧椎－基底动脉血流减慢。低密度脂蛋白偏低。西医诊断：一过性脑供血不足。经治疗症状改善欠理想。

诊见：头晕，右侧上肢自下而上麻木无力，项强，但无肢体活动不利，偶有心悸、心慌，气短，腰酸，健忘，嗜睡，食后腹胀，夜尿频，口干。舌质紫暗，苔微腻边有齿痕，脉弦涩。

诊断：一过性脑供血不足。

证属：气虚血瘀，痰浊痹阻。

方药：心脑通络液化裁。

处方：黄芪20g，党参20g，当归15g，川芎15g，丹参15g，红花15g，瓜蒌15g，半夏15g，赤芍15g，枳壳15g，杜仲15g，地龙15g，甘草10g。10剂，水煎服，日1剂，分2次服。

二诊：药后头晕明显缓解，但仍肢体麻木。

上方加秦艽15g，防风15g。7剂，水煎服，日1剂，分2次服。

三诊：药后头晕消失，麻木基本消失，仅右手指尖稍麻，继服前方7剂病瘥。

【按语】本案证属气虚血瘀痰阻之证，首诊虽以头晕为主症，但经诊治唯麻木一症难除。李东垣曾谓："麻者气之虚也真气弱不能流通填塞经络，四肢俱虚故生麻木不仁，或在手，或在足，或通身皮肤尽麻……"又有所谓"气虚则麻，血虚则木。"可知麻木一症多属气虚，又因本案由气虚而致血瘀痰阻，故用心脑通络液，以黄芪为主药在益气同时兼顾活血祛痰。二诊主攻肢麻，加以秦艽、防风，使黄芪得风药而不滞。药已中病，则症消指日可待矣。

医案六　心动过缓

单某，女，54岁，2011年5月27日初诊。

心悸半年余，入夜尤甚。自述近十余年脉搏跳动缓慢，每分钟40～50次，活动后可升至每分钟80～90次。半年前因劳累出现心悸、气短、胸闷、心前区不适症状，并有逐渐加重趋势，甚至出现过晕倒，曾于西医院住院治疗，诊为病态窦房结综合征，经治疗症状好转后出院。但仍觉心前区不适。

诊见：心悸、胸闷气短，心前区隐痛，伴疲乏无力，畏冷，肢麻，夜寐欠安。舌质紫暗，边见瘀点，苔白滑，脉迟无力。

诊断：心动过缓。

证属：气虚血瘀，痰浊痹阻。

方药：心脑通络液化裁。

处方：黄芪30g，红参15g，当归15g，川芎15g，丹参15g，延胡索15g，红花10g，瓜蒌15g，半夏15g，赤芍15g，枳壳15g，地龙15g，制附子10g，桂枝10g，细辛5g，甘草10g。14剂，水煎服，日1剂，分2次服。

二诊：服药后心悸症状明显减轻，脉搏可升至每分钟60次左右。

上方加酸枣仁15g，继服10剂。诸症基本消失。

【按语】本案中有气虚血瘀痰湿之象无疑，由此阻遏了阳气的运行，故有脉迟无力、畏冷等阳虚之象的出现，因而加附子、细辛、桂枝在扶肾阳的同时又可鼓舞心阳，再合参、芪益气，丹参、红花等活血通络，使得气旺血行，心阳得复。同时再佐以酸甘化阴之品，则病自告愈。

综上不难看出，无论何种疾病，发病机理均有痰瘀互阻脉络，故均以化痰逐瘀通络为治疗原则。方中人参、黄芪益气；瓜蒌、半夏化痰散结，宣痹止痛；川芎、赤芍活血化瘀。《难经》所谓："损其心者，调其荣卫。"丹参合当归，使心荣而痛缓；黄芪一可益气助阳，二可挟活血药鼓浪前进，三可与丹参、当归阴柔之品有"云行雨施"之妙；枳壳疏泄气机，更助于化痰行血；地龙解痉而通络；甘草辛甘化阳，得此阳，痰可化，血亦行。综观全方，攻补兼施，标本兼顾，活血化瘀，理气化痰，益营荣络，二通一补之法错落有致，并行不悖，共奏益气活血化痰之功。

二、降脂 I 号方

高脂血症是指血清胆固醇超过正常值230mg/100ml，甘油三酯超过140mg/100ml，β-脂蛋白超过390mg/100ml的一类疾病，可由遗传、饮食、某些疾病（糖尿病、甲状腺功能减退、肾病综合征）、长期服用某种药物（避孕药、激素类药物等），或由内分泌代谢紊乱引起，主要表现为头昏脑胀、犯困。由于很多时候没有明显症状，常常被人们所忽视。然高脂血症几乎是所有心脑血管疾病的始作俑者。西医常用立普妥（阿托伐他汀钙）、吉非贝齐、益适纯（依折麦布）等进行治疗。李延教授在临床中立活血化瘀祛痰法，运用中药自拟方——降脂 I 号方治疗高脂血症效果很好，较之西药花费少，副作用小。

中医没有高脂血症的病名，李延教授根据症状，舌、脉多有血瘀、痰盛之象，治疗多采用活血化瘀、祛痰利湿之法。

降脂Ⅰ号方由大黄、陈皮、枳实、木香、半夏、川芎、丹参、红花、胆南星、瓜蒌、昆布、山楂、神曲、茯苓、砂仁、玫瑰花、藿香等药物组成。

医案一 高脂血症

黄某，男，61岁，2009年10月27日初诊。

近几年来常常感觉身重体困、脘痞纳呆，大便黏，腰腹部肥胖。血清胆固醇240mg/100ml，甘油三酯150mg/100ml，β-脂蛋白380mg/100ml。

诊见：身重嗜卧，肥胖。舌苔白腻，脉滑数。

诊断：高脂血症。

证属：痰湿困脾。

方药：降脂Ⅰ号方加减。

处方：茯苓20g，苍术20g，半夏25g，白术15g，陈皮20g，甘草15g，砂仁10g，三七10g。7剂，水煎服，日1剂，分2次服。

二诊：脘腹痞满症状消失，大便顺畅，嘱其继续服用10剂，服法同前。

四诊：药后复查血脂、血清胆固醇、甘油三酯、β-脂蛋白，皆恢复正常，病愈停药。嘱患者加强体育锻炼，平时饮食清淡，用三七、陈皮泡水代茶饮。

【按语】本案病证属脾虚湿困、痰浊中阻之证，治以补气健脾，升清降浊。脾不运化，痰湿内生，壅塞中焦，则生痞满。水湿内停，自觉身重体困，舌苔白腻，脉滑数。

方中茯苓利水渗湿健脾；苍术助其利湿；白术、陈皮、砂仁助其健脾，共奏健脾利湿之效；半夏燥湿化痰，降逆止呕；佐以三七化瘀行滞。药证相符，则病自愈。

医案二 腔隙性脑梗死

马某，男，52岁，2008年11月19日初诊。

午后困倦乏力严重，健忘，心悸，自觉口干口黏，但不欲饮水，面色暗黑。脑部磁共振检查：陈旧性腔隙性脑梗死，患者自述高血压、高血脂多年。

诊见：困倦乏力，健忘。舌暗，脉弦。

诊断：高脂血症、腔隙性脑梗死。

证属：痰瘀互结。

方药：降脂Ⅰ号方加减。

处方：桃仁15g，当归15g，红花10g，赤芍20g，丹参15g，川芎15g，牛膝20g，水蛭15g，人参15g，甘草15g，香附15g。15剂，水煎服，日1剂，分2次服。

二诊：口干、口黏症状消失，疲乏感觉减轻，面色较之前好转。

上方去人参，改用党参 30g，继续服用 15 天。

三诊：药后复查血脂，恢复正常。诸药减量，继续服用 3 月，停药。

随访 1 年，无复发。

【按语】午后困倦、口干不欲饮乃痰瘀互结之证，治以化痰补气、活血祛瘀为法。

方中桃仁、红花活血化瘀；当归补血以防伤正；赤芍、丹参清热凉血活血；川芎活血；人参、香附补气，气行则血亦行；水蛭、牛膝通经，使气血遍行周身而无碍，气血调则病自除。

医案三　心肌梗死

杨某，女，54 岁，2010 年 3 月 21 日初诊。

患者自述 1 年前突发心梗，心脏内放置支架。病愈后不注意饮食，酒食无度。高血脂，高血糖。

诊见：体胖气短，心烦易怒，口苦口臭，疲乏肢倦。舌红，苔黄腻，脉滑数。

诊断：高脂血症、陈旧性心肌梗死、支架术后。

证属：痰热血瘀。

方药：降脂Ⅰ号方加减。

处方：大黄 15g，䗪虫 10g，柴胡 20g，瓜蒌 25g，川楝子 15g，五灵脂 15g，蒲黄 15g，白芍 20g，黄芩 15g，胆南星 15g，半夏 15g，甘草 15g。10 剂，水煎服，日 1 剂，分 2 次服。

二诊：药后疲倦感减轻，诸症减轻。

上方去柴胡，继续服用月余，并嘱清淡饮食，禁酒，注意休息。

药后复查血脂恢复正常，血糖值亦下降。

【按语】本案乃胸痹之痰浊内阻证，治以通阳泄浊，豁痰开结。方用降脂Ⅰ号方合大黄䗪虫丸加减，破血逐瘀，活血通经。询问病情时得知患者血脂高，运动量少。中医有"气为血之帅"之说，气虚无力推动血行则血瘀。高脂血症患者平素多肥甘厚味，肥甘易生湿生痰，痰湿日久易化热，故化痰时可酌加清热药。血瘀与痰热可互相为病，故用药需行气活血与清热化痰并用。

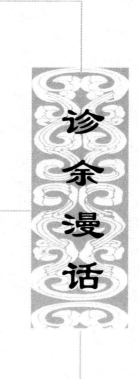

诊余漫话

中医整体观念

　　整体观念是中医学的两大特点之一。这种整体思想包括三个方面：第一，人体自身生理病理构成的整体性；第二，人与自然的关系；第三，人与社会的关系。在这里主要谈一下人体自身的整体性。

　　人体自身的整体性包括：人体内部生理构成的整体性，病理状态下人体内部组织反应的整体性和治疗疾病从整体着手的思考模式。

　　五脏六腑整体性：人体有心、肝、脾、肺、肾，称之为五脏；小肠、胆、胃、大肠、膀胱、三焦，称之为六腑。这里所谓的五脏六腑不是西医解剖学的概念，是功能性概念。五脏内部，五脏与六腑之间相互联系。

　　这里要谈到中医一个学术思想——五行学说。五行学说是借助木、火、土、金、水五种元素之间的生克制化关系来解释世界的。五脏与五行一一对应，肝属木，心属火，脾属土，肺属金，肾属水。木生火，火生土，土生金，金生水，水生木；木克土，土克水，水克火，火克金，金克木。所以五脏之间存在相互制约、相互资生的关系，这是从宏观概括五脏之间的关系。

　　从微观角度来说，五脏之间通过经络相互联系，六腑也通过经络与五脏产生表里联系。心与小肠通过手少阴心经、手太阳小肠经相表里，肝与胆通过足厥阴肝经、足少阳胆经相表里，脾与胃通过足太阴脾经、足阳明胃经相表里，肺与大肠通过手太阴肺经、手阳明大肠经相表里，肾与膀胱通过足少阴肾经、足太阳膀胱经相表里，心之外有心包护之，心包与三焦相表里。不仅五脏六腑之间通过经络相表里，五脏六腑与四肢百骸、筋、脉、肉、皮、骨、目、舌、口、鼻、耳、前阴、后阴之间也通过经络相联系。精、气、血、津液是维持人体正常运行的精微物质，其生成输布发挥作用，既依赖五脏六腑、形体官窍，同时又加强了它们之间的联系。如精的生成就关乎肾与脾胃。肾为先天之本，藏先天之精。先天之精必须赖后天之精的补充才可发挥作用，而后天之精是水谷之精，依靠脾胃运化饮食物而产生，脾生精，肾藏精。

　　血的生成和输布也是在各个脏腑的配合下形成的。心主血脉，奉赤化血。饮食水谷经脾胃之气的运化，化为水谷精微，水谷之精再化为营气和津液入脉，经心阳的作用，化赤为血。血的正常运行只有依靠心气的推动、脾气的固摄、肝的疏泄，才能正常运行脉中，不停滞，不溢于脉外，发挥营养身体的作用。

四肢百骸、形体官窍不仅与自己相联系的脏腑有关，还与其他脏腑有关。如筋的作用是连缀关节，与人体运动有关，依赖肝的精血濡养。肝血虚可导致筋脉挛急，但是肝血虚不仅责之于肝，还责之于其他脏腑，如脾胃不和，化血无源。

由此可见，不论人体内部之间，还是内部与外部之间都是相互联系的。它们都是整体的一部分，哪个地方出了问题都会对整体造成影响。生理上的整体性必然导致病理上的整体性。中医学的病机也是在这种思想下形成的。如五脏之一脏病变，必然牵连其他脏腑。正是因为在生理病理上的整体性，所以在治疗上必然也是从整体论治的。《灵枢·本脏》云："视其外应，以知其内脏，则知所病矣。"通过观察形体、官窍、脉、舌等可以推测内部病变，做出正确的诊断。

由此观之，人体自身就是一个有机的整体，我们在治疗疾病时只有从整体出发，辨证论治，方能真正治愈疾病。

辨证论治浅论

辨证论治是中医的两大特征之一，也是中医治病的方法和过程。辨证论治的过程也是理、法、方、药确立的过程。作为一名中医医师必须正确掌握这一方法。

辨证论治中的"证"字有很多不同的说法。有的将"证"与"症"区分开来。"症"是症状的意思，是单独的表现，而"证"是多种表现的综合概括。如发热是症状，但是发热与恶寒、头痛、流涕、咽痒、脉浮紧、舌淡苔白联在一起就是外感风寒表实证；与盗汗、消瘦、口干口渴、脉细数、舌红少苔联在一起就是内伤阴虚发热。

也有学者认为"证"是症状之"症"和证候之"证"的统一体，我比较支持这种观点。辨证论治就是将多种症状综合分析，找到病因，确定证候，提出治疗方案，用药或是针灸等而驱除疾病。我的体会是先要抓主症。任何疾病都有主症，在听患者诉说病情时要发现主症，并且围绕主症进行询问。询问要有目的性，要知道提问的目的何在，然后再将所得信息综合起来获得初步判断。当然这个初步判断不一定就是正确的。之后要将患者所述的其他症状进行鉴别，找到兼次症，这跟主症同样重要，将主症和兼次症综合起来分析，它们之间可能是互相矛盾的，也可能是统一的，但主要问题还是可以看出来的。然后再根据这个判断制定治疗方法。这个治疗方法只有一个原则，具体组方时还要具体问题具体分析。比如病情的轻重缓急、禁忌、患者个人体质等不同，用药也不相同。然后选择方药，按君、臣、佐、使拟方。此过程便是理、法、方、药，辨证论治的过程。

其中有几个重要内容需要讨论一下：

第一，我们强调抓住主症的重要性，因为主症可以给我们提供认识疾病的初步思路。但是仅仅有主症是不够的，我们还要看兼症、舌诊脉诊，看兼症是否与主症有联系。如果有联系，主症就抓对了，对于疾病的初步判断形成，否则就是初步判断失误，需重新考虑主症。

比如发热。主症为突然发热，看到此症状，首先想到感冒。如果患者有恶寒的症状则可初步判断为感冒。之后再问兼症。如果兼症有鼻塞、流清涕、咽痒、脉浮可确定为风寒感冒。如果询问兼症有上吐下泻的症状，则要考虑胃肠原因，是寒邪直中胃腑，是暑湿，还是食积？若呕吐清水、下利清谷、肠鸣音亢进、舌淡苔薄白则考虑为寒邪直中胃腑；若粪色黄褐而臭、烦热口渴、尿赤、胸闷泛恶、舌红苔黄厚腻则为暑湿困脾；若呕吐物酸腐、胸腹胀满、吐后症状减轻则为食积。所以辨证是有层次的，需要逐步深入。

第二，在组方时，要根据辨证而论治。主症是疾病的主要原因，用药时要抓住主要矛盾，不能见到一个兼症就用一味治疗这个症状的药，离开主症而随证用药会迷失方向，导致处方过大。

第三，证是会变化的。某一疾病的某一证只是在某一段时间或者说是在疾病的某一阶段是这样的，在疾病的发展过程中是会变化的。特别是外感疾病，今天邪在表，明天就有可能入里。张仲景在《伤寒论》中对外感疾病的传变做了细致的论述。如果在治疗过程中发现原来有效果的方，在用了一段时间后效果不明显，或是没有效果应重新辨证论治，有可能此时证已经改变了。我们要根据新的证遣方用药。

第四，主症问题。主症一般是患者最痛苦的症状，或是最严重的症状。但主症是会变化的，不是一成不变的。兼症往往有可能成为下一个主症。

临床上常常会有许多症状，但不论症状多么复杂都可用这种方法来分析。

临床上还有一种情况就是无证可辨，在这种情况下只有切脉以决生死了。

了解了辨证论治的基本方式之后，我们还要思考一下为什么要辨证论治，不辨证论治可不可以？

辨证就是知外揣内。内部的病变反映于外，但是有些主症相同，病因病机却迥异，这时我们就要细致地观察兼症。如头痛，既可由外感引起，也可由内伤引起。

外感头痛主要有风寒头痛、风热头痛和暑湿头痛。

风寒头痛症见初起头胀痛畏寒、逐渐加重、迁及后脑、遇风寒更甚，伴有全身关节不适、困倦蜷卧。风热头痛症见头胀痛、口干目赤、颜面潮红。暑湿头痛症见头痛、昏沉、重浊、四肢乏力、舌苔白腻。

内伤头痛主要有血虚头痛、气虚头痛、痰浊头痛、肝火头痛、寒凝头痛等。

血虚头痛常伴眩晕、面色㿠白、手心热、脉细弱。气虚头痛常伴头痛沉重，劳累后加重。痰浊头痛常见头闷痛，伴胸膈满闷、呕恶痰涎、舌苔厚腻。肝火头痛为头胀痛，昏沉，头部血管突起，口苦口干，脉弦紧；寒凝头痛，头痛时觉脑中冷，畏风怕寒，四肢不温，脉沉紧。

以上这些虽然都是头痛，但是病因病机不同，治疗方法不同，用药也不同。如果不辨证，笼统治疗，很可能失治误治。

有了正确的辨证，就有了明确的治疗原则，选方用药便有了依据。每个患者有不同的体质，即使证型一样，具体用药也是不完全相同的，但是"法"是一样的。中药有上万种，很难做到对同种病证用完全相同的药物治疗，但只要"法"对，效果基本一致。在用药上，一般遵循君、臣、佐、使的配伍原则，针对不同的病因病机、病位、症状组方用药。病因、病位是主要问题，只有解决了病因，症状才能随之消失。所以在组方时，要针对病因用药。如果见一证用一药，就会陷入无止境的泥沼中。但是有些症状是十分明显、危急的，使患者痛苦异常，这时要酌情针对症状用药。但总体来说，还是要以病因、病位为主。这样用药就分清主次了。但是有一个问题，病因不是一直不变的，随着病情进展病因也在改变。例如胸痹中的血瘀，血瘀是病因。但是为何会血瘀？追根溯源，可能发现气虚血瘀，那么到底血瘀是病因，还是气虚是病因？血瘀虽然不是原始病因，但是在这个阶段，血瘀确是主要矛盾、主要致病因素，所以在用药时应以活血化瘀为主。在解决了血瘀这一病因后，可能主要病因就变为气虚了，这时又要以补气为主了。

由此观之，辨证论治是十分灵活的，在临床中一定要细心观察，多积累经验，治病时审证求因，才能为患者解决病痛。

略论疾病的传变

疾病从其产生、发展，到结束（治愈，或不愈形成慢性疾病，或患者死亡）是一个发展变化的过程，病邪的性质不同，个人体质、环境及治疗方式不同，都会对疾病产生不同的影响。传变即是指在这个发展变化的过程中，疾病在人体不同层次上的病理变化。传变，既有传，又有变。传是指疾病部位的改变，变是指病理性质的改变。

人体是由五脏六腑、四肢百骸、气血津液组成的，经络将这些部位联系起来，构成统一的整体。某一部位受邪致病必然会影响其他部位的功能，所以疾病就在位置、性质上发生改变，外感病多为表里传变，内脏病多为脏腑间传变。

一、表里相传

外感病首发病因为外邪，故其传变必定是由表及里，由轻到重，而内伤病多由脏腑病变引起，故其传变也多是在脏腑之间进行的。外感病由表及里传变，当病邪传至里时，又可变为脏腑之间传变，在内之脏腑与在外之皮、毛、筋、骨等通过经络相连，故内伤病也可影响外在表现。

外感病传变规律可概括为表里相传。表里相传是相对的，对于不同参照物，表里具体的意义不同。皮毛、经络和脏腑相比较时，前者属表，后者属里；脏腑之间相比较时，脏属里，腑属表；阴阳经脉之间比较时，阳经为表，阴经为里；经脉与络脉之间相比，则络脉为表，经脉为里。

表里传变分为由表及里和由里及表两种。

1. 由表及里

由表及里即邪气从外部进入人体内部。《素问·缪刺论》曰："夫邪之客于形也，必先合于皮毛，留而不去，入舍于孙脉，留而不去，入舍于络脉，留而不去，入舍于经脉，内连五脏，散于肠胃，阴阳俱感，五脏乃伤。此邪之从皮毛而入，极于五脏之次也。"即病邪首发侵袭皮毛，再到经络，最后到达脏腑。这是疾病由轻到重的表现，多因素体正气不足，无法抵御外邪，所谓"正气存内，邪不可干。邪之所凑，其气必虚。"或是邪气盛，致病力强，或因失治误治，导致病邪没有被及时消除，向内传变。如外感风寒之邪，先侵犯肌表，可见畏寒怕风的表现。若因正气虚或病邪强致风寒之邪向内传变至经络，则可见周身疼痛、四肢不温、项背屈伸不利。

若继续向内传变可至胃腑，产生恶心、呕吐的症状，再向内传至肺脏，则见咳喘、流涕等。外感疾病一般按照此规律传变，但传变过程往往很迅速，需细心观察方可发现。

还有一种特殊的传变方式就是直中，指病邪直接由皮毛传入脏腑，如寒邪可直中脾胃，导致胃脘疼痛、腹泻等内脏疾病。

2. 由里及表

病邪还可以由里传表，这是疾病向愈的表现，多因治疗得当，正气得到恢复，正盛邪自去。如儿科有一种热病，热退即出疹，是疾病向愈的表现，或是小儿麻疹以出为顺都是疾病好转的表现。

3. 半表半里

表里之间还有半表半里之说。外邪向内传变，正气尚可抵御外邪，但无法完全驱邪外出，故正邪交争于半表半里之间。

二、六经传变、卫气营血传变、三焦传变

历代医家根据外感病的传变规律，分别提出六经传变、三焦传变和卫气营血传变。

1. 六经传变

六经传变最早见于《内经·热论》。其云："伤寒一日，巨阳受之，故头项痛，腰脊强。二日阳明受之，阳明主肉，其脉夹鼻，络于目，故身热目疼而鼻干，不得卧也。三日少阳受之，少阳主胆，其脉循胁，络于耳，故胸胁痛而耳聋。三阳经络皆受其病，而未入于脏者，故可汗而已。四日太阴受之，太阴脉布胃中，络于嗌，故腹满而嗌干。五日少阴受之，少阴脉贯肾，络于肺，系舌本，故口燥舌干而渴。六日厥阴受之，厥阴脉循阴器而络于肝，故烦满而囊缩。"

后来张仲景在此基础上加以完善和发展，形成六经传变机制。六经传变是把外感病分为六个阶段，六经传变的本质就是对外感疾病在不同病变阶段本质的概括总结。六经传变的一般形式是太阳→阳明→少阳→太阴→少阴→厥阴，称为循经传。由太阳传到厥阴是疾病由轻到重的过程，由厥阴传出太阳，是疾病由重到轻、好转的迹象。若正气虚损严重，外邪不出现在三阳经，直接出现在三阴经，这种情况被称为直中。除此之外，邪气同时留于两经或三经的情况，如太阳阳明同病称为合病。邪气先在一经出现，传至下一经后仍有部分留在前一经脉，这种情况称为并病。还有互为表里的经脉之间的传变，如太阳经受邪，不经其他阳经，直接传至少阴的太少两感。

2. 卫气营血传变

卫气营血传变是清代医家叶天士《外感温热篇》中提出的外感温热病的传变规律。叶天士借用《内经》中卫、气、营、血四种物质来揭示外感热病的传变规律。卫分在表，指肺卫与皮毛；气分为胸、膈、脾、胃、肠、胆、肺；营分为心包络；血分为心、肝、肾。病在卫分为疾病的初起阶段，病在气分为邪正交争剧烈的中期，病在营分时病情属危重期，病在血分为热病晚

期，病情最重，可导致动风、动血、伤阴。

卫、气、营、血的一般传变方式是卫分→气分→营分→血分。病邪由卫分传至血分的顺序是疾病由轻到重、由表及里的过程；病邪由血分传至卫分的顺序是疾病由重到轻、透邪外出的过程。叶氏云："大凡看法，卫之后方言气，营之后方言血。"邪在不同位置，病证的表现亦不同。举舌诊为例，邪在卫分，舌边尖红；邪在气分，舌红苔黄；邪在营分，舌绛；邪在血分，舌深绛。

温病按卫、气、营、血的顺序传变为顺传，有时温热之邪由卫分不经气分，直接传至营分、血分，称之为逆传。《外感温热篇》云："温邪上受，首先犯肺，逆传心包。肺主气属卫，心主血属营。"另外，还有发病不经卫分，直入气分、营分；或是类似六经传变中的并病，卫气同病、气血两燔、气营两燔。

3. 三焦传变

三焦传变是清代吴鞠通在《温病条辨》中提出的，也是用以说明外感温病传变规律的。三焦概念出自《内经》，吴氏将它引入温病中，又吸收张仲景六经传变和叶天士的卫气营血传变，创立了三焦传变。

三焦包括上焦、中焦、下焦。其传变一般方式为上焦→中焦→下焦。上焦包括肺、心；中焦包括脾、胃；下焦包括肝、肾。病邪由上焦传至下焦是疾病由轻到重、由表及里的过程。《温病条辨·上焦篇》云："凡病温者，始于上焦，在手太阴。"《温病条辨·中焦篇》云："上焦病不治，则传中焦，胃与脾也；中焦病不治，即传下焦，肝与肾也。始上焦，终下焦。"

三焦传变除了自上而下的一般传变方式外，还有上焦不经中焦直接传至下焦；或者两焦同病；或者外邪直中下焦；还有三焦弥漫的复杂情况。

六经传变、卫气营血传变、三焦传变三者之间相互联系。在症状上，如邪在太阳经或卫或上焦都有恶风寒、头痛、脉浮的表现，都是外感表证的初期阶段。在传变特性上，都有前一阶段病邪虽然传入下一阶段，但仍有部分滞留于上一阶段，如六经传变的并病和卫气营血传变的气血两燔、气营两燔，以及三焦传变的两焦同感等；还有在这三种传变方式上都有病邪"直中"于里的情况。

三、脏腑传变

内伤病多为脏腑疾病，故其传变是在脏腑之间进行的。人体五脏六腑依靠纵横交错的经络彼此沟通联系，气血津液则是它们之间联系的载体。一脏或一腑得病，日久必然影响其他脏腑。内伤病的传变包括五脏之间的传变、六腑之间的传变、五脏与六腑之间的传变。

1. 五脏之间的传变

五脏之间的传变是内伤病主要的传变方式。

①心与肺：心主血脉运行，肺生成的宗气有贯心脉的作用。若肺气不足，会导致血脉运行无力，心血瘀阻。

②心与脾：心主血脉，脾为气血生化之源，所以脾虚气血生成不足，心血亦虚。

③心与肝：心藏神，肝主疏泄。肝气疏泄失调，肝气郁结化火，火性炎上，导致心火亢盛甚或蒙闭心神。

④心与肾：一者足少阴肾经的分支络心，二者心为阳中之阳，肾为阴中之阴。肾水上济于心，使心火不至过旺；心火下降于肾，使肾水不至过寒。若一脏有病，他脏失去制约，则会导致疾病。

⑤肺与肾：肺主呼吸，肾主纳气。肾气不足，纳气无力，则呼多吸少，造成肺胀。

⑥肝与脾：肝的疏泄功能可以调畅全身的气机。肝气不疏，可导致脾不运化，出现食少纳呆等症状。

⑦肝与肾：精血同源。肝藏血，肾藏精。肝肾同源，肝肾阴虚常伴随出现。

⑧脾与肾：肾为先天之本，脾为后天之本。先天需要后天的滋养。若脾失运化，化源不足，肾精就不能得到补充，会导致小儿发育迟缓、成人腰膝酸软等一派虚弱之象。

疾病在五脏之间的传变不单单是静态的两两之间传变，而是动态的彼此联系，如肾水上犯既可凌心又可射肺。

2. 六腑之间的传变

六腑包括大肠、小肠、胆、胃、膀胱、三焦。如大肠传导不利，糟粕阻滞不下，可导致胃气上逆、恶心呕吐，甚至格拒；又如胆汁入胃，帮助腐熟水谷，若胆汁生成障碍，则会胃胀胃痛。

3. 五脏与六腑之间的传变

五脏与六腑之间的传变，除三焦外，五脏与其对应的五腑或是位置相近或是通过经脉相连，如肺与大肠相表里，肺脏疾病常常可导致便秘等大肠气滞性疾病；心火亢盛，常下移小肠，可致小便涩痛。

除了五脏六腑之间的传变，内伤疾病可延经络向四肢百骸、皮毛肉筋骨脉、五官等传变。如胃火旺盛，可致牙痛；肝血虚，可致视物昏花、眼干涩痛。

276

内伤病的传变比较复杂，形体内外、脏腑之间都可相互传变。张仲景说"见肝之病，知肝传脾"，充分了解疾病的传变规律对于疾病的治疗有很大的价值，可以提前防止传变，使疾病早日治愈。

《黄帝内经》辨证论治之我见

一、对"有者求之，无者求之，盛者责之，虚者责之"的理解

"有者求之，无者求之，盛者责之，虚者责之"语见《素问·至真要大论》病机十九条之后。

1. "有者求之"

所谓"有者"是指临床所见病证的病因病机，见之于十九条范围之内。"求之"则是本着"谨守病机，各司其属"的精神，对比十九条，以推求符合于哪一条对病因病机的概括。比如，筋脉拘挛的病证，十九条中，与此有关的便有"诸风掉眩，皆属于肝"；"诸寒收引，皆属于肾"；"诸热瞀瘛，皆属于火"；"诸禁鼓栗，如丧神守，皆属于火"；"诸痉项强，皆属于湿"；"诸暴强直，皆属于风"；"诸转反戾，水液混浊，皆属于热"等，临床辨证时应该根据筋脉拘挛的表现及兼症与上述诸条相比较，从而推求其病因病机的所属。

2. "无者求之"

所谓"无者"是指临床所见病证的病因病机，为十九条所没有概括的。"求之"则提示我们仍然要根据"谨守病机，各司其属"的精神，在十九条的范围之外去寻求。比如眩晕一症，十九条认为"诸风掉眩，皆属于肝"，这里只强调了眩晕与肝风内动的关系。然而，眩晕的病因病机并不止于此。如《灵枢·口问》有"上气不足，脑为之不满，耳为之苦鸣，头为之苦倾，目为之眩"。《灵枢·海论》有"髓海不足，则脑转耳鸣，胫酸眩冒，目无所见"。这说明，气虚精亏皆可导致眩晕，所以张景岳有"无虚不作眩"之说。此外还有痰浊中阻、清阳不升亦可引起眩晕，因而朱丹溪说："无痰不作眩。"可见，关于眩晕一症的病因病机就有"主风""主虚""主痰"三大端。因此，临床对眩晕的辨证，当辨其不属于肝风内动时，应根据它的表现和兼症，结合《内经》其他篇章有关的论述，以及后世在十九条基础上发展了的认识，以寻求产生它的病因病机。

3. "盛者责之，虚者责之"

所谓"盛者""虚者"是指病证盛实有余或虚弱不足的表现。"责之"则是根据病证不同的表现，更深入地追究其病因病机。因为在临床上，按照"有者求之"的要求，对病证病因病机的了解有时还只是初步的概念，并不触及到对其本质的认识，所以还需结合"盛者责之，虚者责之"的要求，做出进一步研究。比如，临床见到手足抽搐一类肢体动摇的病证，按"有者求之"，可援引十九条中的"诸风掉眩，皆属于肝"这一条，初步得出它与肝风内动有关的印象。但肝风内动又何因而起，此时应从手足抽搐的特点及兼症的不同表现来分辨：倘手足抽搐有力，兼见灼热、肢厥、神昏等症，是虚弱不足的反映，又为阴虚水亏生风而然。这里从"盛者责之，虚者责之"而得到的热极化火或阴虚水亏的认识与肝风内动的初步概念比较，更接近于病证本质的揭示，也是我们所要深入探求的病因病机。

总之，"有者求之，无者求之，盛者责之，虚者责之"16个字总结了病机十九条之要旨，也是"谨守病机"的实质所在，示人如何辨证求因。

二、对脉诊的心得

1. 对脉有胃气的体会

《素问·平人气象论》根据"人以水谷为本"的道理，提出"平人之常气禀于胃；胃者，平人之常气也。人无胃气曰逆，逆者死。"常气是指脉气。就是说正常人的脉气是禀受于胃的，所以胃气就是正常人的脉气。人的脉象如果没有胃气，就是逆象，预后较差。此处的胃气实质上是指人体正气的一个方面。只有胃气充足，才能正常腐熟水谷，使充足的水谷精微被输送到全身，使各方面出现正常的气机功能，其表现于脉的叫作脉有胃气，如"春胃微弦""夏胃微钩""长夏胃微软弱""秋胃微毛""冬胃微石"即是。因此，可以这样理解，脉来和缓、不快不慢、节律均匀、流利有力的脉谓之有胃气。

2. 关于"脉取寸口"的原理

寸口又称"气口""脉口"，位于手太阴肺经经渠穴处，即掌后拇指侧高骨旁之脉动处，它是中医诊脉的主要部位。临床上可以通过切诊寸口脉来诊断脏腑经脉气血的病变。其原理主要有两点：一是寸口为手太阴肺经所经过，故《素问·五脏别论》说："气口亦太阴也。"《难经·一难》也说："寸口者，脉之大会，手太阴之脉动也。"而且谷入于胃，以传于肺，如《灵枢·营卫生会》说："人受气于谷，谷入于胃，以传于肺。"说明水谷入胃以后，经过消磨腐熟和脾气散精，精气都要上归于肺。二是肺朝百脉，输布精气。肺之经脉起于中焦，中焦化生出来的水谷精气首先转输到肺脉，然后经过肺脉输布到全身，以濡养五脏六腑、四肢百骸。由此可见，寸口与人之脏腑、经脉、气血有着密切的生理联系。人之脏腑、经脉、气血的生理状况和病理变化均可反映于寸口。因此，在临床上可以通过切诊寸口脉的变化来察知人体内在器官的功能状况、病理变化，以及判断疾病的转归、预后。所以《素问·经脉别论》说："气口成寸，以决死生。"

三、阴阳与虚实

（一）对《内经》中"五实"和"五虚"的理解

"五实"和"五虚"语出于《素问·玉机真脏论》。"五实"是指脉盛、皮热、腹胀、前后不通、闷瞀五者；五虚是指脉细、皮寒、气少、泄利前后、饮食不入五者。它们的预后、转归正如原文所述："浆粥入胃，泄注止，则虚者活；身汗得后利，则实者活。"可见，判断"五实"和"五虚"或死或生的主要临床依据在于胃气能否恢复和邪气有否出路两个方面，其理由为：

"五虚"证实以正气虚极、脏气衰败为主。如"浆粥入胃"，表明胃有受纳之力；"泄注止"说明脾有运化之功。若调养得法，可使胃气渐复，五脏得养，则五虚证有好转之机，提示治疗虚证应重视胃气的调养。

"五实"证实病邪壅闭而脏气阻绝，如身体得汗则表邪可解，二便通利则里邪可除，邪有出路，表里之气通调，正气能驱邪外出，则"五实"证有病愈之望，提示治疗实证应以祛邪为主。

（二）对"凡阴阳之要，阳密乃固"的认识

"凡阴阳之要，阳密乃固"一语出自《素问·生气通天论》。要，有要领、关键之意。密，即固密，此处是指阳气护卫于外以固密阴精的生理功能。固，即固守，此处是指阴精固守于内，为阳气之根基的生理功能。全句大意是：大凡阴阳平衡的关键，在于阳气固密于外，阴精才能固守于内。这句话不仅说明了阴阳双方保持相对平衡的重要性，而且指出了阳气是维持阴阳平衡的关键，强调了阳气在维持阴阳平衡中的主导作用。

阳气在维持阴阳平衡中的主导作用可从生理与病理两个方面来理解。从生理而言，阳气固密于外，即阳气的生理功能正常，一则能发挥其抗御外邪的作用，不使外邪内扰阴精；再则能发挥其固摄阴精的作用，不使阴精妄泄于外。如此则能保证阴精固守于内，从而维持阴阳双方的动态平衡，保持生命活动的正常进行。故《素问·生气通天论》说："阴平阳秘，精神乃治。"从病理而言，《素问·生气通天论》指出"阳强不能密，阴气乃绝"。大意是说，阳气充盛而不能固密于外，阴精就会因之而衰竭。阳强，非生理性的阳

气充盛，而是病理性的阳气偏亢。阳亢为热，热性急迫，迫使阴精内耗，从而导致阴精衰竭，破坏阴阳双方的动态平衡，甚则危及生命。故《素问·生气通天论》说："阴阳离决，精气乃绝。"

由上可见，阳气在维持阴阳平衡中起着主导性作用，即阳气的生理功能正常就能固密阴精，从而保证阴阳双方的动态平衡；阳气的生理功能失常则不能固密阴精，从而破坏阴阳双方的动态平衡。故《素问·生气通天论》特别重视保养阳气，认为阳气与人的关系犹同太阳与天体的关系，指出"阳气者，若天与日，失其所则折寿而不彰"。这种重视阳气在维持阴阳平衡中的主导作用的思想，对后世医学影响颇大，并成为后世温补学派的理论基础，如以温补派著称的张介宾，其"阳常不足"之论即渊源于此。

四、治则与治法

（一）对"逆者正治，从者反治"的理解

此语见于《素问·至真要大论》，是对治疗方法的说明。

1．"逆者正治"

"逆者正治"是一般常规的治疗方法，即采用与疾病性质相反的方法和药物来治疗，此种方法是广泛正常运用的方法，故名"正治法"。如寒性病用热性药，热性病用寒性药；实证用攻下祛邪药，虚证用扶正补益药等等都是根据"逆者正治"所采用的治疗方法。"逆"是指逆疾病的征象，于治疗而言，又可将正治法称为逆治法。

2．"从者反治"

"从者反治"是针对疾病出现假象，或大寒或大热证，用正治法发生格拒现象时所使用的治法，即采用顺从疾病假象的治法。这种治法在临床上针对性较强，有一定的使用范围，而不是常用的治疗方法。仅仅以其征象的表面性而言，热证仍用热药、寒证仍用寒药的这种治法，是与上述常用的正治法相反的治疗方法，故名为反治法。由于是顺从疾病的表面征象而采用的治法，故亦可将反治法称为从治法。

（二）对临床治病必本于神的认识

神是人体生命活动现象的总称，也是精神意识、思维活动以及脏腑、精、气、血、津液活动外在表现的高度概括。神有广义、狭义之分。狭义的神是指心神，即人的精神意识、思维活动；广义的神是指整个人体的生命力，也就是脏腑的功能活动，包括病理、生理反应于体表的征象。神是以精为物质基础的，故《灵枢·本神》云："生之来谓之精，两精相搏谓之神。"因此，

神气旺盛，反映于体表的是得神，即气血旺盛、五脏六腑调和、生命力旺盛、目光炯炯有神、面色红润光泽、思维敏捷、神志清晰等等。反之，就是失神。所以临床上通过望神可以了解五脏六腑、阴阳气血的盛衰，以及病情轻重和预后，临床治病必本于神（广义之神）可从两个方面去理解：

一是脏腑功能活动的正常与否，可从精神情志反映出来。例如，肝藏血，为魂所附。肝气虚则魂无所附，则表现为恐惧不安；肝气实则怒。脾藏营，脾气虚则四肢不用，五脏不安；脾气实则腹胀、泾溲不利。心藏脉，心气虚则悲，实则笑不休。肺藏气，肺气虚则鼻塞不利、少气，实则喘喝胸盈仰息。肾藏精，肾气虚则厥，实则胀等等。由此可见，脏腑的功能活动失常，表现为体表的精神情志也就异常，故精神活动与脏腑有密切的关系。

二是七情过度可从情志上反映出来。精神意识分属于五脏，心藏神，肝藏魂，脾藏意，肺藏魄，肾藏志。七情过度可引起精神意识的异常变化，精神意识的变化又常累及内脏功能的变化。例如：心藏神，怵惕思虑过度则伤神，神伤则恐惧自失。脾藏意，愁忧而不解则伤意，意伤则生乱。肝藏魂，悲哀动中则伤魂，"魂伤则狂妄不精"。肺藏魄，喜乐无极则伤魄，魄伤则狂，意不存人。肾藏志，盛怒而不止则伤志，志伤则喜忘其前言等等。

一般说来，都是先伤五脏的神气，继而伤精血，最后形体俱败。

由此可见神在人体中占着主导的地位，"得神者昌，失神者亡"。所以临床上治病必本于神，通过望神来了解脏腑虚实的变化、预后的吉凶，从而指导临床实践，以便对症下药。故《灵枢·本神》云："察观病人之态，以知精神魂魄之存亡，得失之意。"

（三）"阳虚则外寒，阴虚则内热，阳盛则外热，阴盛则内寒"的含义及病理机制

1. "阳虚则外寒"

《素问·调经论》云："阳受气于上焦，以温皮肤分肉之间，今寒气在外，则上焦不通，则寒气独留于外，故寒。"意思是说，卫阳来自上焦的宣发输布，以发挥温煦皮肤腠理的作用。由于寒邪侵袭于外，寒性凝闭，使上焦有待宣发的卫阳不能通达于肌表，卫阳不得宣通，寒邪便独留在肌表，所以出现恶寒战栗的表现。"阳虚则外寒"中的"阳虚"是指卫阳为邪所遏，不能宣泄于肌表，表卫一时性相对空虚。"外寒"为外感寒邪初起的恶寒现象。这种病理变化的产生是由于寒邪郁闭卫阳、卫阳不得宣泄所致。现今通行的认识是"阳虚"是指机体的阳气虚弱；"外寒"是属肤冷不温的身寒畏冷。其病理机制为阳虚而肌表失其温煦。

2. "阴虚则内热"

《素问·调经论》云:"有所劳倦,形气虚少,谷气不盛,上焦不行,下脘不通,胃气热,热气熏胸中,故内热。"意思是说,由于劳倦过度,因而形衰气少,脾胃之气也因之虚弱,清气不能升于上焦,浊气不能降于下焦,使胃气郁而生热。热气熏于胸中,所以发生内热。"阴虚则内热"中的"阴虚"是指脾虚。因为"脾为阴中至阴"(《素问·金匮真言论》),故此处称脾虚为阴虚。"内热"为脾虚不运、食滞胃脘、郁而生热、上熏胸中的现象。之所以出现这种病理变化,是由于劳倦过度,损伤脾气,脾胃升清降浊的功能失常,导致清阳不升,浊阴不降,谷气留而不行,郁久生热。现今通行的认识是"阴虚"指机体的阴液不足,"内热"指五心烦热、颧红、咽干、舌红少苔、脉细数等表现。病理机制是阴液不足,阳亢无制,虚热内生。

3. "阳盛则外热"

《素问·调经论》云:"上焦不通利,则皮肤致密,腠理闭塞,玄府不通,卫气不得泄越,故外热。"意思是说,由于寒邪凝闭,使上焦不得宣通,因而皮肤致密,汗孔闭塞,卫气不能发泄外越,所以外有发热的表现。据此,"阳盛则外热"中的"阳盛",是指卫阳不得宣泄,奋起与邪抗争,因而一时充盛于肌表的表现。"外热"即寒邪侵犯肌表后,与恶寒同时出现的发热表现。这种病理变化的产生是因为寒邪外束,卫阳与邪相争于肌表所致。现今通行的认识是:"阳盛"是指感受阳邪,或虽感阴邪但从阳化热,或情志内伤郁而化火等,所引起的机体阳气偏盛;"外热"为表里皆热的表现。病理机制是阳气偏盛,机能亢奋,因而热势充斥。

4. "阴盛则内寒"

《素问·调经论》云:"厥气上逆,寒气积于胸中而不泻,不泻则温气去,寒独留,则血凝泣,凝则脉不通,其脉盛大以涩,故中寒。"意思是说,由于寒气上逆,寒气积于胸中而不散,阳气于是被遏,以致寒气独留,血行凝滞,脉道不畅,而形成内寒的现象。据此,"阴盛则内寒"中的"阴盛",是指感受寒邪而引起的阴气偏盛。"内寒"为寒凝心脉,心血瘀阻,甚至心阳暴衰的表现。之所以出现这种病理变化,是因脘腹的寒邪上逆而积于胸中,久而损伤心阳所致。现今通行的认识与此基本一致,唯其阴寒内盛,不仅局限于寒伤心阳,还可见于阴寒之邪损伤各脏腑阳气所出现的病变。

(四)对六气不足的病变特点及病理机制的认识

"六气"是《灵枢·决气》所指的精、气、血、津、液、脉六者而言。

1. 精伤不足的表现

"精脱者，耳聋"，是说精耗伤过度会发生耳聋。因此，耳聋是精伤不足的病变特点。从生理方面来看，耳为肾之外窍，内通于脑，而肾主藏精，精能生髓，脑为髓之海，所以肾精充沛，外窍及髓海得养则听觉正常。如《灵枢·脉度》所说："肾气通于耳，肾和则耳能闻五音矣。"从病理方面来看，如果肾精亏耗，则髓海空虚，耳失所养，是以发为耳鸣甚至耳聋。根据临床所见，恣情纵欲过度，或病后精血衰少，以致肾精亏虚的病人往往有不同程度的听力减退，甚至听觉丧失。

2. 气海不足的表现

"气脱者，目不明"，是说气耗散过度会出现两目视物不清。因此，视物不清是气海不足的病变特点。从生理方面看，《灵枢·大惑论》云："五脏六腑之精气，皆上注于目而为之精。"《素问·脉要精微论》云："夫精明五色者，气之华也……夫精明者，所以视万物，别白黑，审短长。"张景岳云："目为之精，为精明之用也。"这些都说明两目有赖精气的上注充养，方能视物。从病理方面看，若精亏气少，或血脱气耗，不能上奉于目，两目失养，故而视物不清。临床上大失血的病人，气随血脱，常见有两目发黑、视物不清的表现。

3. 津伤不足的表现

"津脱者，腠理开，汗大泄"，是说津液过度耗伤可见腠理开、汗大泄。因此，大汗出就是津伤不足的病变特点。从生理方面看，《灵枢·决气》指出："腠理发泄，汗出溱溱，是谓津。"意思是说由腠理发泄出来，化为润泽汗出的就叫津。这说明汗为津所化生。在病理上，腠理为邪热迫逼而开泄，以致大汗出，即可引起津脱耗伤。平时，由于剧烈活动，或在烈日下行走，因汗出较多而有一时性的口大渴，以及临证所见阳明热盛的病人，大热、大汗、大渴便属于津随汗泄的生理或病理变化。

4. 液耗过度的表现

"液脱者，骨属屈伸不利，色夭，脑髓消，胫酸，耳数鸣。"是说液耗过度会出现关节屈伸不利，面色枯槁，脑髓不足而脑力衰退，小腿酸软，时时耳鸣。这些表现就是液伤不足的病变特点。在生理情况下，由于液在体内的分布主要是流注关节与渗入骨腔等处，因而它便具有滑利关节、滋润和充养骨髓与脑髓的功能。如《灵枢·决气》所说："谷入气满，淖泽注于骨，骨属屈伸，泄泽，补益脑髓，皮肤润泽，是谓液。"因此，在病理情况下，液伤过度，关节失养而屈伸不利；骨髓减少而小腿酸软；脑髓失其充养而脑力减退，时时耳鸣；面色失其荣润而枯槁无泽。临床上大凡大吐、大泻、大汗而致耗伤阴液的病人，均可见到上述现象。

5. 血虚的表现

"血脱者，色白，夭然不泽，其脉空虚。"是说大失血可见面色白而枯槁无神，血脉空虚。这里的面色白而枯槁无神，即面色㿠白。血脉空虚，联系脉象来说，当为浮大中空，此名曰芤，主失血。因此，血液耗伤不足的病变特点是面色㿠白、芤脉。从生理方面来看，《灵枢·邪气脏腑病形》云："十二经脉，三百六十五络，其血气皆上注于面。"《素问·脉要精微论》云："夫脉者，血之府也。"这说明面部是气血所凑之处，而脉又为血液所汇聚之处，是以血液充足，上荣于面，则面色红润而有光泽，充盈于脉，且脉搏亦和缓有力。在病理情况下，失血过多，血虚脉空，不能上荣，故而面部色泽和脉象便会出现上述明显的改变，这在临床上也是屡见不鲜的。

以上共为五脱，篇中对脉脱的表现没有单独分开说明，不过究其实际，由于脉与血两者不仅生理关系密切，而且从病理方面来看，脉脱系由血脱而致，两者的表现亦同时并见。本着这一精神，脉脱归并于血脱之中。

五、外感病的治疗

（一）伤寒与热病的区分

《素问·热论》云："今夫热病者，皆伤寒之类也。"指出一切外感热病都属于伤寒的范畴。即"人之伤于寒，则为热病"。

伤寒与热病有无区分呢？可从不同角度、不同的意义来说明。一般来说，伤寒与热病是没有区分的。从广义上看，一切外感热病都属于伤寒的范畴。伤寒是一切外感热病的总称。《难经》有"伤寒论有五，有中风、有伤寒、有湿温、有热病、有温病"之说。但从狭义的角度来认识，伤寒与热病还是有区分的，狭义的伤寒是专指外感风寒之邪所出现的病证而言，狭义的热病应看作是以发热为主症的温病。

（二）对外感病"两虚相得，乃客其形"的理解

《灵枢·百病始生》在论述外感发病的机理时指出："两虚相得，乃客其形。"这里所说的"两虚"，一指虚邪，即乘虚侵袭人体的外来致病因素，也就是四时不正常的气候变化。一指正气虚，即人体抗病能力的相对虚弱。"两虚相得，乃客其形"就是说外界反常的气候变化又遇上人的抗病能力相对减弱时，两者结合在一起，则反常的气候变化就成为致病因素而乘虚侵袭人体，从而导致外感疾病的发生。

据此可以看出，疾病的发生关系到两个方面：一是致病因素，即邪气对

人体的作用；二是人体本身的抗病能力，亦即正气的相对减弱。前者是形成疾病的外在条件，后者则是疾病得以发生的内在因素。《灵枢·百病始生》在说明"两虚相得"时云："风雨寒热，不得虚，邪不能独伤人。猝然逢疾风暴雨而不病者，盖无虚，故邪不能独伤人。"很显然，"两虚相得"的主要方面在于正虚。这与《素问·刺法论》的"正气存内，邪不可干"和《素问·评热病论》的"邪之所凑，其气必虚"的意义完全一致。由此可见，"两虚相得，乃客其形"这一外感疾病的发病机制，体现了中医学对疾病发生的认识，既重视外因条件，更强调人的内在因素，因而是具有辩证法思想的发病观点。

在这一发病观点的指导下，中医治病就不单独地针对"邪"，还注意到"正"，所谓"扶正祛邪"，"因时、因地、因人制宜"等治疗原则也是据此而确立的。这些理论对指导临床实践起到了积极的作用。

尤其值得指出的是，在这一发病观点的指导下，人们认识到了增进身体健康、提高抗病机能、减少和防止疾病发生的重要性，从而产生了中医学的摄生理论和方法，以及预防为主的思想，对于保障人们身体健康具有十分重要的意义。

六、痹证和痿证

1. 痹证发生与营卫之气的关系

《素问·痹论》云："荣卫之气，亦令人痹乎？"提出了痹证的发生与营卫之气的关系，并且从生理与病理两个方面加以论述。

从生理方面来看，其云："荣者，水谷之精气也，和调于五脏，洒陈于六腑，乃能入于脉也，故循脉上下，贯五脏，络六腑也。卫者，水谷之悍气也，其慓疾滑利，不能入于脉也，故循皮肤之中，分肉之间，熏于肓膜，散于胸腹。"意思是说，营气是水谷化生的精气，它均匀地散布于五脏六腑，因而能进入于经脉之中，沿着经脉上下运行，贯通于五脏，联络于六腑。卫气则是水谷化生的刚悍之气，它流动急速而滑利，因此不能进入经脉之内，只能循行于皮肤之中、腠理之间，温煦体腔内脏之间的脂膜，布散于胸腹。由此说明，营气行脉中而营养周身，卫气行脉外而护卫于外。营卫二气正常协调，则肌表完固，风寒湿气无隙可入，不能相和于体表，即"不与风寒湿气合，故不为痹。"

从病理方面来看，如营卫之气一旦失调，则肌表空疏，易于招致风寒湿气的侵袭，从而形成痹证。《素问·痹论》中所说的"逆其气则病"就包含了这个意思。

根据以上的分析可以看出，痹证的发生与营卫之气的失调有着密切的关系。

篇中又指出"从其气则愈"，即是说使营卫之气顺畅，痹证就容易治愈。提示我们在治疗痹证时，除针对病因疏风、祛寒、燥湿之外，还应当注意调和营卫之气。因为营卫之气调和，则已经入内的风寒湿气自无容留之地；在外的风寒湿气亦不可入，所以痹证就得以治愈。参考后世治痹诸方，初起多用祛邪通络之品，从而使营卫宣畅；痹久又常配合参、芪、归、芍之类补气血，以益卫和营；还有方中多姜、枣同用为佐，以调和营卫等等。其理论指导，盖出于此。

2. 对"治痿者，独取阳明"的认识

"治痿者，独取阳明"一语出自《素问·痿论》。"独"，此处当"着重"理解。"取"，治疗。全句大意是治疗痿证着重从阳明治疗。这是前人为"痿证"而提出的治疗大法，它是从痿证本虚的基本病机，以及阳明为"后天之本"的角度提出"独取阳明"，提示人们治疗痿证要注意调理脾胃。

《素问·痿论》以五脏立论，因五脏合五体，故五体痿的形成无非是皮毛、筋膜、肌肉、血脉、骨髓等失去气、血、津液、精的濡养而致，虽与所属脏腑有关而与阳明关系非常密切，故治疗痿证需从阳明入手。

首先从阳明与五脏的关系来看，阳明为五脏六腑之海，气血生化之源，阳明旺则气血充，五脏六腑得养，五体功能正常，四肢肌肉充实健用，故《素问·痿论》说："阳明者，五脏六腑之海也。"《素问·太阴阳明论》说："四肢者，禀气于胃。"假如"四肢不得禀水谷，气日以衰，脉道不利，筋骨肌肉皆无气以生，故不用焉。"因此，脏热津伤所致的痿证，多从阳明进行治疗。

其次，从阳明与经脉、宗筋的关系来说，阳明为诸经脉及宗筋之长，全身多数阴阳经脉均汇聚于宗筋，复交会于阳明经的气街，又联络于带脉和督脉，而宗筋有约束骨骼、滑利关节而主司运动的功能。故《素问·痿论》说："冲脉者，经脉之海也，主渗灌溪谷，与阳明合于宗筋，阴阳总宗筋之会，会于气街，而阳明之长。"由于阳明为多气多血之经，为后天之本，居于主导地位，故阳明与宗筋及经脉的关系非常密切，故有"主润宗筋"之说，如阳明虚，则诸经脉气血不足，宗筋失养而弛纵；带脉不收，故足痿不用，因此，治疗痿证需"独取阳明"。

当然"独取"也是"着重"之意，临床上也有属湿热不攘或其他邪实的痿证，又当以祛邪为先，所以治疗痿证还需根据病情，参合其他方法，随证施治，方为全面，绝不可执一面论。

七、对"诸风掉眩，皆属于肝"的认识

风病的范围有内、外之分。这里所说，一般能引起眩晕、动摇、抽搐等

症状的大多数由内风所引起，而不包括外风。

内风证出现的头目眩晕、四肢抽搐、麻木震颤、强直，甚至猝然昏倒、不省人事、口眼㖞斜、半身不遂等都责之于肝。因肝为风木之脏，体阴用阳，其性刚劲，主升主动。肝主藏血，淫精于目，淫气于筋。如谋虑太过，或忧郁恼怒，使肝阴暗耗，肝火偏亢，风阳升动，上扰清窍，则发生眩晕。肝火偏亢而上炎，风自火生，血随气升，横逆络脉，上冲颠顶，直扰神识，而见眩晕、抽搐，甚至猝然昏倒、不省人事、口眼㖞斜、半身不遂的中风证。若肝血不足，则血不养筋，而出现手足震颤、肢体顽麻、屈伸不利的肝风内动证。

"诸风掉眩，皆属于肝"是指肝虚不足所致的内风证，而邪热过盛，劫伤津血，血不荣筋出现四肢抽搐、牙关紧闭、角弓反张是属于肝实内风证。

临床上因肝风内动所致眩晕比较多见，但应辨别是心血不足，血不养神；还是肾髓不足，脑海不充；抑或是脾不健运，清阳不升，痰浊上扰所致的眩晕。

八、治疗水肿"三原则"

肾病综合征、肾炎中可见头面、眼睑、四肢，甚至全身浮肿，实验室检查有尿蛋白、血尿，西医多采用激素治疗，然副作用大，长期服用，有水牛背、满月脸等向心性肥胖，停用后病情易反复。中医称此病为水肿，治疗效果较好，且没有激素的副作用。《内经》中提出"开鬼门""洁净府""去菀陈莝"这三个治疗水肿原则。

"开鬼门"的意思是发汗。"洁净府"中的"净府"指膀胱而言，"洁净府"就是清除膀胱炎症。"去菀陈莝"中的"菀"指郁滞血瘀，"莝"的意思是碎草，这里指体内代谢废物，即祛除血瘀和体内代谢废物。

1. "开鬼门"

发汗是祛邪的一种方法，外感表证一般都用汗法祛邪。水肿分型中有一种阳水，症状上除了颜面浮肿外，还有咽喉肿痛的症状。咽喉肿痛是外感表证的一种表现，而汗法正是治疗表证的方法。现代医学研究也发现，肾炎的发作多由扁桃体炎引起。我们知道，水肿形成的病机与肺、脾、肾相关。肺为水之上源，主宣发肃降，调节全身的水液代谢。肺气不宣，水液代谢障碍，故发为水肿。风邪外袭，内舍于肺，肺失宣发肃降，水道不通，风遏水阻，风水相搏，流于肌肤，亦发为水肿。用汗法宣肺气，祛风邪，肺气得宣，则水液代谢恢复正常，水肿悉消。

2. "洁净府"

"净府"即膀胱。膀胱又称"脬"，作用是储藏和排泄尿液。膀胱与肾相表里，它们之间由足太阳膀胱经、足少阴肾经相联络。膀胱为人体水液汇聚之地，被称为"津液之府"。《素问·灵兰秘典论》曰："膀胱者，州都之官，津液藏焉，气化则能出矣。"渗入膀胱的水液，在肾与膀胱的气化作用下，清者回收，浊者排出体外。由此可见，如果膀胱不净，则膀胱储存过多水液，因气化不利，则水液无法正常运行，即发为水肿。西医的某些肾病有小便不利，甚至无尿的表现，全身肿甚，通过利尿，浮肿减轻，这也证明了"洁净府"的正确性。

2. "去菀陈莝"

人体内水液代谢依靠肺、脾、肾之气的推动运行，当这个系统出现障碍时，则气滞水停。气为血之帅，气行则血行，气滞日久，必然气滞血瘀。所以在治疗中加入活血化瘀之药，每能收到良效。

"开鬼门""洁净府""去菀陈莝"治疗水肿的原则虽然简单，但是十分实用，与现代医学治疗肾病水肿方法十分相似，临床效果很好。

《伤寒论》浅酌

一、《伤寒论》中的三阳疾病

1. 太阳伤寒发汗后，表证未解的治法

太阳伤寒用麻黄汤发汗，当根据汗出与否而分别对待，若伤寒发汗后汗不出而表实证仍在者，可酌情再用麻黄汤，麻黄汤方后注云："覆取微似汗，不需啜粥，余如桂枝法将息"。所谓"余如桂枝法将息"即指"若一服汗出病差，停后服，不必尽剂。若不汗更服依前法。又不汗，后服小促其间，半日许令三服尽……"等，但麻黄汤毕竟为发汗峻剂，故不宜久用。若伤寒发汗后汗出而表不解，则不能再服麻黄汤，当改用桂枝汤，如57条"伤寒发汗，已解，半日许复烦，脉浮数者，可更发汗，宜桂枝汤"就是其例。其原因在于伤寒发汗后，汗出腠理已开，若用麻黄汤再发其汗，则恐汗出太多，酿成变证，故改用桂枝汤，解肌驱邪，调和营卫即可。

2. 太阳与阳明合病、太阳与少阳合病，同见下利，前者用葛根汤、后者用黄芩汤的临床意义

为何太阳与阳明合病下利治以解表的葛根汤，而太阳与少阳合病下利治以清里而用黄芩汤呢？盖因病机不同。太阳与阳明合病下利者，因风寒外束、

内迫阳明影响大肠而使传导失职所致。病势偏重在表，故方用葛根汤，以解表为主，表解里自合。太阳与少阳合病者，是太阳邪热将归并于少阳，并与胆火内郁为主，因胆火内迫阳明所致，病机偏重于里，故方用黄芩汤清热止利。

3. 阳明病腑实三证的异同

阳明腑实证若按病机的侧重，可分为燥实证、痞满证和痞满燥实证三个证型。

（1）燥实证：症见蒸蒸发热、心烦、腹胀满（仅按之则痛）、大便干燥或不大便、脉滑数、苔黄口燥等。由于热聚于里，气蒸于外，故见蒸蒸发热；胃家实热上扰，故而心烦；燥热内结，气滞不通，故见腹胀满。但若与大承气汤证相比较，则本证腹胀满轻微，拒按程度也轻，仅按之方觉痛。

总之，病机侧重燥实为主、痞满次之，故还可伴见恶热、汗出、苔黄口燥、脉数等热证。治疗当缓下燥实、调胃和气，以调胃承气汤（大黄、芒硝、甘草）主之。

（2）痞满证：症见汗多、谵语、微烦、大便硬或热结旁流、小便数、腹胀满显著而硬痛稍轻、舌苔黄厚而干燥。其病机不外乎"多汗是胃燥之因，便硬是谵语之根"。与痞满证和痞满燥实证相比较则痞满为主，燥实次之。当热邪熏蒸、逼津外泄时，则汗出势急而量多。里热亢盛、正邪交争剧烈，故热势于午后申酉之时有定时增高的现象。又热实于里，实而未盛，故脉象跳动快速、流利而呈滑疾之象。热浊之邪上扰心神而烦躁、谵语。小便频数则津液偏走膀胱；肠中干燥，燥屎结而未盛则大便硬。此外，肠中燥屎阻塞，当热邪迫近从旁而下之时则见下利（热结旁流）。燥屎阻结，气滞不通，故症见"腹大满不通"。

治以泻热通便，破滞除满，以小承气汤（大黄、枳实、厚朴）主之。

（3）痞满燥实证：症见日晡潮热，汗多或手足漐然汗出，腹满硬痛拒按或绕脐痛，不大便或热结旁流或大便乍难乍易，小便数或下利，谵语，烦躁，懊憹不解，幻视，甚则不识亲疏，喘冒不得卧，或直视微喘，循衣摸床，惕而不安，脉沉实或沉迟有利，苔老黄焦燥起芒刺或裂纹。其病机为痞满燥实俱全，当峻下热结，以大承气汤（大黄、枳实、厚朴、芒硝）主之。其证候之分析与上两证大同小异。

三方中，大黄泻热除实；枳实消痞；厚朴除满；芒硝润燥软坚；甘草和中。大、小、调胃承气三方的功效与痞满燥实、痞满、燥实之证相符。但仅据药物性能来规定方剂的作用，并以方测证来辨别证候，未免过于机械，而且与《伤寒论》中某些条文的精神和临床实践不尽相符，因此需从整体出发，结合病势的轻重缓急、正邪的消长来灵活掌握：证重势急者，以大承气汤峻下；证轻势缓者用小承气汤和下；邪实而正气已伤者，则用调胃承气汤缓下。

4."伤寒中风，有柴胡证，但见一证便是，不必悉具"的临床心得

首先必须明确，"伤寒中风，有柴胡证，但见一证便是，不必悉具"是指小柴胡汤的主症而言的，如寒热往来，胸胁苦满，默默不欲饮食，心烦喜呕，以及口苦，咽干，目眩等证。其次，本条重在"不必悉具"，说明少阳病只要见到一部分主症，即可使用小柴胡汤治疗，不必所有主症全都具备而后用之。如第37条云："太阳病十日已去，脉浮细而嗜卧者外已解也，设胸满胁痛者，与小柴胡汤。"第232条云："阳明病，发潮热，大便溏，小便自可，胸胁满不去者，与小柴胡汤。"第378条云："呕而发热者，小柴胡汤主之。"这些皆是"但见一证便是"而用小柴胡汤之实例。

然"但见一证便是，不必悉具"又需结合少阳病机分析，方可无误。若病机不符，单凭某个主症，便不加分析地用小柴胡汤治疗，必致变证。如第100条云："得病六七日，脉迟浮弱，恶风寒，手足温，医二三下之，不能食，而胁下满痛，面目及身黄，颈项强，小便难者，与小柴胡汤，后必下重……"其胁下满痛，即是脾阳素虚、寒湿郁滞所致，若误认为胁下满痛为少阳主症而与小柴胡汤，则必苦寒伤中，导致脾虚下陷、泻利下重之变证，不可不知。

5. 对"太阳随经，瘀热在里"的认识

"太阳随经，瘀热在里"属于自注文句。点明抵当汤证的病因病机，即外感之邪循太阳经脉深入下焦之里，邪热与血瘀相结，而表现出发狂、少腹硬满疼痛、小便自利、脉沉实等一系列太阳蓄血证候。

二、《伤寒论》中的三阴疾病

1. 三阴病兼表证的治法与方药特点

（1）太阳病兼表证：症见腹满而吐，食不下，下利，时腹痛，伴头痛发热，恶寒身痛等。

病机是脾胃阳虚，寒湿中阻，兼感寒邪。脾虚不运则腹满不能食；脾阳虚不能运化，水湿下注则下利；寒气上逆，胃气不降而呕吐；寒湿中阻，阳气不得运行，轻则腹满，甚则腹痛；外感寒邪，太阳经脉受病，故头痛发热，恶寒身痛。证属太阴病兼表证，虽表里同病，但病还在太阴，里证不重，可以表里同治。以桂枝人参汤主之，药物组成为桂枝、人参、白术、干姜、炙甘草。

（2）少阴病兼表证：症见脉微细，但欲寐，手足厥冷，下利清谷等症，又有头身疼痛、发热恶寒等。

病机是心肾阳虚，阴寒内盛，兼感寒邪。心肾阳虚，阳不化阴，精血不足，心肾失养，故脉微细，但欲寐；阳不外达则手足厥冷；命门火衰，火不生土，所以下利清谷；表有寒邪，故见发热恶寒；寒郁肌表，故见头身疼痛。病属少阴里虚而兼表证，而里虚较重，必须先温里，后解表。温里宜用四逆汤，解表宜桂枝汤。四逆汤由附子、干姜、炙甘草组成，桂枝汤由桂枝、芍药、大枣、生姜、炙甘草组成。

（3）厥阴病兼表证：症见厥逆恶寒、脉微欲绝、下利、腹胀满等寒厥证症状，又有身痛等症。

病机是心肾之阳气恢复不足，阴寒内盛，复感伤寒。心肾阳虚，阳不外达，所以厥逆恶寒，脉微欲绝；阴寒内盛，脾运失职则下利、腹胀满；寒郁肌表则身疼痛。因病入厥阴，正气虚极，虽下利而不清谷，也当先温里，后解表，与少阴病兼表证的治法相同，方药也相同。

2. 少阴病的治则和禁忌

少阴病的治疗原则有扶阳和育阴两法。少阴寒化证，宜扶阳抑阴，代表方剂如四逆汤、附子汤、真武汤。若出现真寒假热、阴盛格阳者，则重用姜附破阴回阳为主，佐以宣通阳气之品，或咸苦反治之法，如白通汤、通脉四逆汤、四逆加猪胆汁汤之类。少阴热化证，宜育阴清热，代表方剂如黄连阿胶汤。

此外，少阴阳虚复感外邪，可形成太少两感之证，则应辨表里证的轻重缓急，分别论治。如表里同病，表证明显，或表里均重者，治宜温经发汗，方用麻黄附子细辛汤等；如里证为重为急，则急当救里，用四逆汤，后治其表。如属少阴阴亏热炽，或阳复太过，或阳明腑实应下失下，以致水竭土燥，形成阳明燥屎内结者，则应急下存阴，药如大承气汤。

少阴病属里虚病变，非阳气虚衰，即阴虚火亢，则发汗与吐下等法均属禁忌。

3. 少阴病以"脉微细，但欲寐"为辨证提纲的机理

少阴属心肾两脏，心主血主火，肾藏精化气，元阴元阳寄寓其中，邪入客阴，则心肾虚衰，气血不足，抗病能力低下。因阳气虚衰，无力鼓动血行，故脉微，阴血不足，脉道不充则脉细。由于心肾虚衰，气血不足，精神失养，故精神萎靡不振而呈似睡非睡，疲惫乏力。少阴病不论阳虚寒化或阴虚热化证，皆有上述之见症，可见"脉微细，但欲寐"反映了少阴病的病机和证候特点，故把它作为少阴病的辨证提纲。

4. 少阴病兼表证时，脉沉用麻黄，发热用附子

少阴兼表证，即少阴阳气虚衰，而表有风寒外束，知其病因病机则不难理解脉沉而用麻黄、发热用附子之理，麻黄为辛温发汗解表之品。一般来说，阳气虚衰当禁用，但风寒束表又非用不行，在这种情况下，用附子以温阳为本，配以细辛散寒，使麻黄散表寒；"反发热"是风寒之邪外束、正气浮盛于外与风寒抗争所致，只有风寒之邪外解，发热才可退。由此可见，这种情况下用附子不但不会使热更盛，反会佐麻黄解表驱邪而使热除，同时附子与麻黄相配伍，则固本而不留邪。

5. 少阴病的顺逆

病在少阴，心肾虚衰，气血不足多属危重之证，因此判断少阴病的顺逆有其重要意义。虽然少阴病有寒化证和热化证之分，但由于寒邪特性易伤阳气，故寒化证是少阴病的主要证型。判断少阴病的顺逆，实为寒化证的顺逆，少阴寒化证的轻重，全由阳气受伤的轻重程度所决定，阳气的存亡是少阴病的生死之本，故有"阳存则生，阳亡则死"之说。

若少阴病由恶寒、肢厥而变为时自烦，欲去衣被，手足转温，脉由紧转为和缓，说明少阴阳气来复，阴寒消退。尽管此时仍见下利，但也必然因阳气的来复而自止，所以这是少阴病的顺证。

若少阴病恶寒肢厥不止，吐利频作，并见烦躁；或下利不止，但阳衰阴盛的证候并无改善，且见头晕，时时自冒，或并见息高，或少阴病原无下利而变为自利，复加烦躁不得卧等，说明少阴病真阳败绝欲脱，阳气已无恢复之机，所以这是少阴病的逆证。

6. 少阴篇中的"急下"与"急温"

少阴篇中"急下"凡三条：一为"少阴病，得之二三日，口燥咽干者"，由少阴热化、津伤燥结所致；二为"少阴病，自利清水，色纯青，心下必痛，口干燥者"，由少阴热化成实、热结旁流所致；三为"少阴病六七日，腹胀不大便者"，乃少阴热化、腹气壅塞所致。三条临床表现虽不尽同，但少阴病邪从热化，劫伤津液，复转阳明，燥结成实的病机是一致的。古人又将其概括为："肾邪入胃，而胃实复将消肾"的土燥水竭证。燥热亢盛，真阴欲绝，故当急下救欲绝之肾水。此本虚标实、急则治标之法。仲景通过少阴三急下证提示我们：临床要注意"阴证回阳"，虚证向实证的转化。

少阴篇"急温"见于第323条："少阴病，脉沉者，急温之，宜四逆汤。"本条冠以"少阴病"且举脉而略证，当结合少阴病提纲"脉微细，但欲寐"共同分析。两条合参，当是脉沉微细，但欲寐，则少阴心肾虚衰，阴阳气血俱不足，阴寒气盛之征已显，虽未见下利、厥逆等症，但是已反映出少阴寒

化的本质。若失治，则吐利、厥逆、烦躁等危证将接踵而来，如第 300 条"少阴病，脉微细沉，但欲卧，汗出不烦，自欲吐。至五六日，自利，复烦躁不得卧寐者，死"就是例证。可见，仲景此条只见少阴病脉沉微细，但欲寐而云"急温之"，乃郑重示人应见微知著，防患于未然，以杜亡阳虚脱之变。另外，本条紧接着少阴病三急下证条后也有深意，是仲景指示我们，对外感热病亡阴、亡阳要防微杜渐，争取早期治疗，以免延误病机。

7. 少阴咽痛的证治

少阴咽痛大约有五种证型，即虚热咽痛、客热咽痛、客寒咽痛、痰热郁闭咽痛和真寒假热咽痛。

（1）虚热咽痛：症见下利、咽痛、胸满心烦，为少阴阴亏、虚火循经上扰所致，治以猪肤汤滋阴润燥，和中止痛。方中猪肤甘而微寒，润燥退热；白蜜甘寒，清退虚热，润燥以止咽痛；米粉甘淡，和中止利。三药合用，清热而不苦寒，润燥而不呆滞，对于阴虚而热不甚之咽痛最为适宜。

（2）客热咽痛：症见咽痛较轻、局部轻度红肿，多不兼其他证候。为邪热客于少阴经脉所致，治以清热解毒，利咽止痛，可予甘草汤。方用生甘草一味，清热解毒而缓急止痛。若服后不瘥者，是肺窍不利、气逆不宣之故，则予桔梗汤（桔梗、甘草）宣肺豁痰，利咽止痛。

（3）客寒咽痛：症见咽中痛，伴有恶寒、气逆、欲呕、痰涎多等，为风寒之邪客于少阴经脉，兼痰湿阻络之象。治以半夏散或汤涤痰开结，散寒止痛。本方以半夏涤痰开结，桂枝疏散风寒，甘草和中止痛，调和诸药。本方既可作散剂，又可作汤剂。不能服散剂者，可作汤服，故名半夏散或汤。凡咽痛由风寒外束而痰多者，宜用本方。

（4）痰热郁闭咽痛：症见咽中伤、生疮、不能言语、声不出，为痰热郁闭、咽喉腐溃、经气不通所致。治以苦酒汤涤痰消肿，敛疮止痛。方用半夏涤痰散结，佐以鸡蛋清之甘寒润燥止痛，苦酒（米醋）消肿敛疮。三药合用，有散结祛痰、清热消肿、敛疮止痛的作用。服汤时宜频频少量含咽，以使药效能持续作用于咽部。

（5）真寒假热咽痛：症见下利清谷、里寒外热、手足厥逆、脉微欲绝、身反不恶寒、面赤、咽痛，为少阴阳虚、阴寒内盛、虚阳浮越于外所致。治以通脉四逆汤破阴回阳，通达内外。药用甘草、附子、干姜。若因阳虚上扰出现咽痛，在通脉四逆汤的基础上加桔梗，以利咽开提。

8. "自利不渴者属太阴"与"自利而渴者属少阴"

"自利不渴者属太阴"与"自利而渴者属少阴"就一般而论当是如此，但对于虚寒下利证来说，又不能以此作为病在太阴，还是病在少阴的唯一鉴别点。就太阴来论，寒湿内停，未碍及化阴功能，故一般不口渴。但如太阴与脾阳受伤较重，影响布津功能，或下利太多，损伤阴津时，则可见口渴。因此，太阴病当以腹满而吐、食不下、自利甚为辨证要点。

就少阴病来说，心肾阳气虚衰，寒浊下趋而下利，因阳衰阴盛，阳不化津上承，故一般口渴，而此口渴是喜饮，而且喜热饮，与热证口渴不同。但若少阴病证较轻，阳气仍能化津上承时，故有口不渴。如少阴病附子汤证中的"口中和"就是其例。因此少阴病阳衰阴盛当以恶寒蜷卧、手足厥逆、下利清谷、脉微欲绝为辨证要点。从上述可知，"自利不渴者属太阴""自利而渴者属少阴，"这是言其常，不含其变，更不能作为两者的鉴别点。

三、《伤寒论》中疑难病证的辨治

（一）阳明胃热证、胃热津伤证和胃热气津两伤证的辨治

（1）阳明胃热证：临床表现为大热、大汗、心烦、口渴、脉洪大等，其病机总为表里热甚，迫津外出，热灼津伤。表热甚则见身大热，里热甚迫津外泄则身大汗，热扰心神则心烦，热伤津液则口渴，脉洪大反映了正盛邪实，气血壅盛。治法当辛寒清热保津，方用白虎汤（石膏、粳米、知母、炙甘草）。

（2）胃热津伤证：在胃热证的基础上进一步发展，损伤了津液，伤津程度较前为重，表现为身大热、大汗出、大烦渴不解、脉洪大等症。病机为表邪入里化热，热汗伤津，心神被扰。治以辛寒清热、益气生津之法，方用白虎加人参汤（即在白虎汤的基础上加人参一味）。

（3）胃热气津两伤证：此为前两证的进一步发展，除上述症状之外，还表现为时时恶风、背微恶寒、舌干而渴、欲饮水数升等。这是表里热盛、气阴两伤、汗出过多的结果。由于汗出过多，卫气受伤故时时恶风，背微恶寒；热汗伤津较重则口干而渴，欲饮数升。治疗当辛寒清热，益气生津，方用白虎加人参汤。

（二）太阳病误治后脾胃阳虚的变证与辨证论治

太阳病误治后有胃阳受伤和脾胃两伤的变证。原文第 120 条是太阳病误用吐法致胃气虚的辨证，卫气受伤不甚的轻症，可见关上脉细数，腹中饥，口不能食；甚则胃中虚热，故见欲食冷食，朝食暮吐。第 122 条是胃中虚冷脉应见迟弱，今反见脉数者，为胃虚脾气亦虚。

胃虚不化可以引起停水，原文第 73 条的不渴而心下悸就是胃虚水停的见症。因此，用茯苓甘草汤温胃化气行水。此外还有阴阳两虚，因误用桂枝汤

攻表致胃阳受伤者，如第 29 条"见肢厥吐逆，咽干烦躁者是"，治宜甘草干姜汤，以急救胃阳。

脾胃两伤的有第 66 条，发汗后腹胀满的厚朴生姜半夏甘草人参汤证，亦有第 67 条的脾虚停水，症见心下逆满、气上冲胸、起则头眩、脉沉紧等，治宜健脾益胃，化气行水，方用苓桂术甘汤。此外如桂枝人参汤、桂枝去桂加茯苓白术汤等，皆是由太阳病误治损伤脾胃所致。

（三）风湿留着肌肉与风湿留着关节两证之表现

（1）风湿留着肌肉证：主要表现为身体疼痛而烦，转侧困难，汗出，恶风，不呕，不渴，大便溏，小便不利，脉浮虚而涩。

（2）风湿留着关节证：主要表现为骨节疼痛而烦，屈伸不利，痛处拒按，汗出，恶风，短气，小便不利，或身微肿。

风湿病原属杂病范围，但该病初起与太阳表证也有相似之处，因此有鉴别比较的必要。太阳表证为风寒袭表，营卫失调，故无论恶寒发热，头痛，脉浮以太阳伤寒来说，虽有身疼、骨痛，但证轻，治当辛温发汗。而风湿初起，虽有恶寒发热，但身体疼痛、骨节疼痛十分明显，或身疼而难以转侧；或关节痛而难以屈伸；其脉虽浮，但多有涩象，因此治疗当温经（阳）散寒，祛风除湿。由此可见，风湿初起与太阳表证虽相类似，但病机、治疗、经过不同，故当细辨。

（四）心悸中桂枝甘草汤证、炙甘草汤证、小建中汤证和真武汤证的临床表现鉴别

以上四证皆可见心下悸或心悸之证，但因各自悸动特点、伴见证候不同，更因导致心悸病因有别，故不难鉴别。

桂枝甘草汤证表现为心下悸欲得按，为心阳不足、心神无主所致，证候较轻，且无脉律改变；炙甘草汤证表现为心动悸，脉结代，是心阴心阳两虚引起，其心悸程度较重，有动惕不安之感，且有脉律变化；小建中汤证表现为心中悸而烦，是里气先虚、脾阳不足、气血双亏、心失所养而成，其关键在于中气不足，间接影响于心，故除上见症外，尚多伴四肢乏力、精神疲倦、食少纳呆等脾虚证；真武汤证表现为心下悸、头眩、身𥆧动、振振欲擗地，或四肢沉重疼痛、小便不利等，是肾阳大衰、水气凌心使然，与上述诸症自然不同。

（五）虚寒下利的主要证候与辨治

《伤寒论》中，虚寒下利主要有以下 10 种类型：

（1）胃中虚冷下利：可见呕吐、下利、烦躁、手足逆冷等症，乃中阳虚弱、阴寒上逆、升降失常所致，治宜温胃散寒，补虚和中，药用吴茱萸汤（吴茱萸、人参、生姜、大枣）。

（2）下焦不固下利：可见泻利日久滑泻失禁、脉虚弱、舌质淡等症，乃脾肾阳虚、下焦不固所致，宜固涩治利为法，药用赤石脂禹余粮汤（赤石脂、禹余粮）。

（3）下焦不固便脓血：可见下利便脓血、色暗淡、腹痛绵绵、喜温喜按、口淡不渴等症，乃脾肾阳虚、寒湿中阻、络脉不固、统摄无权所致，治宜温涩固下，药用桃花汤（赤石脂、干姜、粳米）。

（4）阳虚水泛下利：可见腹痛、下利、小便不利、四肢沉重疼痛等症，为脾肾阳虚、水湿浸渍胃肠所致，治宜温阳化气行水，药用真武汤（附子、白术、茯苓、芍药、生姜）。

（5）阴盛戴阳下利：可见下利清谷、精神萎靡、四肢厥逆、脉微、面赤等症，乃少阴阳衰、阴盛于内、格阳于上所致，治宜破阴回阳，宣通上下，药用白通汤（附子、干姜、葱白）。若下利不止、四肢厥逆无脉、干呕心烦者，乃阴盛戴阳、阳亡液脱所致，宜破阴回阳，兼以咸苦反佐，药用白通加猪胆汁汤（附子、干姜、葱白、人尿、猪胆汁）。

（6）阴盛格阳下利：可见下利清谷、手足厥逆、脉微欲绝、身反不恶寒等症，乃少阴阳衰、阴盛于内、格阳于外所致，治宜破阴回阳，通达内外，药用通脉四逆汤（即四逆汤加大姜附之用量而成）。若无物可吐、无物可下而吐利俱停、汗出而四肢厥逆、脉微欲绝者，乃阴盛格阳、阳亡液竭所致，治宜破阴回阳，兼以益阴和阳，药用通脉四逆加猪胆汁汤（附子、干姜、甘草、猪胆汁）。

（7）阳亡液脱下利：可见恶寒、脉微、下利，甚则无物可下而利自止等症，乃少阴阳气大衰、津伤液脱所致，治宜回阳救逆，益气生津，药用四逆加人参汤（附子、干姜、甘草、人参）。

（8）少阴虚寒下利：可见恶寒、身倦、呕吐、下利清谷、四肢厥逆、精神萎靡、小便清白、脉沉微、舌淡苔白等症，为脾阳虚、阴寒内盛所致，治宜补火生土，回阳救逆，药用四逆汤（附子、干姜、甘草）。

（9）太阴虚寒表不解而下利：可见发热恶寒、心下痞硬、下利不止，为脾阳虚衰、寒湿下注兼表不解所致，治宜温中解表，药用桂枝人参汤（桂枝、人参、干姜、白术、甘草）。

（10）太阴虚寒下利：可见腹满而吐、食不下、下利、时腹痛、口不渴、舌苔白、脉缓弱等症，为脾阳虚衰、升降失司、寒湿下注所致，治宜温中散寒，健脾燥湿，药用理中汤（人参、白术、干姜、甘草）。

四、《伤寒论》之心悸

心悸，即自觉心跳。《伤寒论》中，关于心悸的论述多集中在"太阳病"篇内，主要有心下悸、心中悸和心动悸三种。其中心下悸又分两种：有因汗吐下导致正气虚而悸者，有因邪气相攻而悸者，有因荣卫失调而悸者。病因病机各不相同，然而其共同特点都以虚为主。张仲景辨证精准细致，依证立法，按法遣方用药，环环相扣。

（一）心下悸

心下悸有两种情况：一是外感风寒之邪，本想用发汗之法祛除病邪，但发汗太过，心阳被伤；二是素体脾胃阳虚，又有水饮内停，胃阳被遏。《伤寒论》原文第64条曰："发汗过多，其人叉手自冒心，心下悸，欲得按者，桂枝甘草汤主之。"邪气在表，本应服用辛温之剂发汗散邪，但医者没有掌握好用量，发汗过多，一者气随汗出，导致体内生生之气耗损；二者血汗同源，血随汗出。又血为心之液，故心之气血两虚，心失血之濡养，气失固护，发为心下悸之变证。在临床中，患者主症有心悸，按之则缓，脉象迟缓，舌淡苔薄。心电图辅助检查：窦性心动过缓。治宜补益心气，方用桂枝甘草汤。张仲景用桂枝去其皮，因皮发散作用较强，本因过汗而致心下悸，故不能再使其发汗，桂枝入心经，通心气；炙甘草甘温，补中益气。桂、甘相伍，补而不热，既复心气，又不至汗出。桂枝引炙甘草入心，可达到补益心气的作用。炙甘草又制约桂枝之辛散之性，二者合用，心下悸欲得按之证随之而解。

《伤寒论》第365条云："伤寒，厥而心下悸，宜先治水，当服茯苓甘草汤，却治其厥，不尔，水渍入胃，必作利也。"本类心悸伴有四肢厥冷的症状。胃阳本虚，水停于中焦，胃喜燥恶湿，土被湿困，不能将阳气布达四肢则厥；水气凌心，则心下悸。治宜温胃阳，利水，方用茯苓甘草汤。胃，中央土也，土又能胜水，故用茯苓、甘草补土以治水。水属阴，生姜辛温，温中散寒，属阳，入脾胃经，能助胃化水气。桂枝虽为走表之药，但其辛温能化气行水，亦能助胃行水。盖心悸本因于水，本方以温胃阳利水为主，胃阳得温，水饮自化，四肢温暖，不治厥而厥自愈，不治悸而悸自止，体现了《内经》所说的"治病必求于本"。

（二）心中悸

《伤寒论》第102云："伤寒二三日，心中悸而烦者，小建中汤主之。"外感风寒未经治疗，不久后则出现心悸、心烦的症状。素体气血阴阳不足则心悸，复感外邪则心烦。治宜补气养血，调和阴阳，用小建中汤主之。方中重用饴糖甘温补中；倍白芍苦甘酸，补血益脾，敛阴益营；桂枝温阳而祛虚寒；炙甘草甘温益气，既助饴糖、桂枝辛甘养阳，益气温中，又助芍药酸甘化阴，益脾合营；生姜、大枣合用，以升腾中焦生发之气而和营卫，补脾胃；炙甘草、大枣、饴糖、芍药相伍，补气养血，气血和则心悸虚烦消；桂枝与生姜又兼有祛散外邪的作用。本方与桂枝汤药物组成相同，但用量不同，倍芍药，重用饴糖，主治亦不相同。《黄帝内经》曰："'荣出中焦，卫出上焦'是矣。卫为阳，不足者益之，必以辛；荣为阴，不足者补之，必以甘；辛甘相合，脾胃健而荣卫通，是以姜、枣为使。或谓桂枝汤解表而芍药数少，建中汤温里而芍药数多。殊不知二者远近之制，皮肤之邪为近，则制小其服也，桂枝汤芍药佐桂枝同用散，非与建中同体尔。心腹之邪为远，则制大其服也，建中汤芍药佐胶饴以健脾，非与桂枝同用尔。"《内经》云："近则奇偶，制小其服，远而奇偶，制大其服。"此之谓也。

（三）心动悸

《伤寒论》第177条云："伤寒，脉结代，心动悸，炙甘草汤主之。"伤寒中出现结代脉、心悸的症状，此心悸症状与心下悸、心中悸相比，更为严重。此病为太少两感。少阴气血不足，无以充盈血脉，太阳受邪，阳气被抑，阳气虚弱，无力鼓动血脉，气血不相顺接，故脉结代，心动悸。结脉脉来缓慢，时有中止，止无定数，即"迟滞中时见一止。"代脉脉来一止，止有定数，良久方还。古有"结为病脉，代为危候"之说。结脉多为气结，而代脉多为脏腑衰微，元气不足。

心动悸，听诊可闻及心脏期前收缩，心尖区Ⅱ至Ⅲ级收缩期杂音。心电图提示：窦性心动过缓、心律不齐，此为心气血阴阳不足、心无所养、真气不继所致。药用炙甘草汤补阴阳气血，调和营卫。《古今名医方论》曾云："仲景于脉弱者，用芍药以滋阴，桂枝以通血，甚则加人参以生脉；未有地黄、麦冬者，岂以伤寒之法，义重扶阳乎？抑阴无骤补之法欤？此以心虚脉代结，用生地为君，麦冬为臣，峻补真阴，开后学滋阴之路。地黄、麦冬味虽甘而气大寒，非发陈蕃莠之品，必得人参、桂枝以通脉，生姜、大枣以和营，阿胶补血，酸枣安神，酸枣之缓不使速下，清酒之猛捷于上行，内外调和，悸可宁而脉可复矣。酒七升，水八升，只取三升者，久煎之则气不峻，此虚家用酒之法，且知地黄、麦冬得酒良。"

张仲景在《伤寒论》中对心悸论述清晰，特别是对几种心悸之区别说明言简意赅，有心下悸欲得按者、有心下悸厥者、有心中悸而烦者、有心动悸而脉结代者，方药各不相同，临床中运用仲景之法多可取得良效。

五、经典方剂的应用

1. 小建中汤所主之"心中悸而烦"与少阳病误汗之"烦而悸"的异同

两者完全不同，小建中汤所主之"心中悸而烦"是心脾不足、气血双亏、复被邪扰而成，正虚无所主则悸，邪扰神志不宁则烦，为里虚邪扰之证。少阳病误汗之"烦而悸"是误汗伤津、胃燥热炽所致，其证属实。

2. 当归四逆汤的证候特点、病机与治疗及对"内有久寒"的理解

当归四逆汤症见于厥阴病篇中，其主症是"手足厥寒，脉细欲绝"。它既不同于阳虚阴盛之寒厥，也不同于邪热深伏的热厥，而是素体血虚，寒凝血脉，四肢失于温养而致厥。由于血虚寒凝，血脉不畅，故脉细欲绝。治应养血散寒，温通经脉，方用当归四逆汤。方中当归、芍药养血和营；桂枝、细辛温经散寒；甘草、大枣补中益气；通草通行血脉。根据原文："若其人内有久寒者，宜当归四逆加吴茱萸生姜汤。""内有久寒"指病者素体胃阳虚弱，寒饮留蓄，当兼见腹中冷痛，呕吐清水痰涎，需加吴茱萸、生姜以温化寒饮，宣散水气，降逆和胃。

3. 桂枝甘草汤和桂枝甘草龙骨牡蛎汤治疗太阳病发汗太过损伤心阳的脉证和病机

桂枝甘草汤证可出现心下悸、欲得按、脉虚数等症，由汗伤心阳、精气内夺所致。桂枝甘草龙骨牡蛎汤除有上述症状外，尚有烦躁一症，由汗伤心阳、心神浮越而致。

六、治则与治法

（一）表里同病的不同治法

表里同病有三种不同治法，先表后里、先里后表和表里同治。

（1）先表后里：为治疗常法。一般来说，表里同病应先解表，表解方可治里，否则易致外邪内陷，造成各种变证。然而在具体运用上，大抵先表后里之法多用于表里同病，而表证为主的病证。例如第36条的"太阳与阳明合病，喘而胸满者，不可下，宜麻黄汤"即说明这种情况。

（2）先里后表：为治疗的变法，适用于表里同病，而以里证为急的病证。例如第128条的抵当汤证，既有少腹硬满疼痛、小便自利、其人发狂的里证，表证又在，但是以里证为急，故直接以抵当汤主之。

（3）表里同治：为表证、里证同时治疗的方法。因为有些证候，单纯解

表而里证不去，单纯治里则外邪不解，故需表里同治。例如，外感风寒、内有水饮之小青龙汤证即是。

（二）表里同治的治疗方法

表里同治法中有三种不同的治疗方法，因为有些证候单纯解表而里证不去，单纯治里则外邪不解，需表里同治。然在具体运用上，仍当分析表、里证孰多孰少，孰重孰轻，孰急孰缓，而决定不同的治疗方法。

①表里同病若病情以表证为主，则治疗应偏重在表。例如表实兼内热证，以大青龙汤主之即是。

②表里同病若病情以里证为主，则治疗应偏重在里。例如太阳、太阴同病治以桂枝人参汤，太阳、少阴同病治以麻黄附子细辛汤即是。

③若表里证处于相对均衡状态，则应表里并重治疗，例如太阳、少阳同病之柴胡桂枝汤即是。

（三）《伤寒论》六经中各经的标本与从化

《伤寒论》六经气化学说源于《内经》，根据《素问·六微旨大论》的记载，六气标本为：太阳以寒为本，以太阳为标，中见少阴；阳明以燥为本，以阳明为标，中见太阴；少阳以火为本，以少阳为标，中见厥阴；太阴以湿为本，以太阴为标，中见阳明；少阴以热为本，以少阴为标，中见太阳；厥阴以风为本，以厥阴为标，中见少阳。六气标本从化规律，如《素问·至真要大论》所云："少阳太阴从本，少阴太阳从本从标，阳明厥阴不从标本，从乎中也。"

（四）六经病的主要治疗原则

《伤寒论》六经病证的治则，总的来说不外祛邪和扶正两个方面，而且始终贯穿着"扶阳气"和"存津液"的精神，从而达到邪去正安的目的。在治法的具体运用上，实际已包含汗、吐、下、和、温、清、消、补等诸法。

三阳病多属表、热、实证，然而不同的病证又当施用不同的祛邪方法。例如，太阳病在表，一般使用解表法，但太阳又分经腑二证，经证宜用汗法，腑证又有蓄水和蓄血之别，治法各异。蓄水宜化气行水，蓄血用活血祛瘀之法。阳明为里热实证，又有经、腑之分，经证用清法，腑证用下法。少阳为半表半里证，治法当以和解为主。

三阴病多属里、虚、寒证，治法以扶正为主。其中太阴病属脾虚寒湿证，治法以温中散寒燥湿为主。少阴病多属心肾虚衰，气血不足，但有寒化、热化之分，寒化宜扶阳抑阴，热化宜育阴清热。厥阴病证候错综复杂，治法宜随之变化，如热者宜清下，寒者宜温补，寒热错杂者宜寒温并用。在疾病的发展过程中，六经是相互传变的，有表病及里、里病达表、表里同病，《伤寒论》所指的变证、合病、并病、直中、两感等均是。治疗上又应"观其脉证，知犯何逆，随证治之"。

（五）阳明三清法的代表方剂与适用证候

阳明三清法指的是上焦热扰胸膈证、中焦阳明经热炽盛证和下焦阴虚水热互结证。代表方剂是栀子豉汤、白虎加人参汤和猪苓汤。

其源于第226条："阳明病，脉浮而紧，咽燥口苦，腹满而喘，发热汗出，不恶寒，反恶热，身重。若发汗则燥，心愦愦，反谵语。若加温针，必怵惕，烦躁不得眠。若下之，则胃中空虚，客气动膈，心中懊侬，舌上苔者，栀子豉汤主之。若渴欲饮水，口干舌燥者，白虎加人参汤主之。若脉浮发热，渴欲饮水，小便不利，猪苓汤主之。"柯韵伯指出："本条连用五'若'字，见仲景设法御病之详。栀子豉汤所不及者，白虎继之；白虎不及者，猪苓汤继之，此阳明起手三法。"柯氏将栀子豉汤、白虎汤、猪苓汤作为"阳明起手三法"，从而把此三方的三种不同清热法归属于阳明，这就是阳明三清法的来历。

阳明三清法代表三种不同的清热方法，各有其适应证，栀子豉汤适用于热扰胸膈所致的心中懊侬、舌上生苔等症；白虎加人参汤适用于阳明热盛津伤所致的大热大汗、大烦渴欲饮水、口干舌燥等症；猪苓汤适用于津伤而水热互结所致的脉浮发热、渴欲饮水、小便不利等症。

（六）《伤寒论》中下法的种类及临床应用

下法为八法之一，在《伤寒论》以功用言有如下用法：

（1）清宣泄实：枳实栀子豉汤本为大病瘥后、劳复、胸中懊侬、心下痞塞等症而设，仅具清宣下气之功。若有宿食，可加大黄，则成清宣泄实之方，亦非主法。

（2）攻补兼施：伤寒误下，可成邪热内陷，弥漫全身，表里俱病，虚实互见之病，如"胸满烦惊，小便不利，谵语，一身尽痛，不可转侧"即是，方用柴胡加龙骨牡蛎汤。方中大黄因胃热谵语而设，否则可去，故非主法。

（3）解表通里：有太阳病误下，因而腹中大实痛，或太阳病不解，肠有积滞而痛者，投解表通里之法甚佳，如桂枝加大黄汤。

（4）泻热退黄：阳明之热与太阴之湿相合，胶结不解，而致发黄者，谓之阳黄，中有湿热里结阳明之证，见发黄如橘子色、小便不利、腹胀满、心中懊侬等，则退黄需用清利，除热必佐通下，故用茵陈蒿汤。方后云："一宿腹减，黄从小便去也。"知兼用下法，意在泻结聚之湿热，而无阳明燥实可言。

（5）温下寒实：结胸亦有因于寒实者，症如胸胁硬满疼痛，而伴一派寒实之象，故用三物白散，以温逐之。

（6）泻热逐水：伤寒邪热入于胸膈，与水饮搏结不解，因成结胸。其症见发热或潮热、短气烦躁、头汗出、心下痛、按之痞硬，甚则心下至少腹硬满而痛不可近等，故用甘遂逐水，硝黄泻热，是名大陷胸汤。如有邪热偏上、项强如柔痉状者，以大陷胸丸缓攻，则恐欲速而不达。

（7）攻泻水饮：悬饮证为水饮癖结胸膈而成，其人漐漐汗出，发作有时，头痛，心下痞硬满，干呕短气，汗出不恶寒，除峻逐外，难以温化，故用十枣汤，"平旦"服药，则胃中无物，以利直导窠巢。

（8）活血（逐瘀）攻下：此法用于太阳病不解，随经郁热在里，并与下焦蓄血相搏之证，轻则少腹急结，其人如狂，小便自利，方用桃核承气汤，活血化瘀，通下逐热；重则少腹硬满，其人如狂，小便自利，抵当汤主之。方有水蛭、虻虫，破血逐瘀之力峻。若病重而情势尚缓者，则改汤作丸，为峻药而缓图之。

（9）和解通下：此为和解与通下复法，多用于少阳兼阳明里实证，如往来寒热，或发热汗出不解，呕不止，心下急（或心下痞硬），郁郁微烦，或下利等，属大柴胡汤主治范畴。方用小柴胡汤去甘草，和解而无壅滞之弊；加大黄、枳实行气破滞，泻热于下；芍药合营，缓急于中。有少阳兼阳明里实，误用丸药攻下，续见"微利"者，是地道虽通，而病证未除，和解之法需润下而不可峻下，故以柴胡加芒硝汤主之。《伤寒论》云："潮热者，实也。"须知有形之邪为实，无形热盛亦然，故加芒硝与否，不必拘于邪之有形，亦不必拘于误下否。

（10）润下及导下：阳明病胃中燥热不甚，但足以约束脾之转输功能，以致脾不能为胃传输津液，而从小便偏渗，是以津亏便秘，其症"不更衣十日无所苦也"。故用麻仁丸，取小承气汤之下法，与麻杏芍之滋润相配，甚为合拍。有津液不足、肠燥便秘、硬粪近于肛门、频欲大便而终难解者，用下法则鞭长莫及，故取蜜煎导、大猪胆汁导、土瓜根导，就近取之则不费功力。

（11）攻泻燥实（热）：此法主要用于阳明燥热成实（胃家实）之证，其症总以不恶寒、反恶热、潮热谵语、身（手足）濈然汗出、腹满硬痛、不大便为凭。既言攻泄燥实，则不离硝、黄，而攻下欲借推荡之力，故气药必用，枳、朴是也。四味之中，重用枳、朴即大承气汤，主症如上。燥结之证多津伤，而津伤源于燥热，故急泄其热，便是存阴。论中有急下六条，皆取本方以存津液，又有热结旁流之证，可投本方通因通用，是因其势而利导之。阳明燥结，证有轻重，故方有大小，前方去芒硝而减枳朴之量，曰小承气汤，治阳明燥实而以痞满为主，燥实为次之证。如阳明病，其人多汗，津液外出，胃燥便硬，谵语，而无潮热，或"腹大满不通"，或"其热不潮"知燥热不甚；阳明病谵语，发潮热，脉不沉实而滑疾，知内实尚微等等。见证不一，而用小承气汤"和之"之理已见。前方去枳、朴，重用芒硝，另加甘草，曰调胃承气汤，治阳明燥实为主，痞满次之之证，或蒸蒸发热；或吐后腹胀满；或谵语便硬脉实，误用丸药攻下，燥实未除，而下利已见，故泻热润燥而寓调胃之意。

（七）对"诸四逆厥者，不可下之"和"厥应下之"的理解

《伤寒论》第 330 条云："诸四逆厥者，不可下之，虚家亦然。"所谓"诸四逆厥"实际是指虚寒一类厥逆，联系后面"虚家亦然"，其义自明。既然是阴寒内盛、阳气虚衰而致的虚寒一类厥证，扶阳救逆之法才为正治。若误用清下之法，则阳气更衰，阴寒更甚，故曰："诸四逆厥者，不可下之。""不可下之"非专指禁用下法，凡一切攻伐之剂，诸如发汗、催吐、清热等有损正气之法亦在禁列。

"厥应下之"是针对热厥的治疗原则而言，与"诸四逆厥者，不可下之"正好相反。这里的"厥"是指热厥，"下之"不单指攻下之法，还当包括清泄里热等方法。第 335 条云："伤寒一二日至四五日，厥者必发热，前热者后必厥，厥深者热亦深，厥微者热亦微。厥应下之，而反发汗者，必口伤烂赤。"本条所论显系热厥之证。因属热邪深伏，阳气被阻，阴阳气不相顺接致厥，治宜清解或攻下里热之法，故云"厥应下之"。而切忌辛温发汗，误汗则伤津助热，使热更炽，火势上炎，则可发生口伤烂赤等变证。

总而言之，"诸四逆厥者，不可下之"是对虚寒致厥一类病证的治疗禁忌；"厥应下之"是对热厥提出的治疗原则。两者概念完全不同，但充分体现了《伤寒论》审因论治的特点，确有许多精义可循。

《金匮要略》的临床证治特点

《金匮要略》的特点体现在七个方面：①"天人相应"的整体观念。②脏腑经络学说的理论依据。③四诊八纲的辨证施治。④邪正内外病因学说的创立。⑤脉学特点的体现。⑥同病异治与异病同治。⑦未病先防和既病防变。

一、辨证论治

（一）提出防治重要原则

《金匮要略·脏腑经络先后病脉证第一》中提出了五条重要治疗原则，即"治未病"、虚实必须异治、表里当分缓急、新旧宜有先后和攻邪当随其所得。

1. "治未病"

所谓"治未病"，是先治其为病之脏腑，以防疾病的传变，从而达到早期治疗，杜绝疾病蔓延，这是既病防变。同时，"治未病"还包括未病先防的思想，是未病时重视预防，以避免疾病的发生。如本篇第一条，从人体内部脏腑相关的整体观点出发，根据脏腑间相互影响、相互制约的关系，举肝为例："夫治未病者，见肝之病，知肝传脾，当先实脾。"说明一脏有病可影响他脏，治疗时必须照顾整体，治其未病之脏腑，杜绝疾病在体内的蔓延，以防疾病的传变。

又如第二条云："适中经络，未流传脏腑，即医治之。四肢才觉得重滞，即导引，吐纳，针灸，膏摩，勿令九窍闭塞。"说明经络有病可内传脏腑，当早期治疗。"适中经络""即医治之"，以免病情加剧，不至造成"九窍闭塞"或"流传脏腑"。这是早期治疗与既病防变思想的具体体现。

又云："若人能养慎，不令邪风干忤经络。""服食节其冷、热、苦、酸、辛、甘，不遗形体有衰，病则无由入其腠理。"说明人内养正气，外慎风邪，由此可以预防疾病。这是"未病先防""防病于未然"的思想，亦是"治未病"重要原则的范畴。

2. 虚实必须异治

即虚者补之、实者泻之、补其不足、损其有余的治则。如第一条："夫肝之病，补用酸，助用焦苦，益用甘味之药调之……肝虚则用此法，实则不在用之。"以示医者用补肝调脾，以治肝虚；用泻肝顾脾，以治肝实，正是虚实异治之法。本条文最后所云"虚虚实实，补不足，损有余"亦是虚实必须异治的告诫。

3. 表里当分缓急

表里同病时，当分清证情缓急，采取急者先治、缓者后治的原则而治之。第14条云："病，医下之，续得下利清谷不止，身体疼痛者，急当救里；后身体疼痛，清便自调者，急当救表也。"此例有"表证之身体疼痛，有里证之下利清谷不止"，属表里俱病，权衡表里轻重，是里证为急，故其治法不能按先表后里之常法而治，当急者先治，缓者后治，先救其里，使里证基本解除，然后再治其表。

4. 新旧宜有先后

新病和久病同时存在时亦应分证情的先后，采用急者先治、缓者后治之法。如第15条云："夫病痼疾加以卒病，当先治其卒病，后乃治其痼疾也。"痼疾病久势缓，卒病势急，缓则欲速而不达，急则势不容缓。久则病深难拔，新则病浅而易除。故新病为急，应当先治，旧病为缓，应当后治，同时治其新病，照顾旧病，亦常法也，新久同治者，这是本治则之变法。

5. 攻邪当随其所得

第17条云："夫诸病在脏，欲攻之，当随其所得而攻之。"此意是说，病邪在里，痼结不解，必有所据，体内的水、血、痰、食皆为邪之薮也。则医者治之，当攻其病邪之所，使邪无所居而病除。

此五条重要治疗原则贯穿着全书，指导着疾病的预防和治疗。

（二）"同病异治"和"异病同治"

在疾病的发生过程中，由于个体的特殊性不同，病邪转化的差异，因而同一疾病往往因体质、年龄、生活习惯、季节气候及病程过程中先后阶段不同，以及其病机、病位的差异，不同的病人可以出现不同的证候。由于证候不同，病证尽管相同，但治法会有所差异，即病同症异采用不同的治法，这就叫做"同病异治"。

例如《金匮要略·胸痹心痛短气病脉证并治第九》云："胸痹，心中痞气，气结在胸，胸满，胁下逆抢心，枳实薤白桂枝汤主之，人参汤亦主之。"都是胸痹病，其证候同样为心中痞气、胸满、胁下逆抢心，但由于体质不同，其治法也就不同。前者阳气未虚，用枳实薤白桂枝汤，通阳开结，泄满降逆；后者阳气已虚，用人参汤，养气补虚，温阳健脾为治。

又如《金匮要略·痰饮咳嗽病脉证并治第十二》云："夫短气有微饮，当从小便去之，苓桂术甘汤主之，肾气丸亦主之。"同为痰饮病，前者为脾阳虚不能运化水湿、水饮停胃上逆犯肺，而致短气眩晕、胸胁支满、小便少、精神疲倦、食少便溏，治用苓桂术甘汤，以温脾化饮；后者为肾阳虚，不能化气利水，水饮上犯于肺或肾不纳气，故治用肾气丸。

所谓"异病同治"，即某些不同的疾病，由于病因、病理、病位相似，或者在病的某一阶段出现相同的证候，在特殊性中有共同性就采用相同的治法。

例如《金匮要略·痉湿暍病脉证第二》云："痉为病，腹满口噤，卧不着席，脚挛急，必齘齿，可与大承气汤。"又云："腹满不减，减不足言，当须下之，宜大承气汤。"两病的发病原因不同，一是外邪侵入人体，病由太阳转

诊余漫话

阳明，邪热内结。一是饮食内伤，积滞停留，肠失传导，结于肠胃，但病机皆属阳明里实证候，故都用大承气汤攻下热结，荡涤肠胃，实热积滞去则阳明腑实自消，其病自愈。

（三）痰饮病"当以温药和之"

痰饮病外因饮邪所伤，内因脾阳失运，是一种阴盛阳虚性质的疾病。饮邪非阳邪不化，脾阳非温不复，故本病治疗大法应以温药和之。言和之，则既不能专事温补而助邪，致使饮热相杂；亦不可只言攻下而伤正，必须将行消之品寓于温药之中，则阳气可复，饮邪自去。具体治疗，应在饮邪不盛之时，标本兼顾，一般以温脾化饮之苓桂术甘汤为主方，若病情已由脾及肾，导致脾肾两虚，则可加用肾气丸。故原文云："夫短气有微饮，当从小便去之，苓桂术甘汤主之，肾气丸亦主之。"

（四）治湿的注意事项

治湿注意事项有禁攻下、禁攻火和禁发汗。

1. 禁攻下

若误用攻下，可导致额汗如油、喘促、小便失权、大便下利不止等阳脱于上、阴竭于下的阴阳离决之候。

2. 禁攻火

攻火乃强迫发汗法。误用攻火可导致大汗出，风去湿存其病不愈。若火热内攻可致鼻衄或发黄，且易大汗亡阳。

3. 禁发汗

宜微汗，并注意外界气候的影响。本病为风与湿合邪为病。风为阳邪，其性轻扬而易表散，可随汗而解。湿为阴邪，其性黏滞，难以骤除，不易随汗而解。大汗出，风邪虽去而湿邪仍存，其病不愈，且大汗出有亡阳之患。

用汗法治湿为正治，但宜取微汗。因湿为阴邪，得阳则化。微汗表明营卫通畅，阳气充盈，则湿邪无地自容，可使滞留于肌肉与关节之间的湿邪，随微微汗出而缓缓排除，则风湿俱去，更无伤阳之患。

治湿尚应注意外界气候的影响，如遇阴雨连绵的天气，外湿极盛，可影响玄府功能，使之能合而不能开，影响湿邪的排泄，可助长湿邪的留恋。

（五）治疗原则

《金匮要略》所论的湿病是指外湿所致者。其治疗原则应根据湿邪在表、在里而定。

（1）湿邪犯表：多夹风（寒），治疗原则为微微发汗，不可大汗。大汗则"风气去，湿气在"，不仅病不能愈，反使卫阳耗伤。湿邪在表需微微发汗，使阳气内蒸，充盈于关节肌肤之间，营卫畅行，湿邪无处以容，则风湿皆去而病愈。所以原文指出："若治风湿者，发其汗，但微微似欲汗出者，风湿俱去也。"

（2）湿邪传里（或引动内湿）：治疗原则当利小便。如原文所云："湿痹之候，小便不利，大便反快，但当利小便。"后世的"治湿不利小便，非其治也"之说，正阐发了仲景之旨。

微发汗与利小便均为湿病的治则，两者可畅通气化以泄湿邪。它们之间是相互为用、相辅相成的，临证时可以随证结合运用。

（六）关于"止逆下气"

"止逆下气"出自《金匮要略·肺痿肺痈咳嗽上气病脉证治第七》。其本意是运用麦门冬汤清养肺胃，使阴虚火旺、虚火上炎所致的肺胃上逆之气得以下降。此法与所投之方可以治疗因火逆上气所致的咽喉不利的肺痿病。另外，对因肺胃伤津、虚火上炎、气机上逆所引起的咳嗽上气、呕吐、噎膈、呃逆等症用之亦有良效。

二、《金匮要略》验方应用

（一）五苓散的应用

五苓散在《金匮要略》中用治痰饮病饮停下焦和水热互结的小便不利证。

其云："假令瘦人脐下有悸，吐涎沫而颠眩，此水也，五苓散主之。""脉浮，小便不利，微热消渴者，宜利小便发汗，五苓散主之。""渴欲饮水，水入则吐者，名曰水逆，五苓散主之。"

饮停下焦，动于下则脐下筑筑悸动；饮邪上逆，吐涎沫而颠倒眩晕。水停下焦当从小便去之，故用五苓散化气利尿。水气下行，悸动可除，饮逆可止。

表邪循经入腑，水热结于下焦，膀胱气化不利则见脉浮，小便不利；水热互结，津不上布则见微热消渴；又因膀胱气化失司，下焦蓄水，进而胃中亦停水，饮水则拒而不纳，故水入则吐。

以上诸症，关键在于膀胱气化不利，故以五苓散化气利小便。五苓散还略有解表的作用。方后云："多饮暖水，汗出愈。"说明本方不但利尿，还可解表。此宜于表邪未解之膀胱蓄水证，对饮停下焦的痰饮病也有内外分消之妙。

（二）五苓散与小半夏加茯苓汤的应用

五苓散与小半夏加茯苓汤在痰饮病篇中皆用于治疗狭义的痰饮病引起的

目眩、头晕、悸动等症。小半夏加茯苓汤侧重于治疗饮停于胃、胃失和降所致的以呕吐为主的病证，兼有心下痞满和心下悸动等饮停于胃并上凌于心的证候。五苓散适用于饮结于下焦、水动于下并向上冲逆所致的脐下悸和颠眩、吐涎沫为主的病证。

（三）小青龙汤与大青龙汤皆用于溢饮证的区别

溢饮是饮邪留于肌表，当汗出而不汗出所致。治疗当用发汗的方法，使饮邪随汗而解。大小青龙汤具有发汗散水作用，可使饮邪外解，故可治溢饮证。但溢饮有邪盛于表兼有里热及表寒里饮同盛之不同。症状上前者当有发热恶寒身痛，无汗而喘、烦躁等症，可用大青龙汤发汗散水清热；后者当有发热恶寒身痛、胸痞干呕、喘咳等症，宜用小青龙发汗温肺行水。

（四）肾气丸的应用

肾气丸温肾化气，治肾阳虚弱、肾气不足等病，在《金匮要略》不同的篇章里有四条可见：

（1）《血痹虚劳病脉证并治第六》篇云："虚劳腰痛，少腹拘急，小便不利者，八味肾气丸主之。"虚劳腰痛由于肾阳虚，小腹拘急，小便不利乃膀胱气化不利，用肾气丸助阳之弱以化气，滋阴之虚以生气，使肾气振奋而病愈。

（2）《痰饮咳嗽病脉证并治第十二》云："夫短气有微饮，当从小便去之……肾气丸亦主之。"此乃肾阳衰微，不能化水，因而水泛为饮之痰饮病，症见咳喘、短气、畏寒足冷、小腹拘急不仁、小便不利等，以其温阳化气以除饮邪。

（3）《消渴小便利淋病脉并治第十三》云："男子消渴，小便反多，以饮一斗，小便一斗，肾气丸主之。"此乃肾阳衰微，既不能蒸腾津液以上润，故多饮；又不能化气以摄水，故小便反多。用本方补肾之虚，温养其阳，以复其蒸津化气摄水之功，而使消渴自愈。

（4）《妇人杂病脉证并治第二十二》云："妇人病饮食如故，烦热不得卧，而反倚息者……此名转胞不得溺也，以胞系了戾，故致此病，但利小便则愈，宜肾气丸主之。"此方用于治肾气不足、膀胱气化不利而致妇人转胞不得溺之证。

由此可见，本方在《金匮要略》中的运用，病虽不同，然以一方治之，其理则在于病机均不外乎肾阳虚、肾气不足所致，所谓异病同治，肾气丸在《金匮要略》中的广泛运用是其中之一。

（五）小建中汤的应用

人体阴阳是互相维系，保持相对平稳的。一旦阴阳失调，就会出现病理性的偏盛或是偏衰。往往是阴虚损及于阳，或阳虚损及于阴，导致阴阳两虚。阴虚生热，阳虚生寒，产生偏热或偏寒的寒热错杂证候，故应以调和阴阳为治。

阴阳两虚阶段五脏皆虚，以脾为主，上下交损，当治其中，诸虚互见，重取中土。因脾胃乃后天之本，营卫气血生化之源。尤在泾说："欲求阴阳之和者，必求于中气，求中气之立者，必以建中也。"小建中汤为甘温之剂，配以酸甘化阴之品，以调和阴阳。

《灵枢·终始》篇云："阴阳俱不足，补阳则阴竭，泻阴则阳脱，如是者可将以温药。"本方用甘温药物振奋脾胃的阳气，只有阳气恢复，脾阳振奋，气血充实，则中气得以建立，始能四运，从阳引阴，从阴引阳来协调阴阳的偏盛或偏衰，使之达到平衡，其偏热偏寒之证自除，从而能达到阳生阴长、阴平阳秘的目的。

可见，小建中汤具有使"寒者以温，热者以清"等调和阴阳的作用，可作为阴阳两虚证的治疗准则和首选方剂，为后世甘温除热治疗原则的确立奠定了理论基础。

（六）乌头的应用

《金匮要略》中由乌头组成的方剂有乌头汤、乌头赤石脂丸、赤丸、大乌头煎和乌头桂枝汤五首。因乌头有剧毒，故由乌头组成之方剂的煎、服方法与其他方剂有别。

具体言之，煎法有二：

一是乌头入汤剂者与蜜同煎，既能缓解乌头的毒性，又能延长药效。如大乌头煎、乌头桂枝汤皆是。乌头赤石脂丸、赤丸是以蜜为丸而用之。

二是乌头先煎，即久煎之意。如乌头汤方，将乌头先"以蜜二升，煎取一升，即出乌头"。然后乌头再与麻黄、芍药、黄芪、甘草"以水三升，煮取一升，去滓，内蜜煎中更煎之"。这样毒性即减。

服药方法有三：

一是用酒送服，适用于服丸剂。如服赤丸是"先食酒饮下三丸"。

二是分服。其量渐增，中病即止。无论汤剂、丸剂均可遵此法。如服乌头桂枝汤应"初服二合；不知，即服三合；又不知，复加至五合；其知者，如醉状，得吐者为中病"，即止。

三是体质较强者（针对于弱者而言）可以多服，弱者应少服。一日服量不宜过多。如服大乌头煎时，"强人服七合，弱人服五合，不瘥，明日更服，不可一日再服"。

以上也体现了仲景用药讲究煎服方法的学术特点。

三、临床证治

（一）梅核气和脏躁病的病因病机、治法和共同点

1. 梅核气和脏躁病的病因病机和治法

（1）梅核气：因七情郁结，痰凝气滞，上逆于咽喉之间，故病者自觉咽中梗阻，如有炙脔，吐之不出，吞之不下，然饮食无碍。方用半夏厚朴汤（半夏、厚朴、茯苓、生姜、苏叶）以开郁散结，利气化痰。

（2）脏躁病：因情志抑郁或者思虑太过，肝郁化火而伤阴，致内脏阴液渐耗，故病者精神恍惚，喜悲伤欲哭，时时欠伸，心烦失眠，用甘麦大枣汤（甘草、小麦、大枣）以滋养心脾，润燥缓急。

2. 梅核气和脏躁病的共同点

病因皆与情志刺激有关；病理均能引起气机失调；临床表现均可见气滞和精神方面的证候，如胸胁胀闷不适、心烦失眠、精神抑郁等；治疗除上述药物外，均应给予说理开导和精神安慰等辅助治疗。

（二）胸痹的病因病机与辨证治疗

张仲景指出的"阳微阴弦"，即"胸痹而痛"，是从脉象上来论述胸痹的病因病机的。

"阳微"主胸阳不足，"阴弦"主阴寒内盛。由于胸阳不足，阴邪乘虚而居于阳位，导致胸中闭塞，阳气不通而发生胸痹。本病的病机是"阳微阴弦"，阴乘阳位，胸阳不通，本虚标实。

胸痹的典型证候为"喘息咳唾，胸背痛，短气，寸口脉沉迟，关上小紧（数）"。由于胸阳不足，痰饮上乘，肺气受阻，失于肃降，故喘息咳唾；阳虚邪痹，气机不通，故胸背痛而短气。寸脉沉迟，关上小紧，为胸阳不振、痰饮气滞之证。治宜通阳散结，豁痰下气。方用栝蒌薤白白酒汤。药物有栝蒌、薤白、白酒。

胸痹的实证为"胸痹，心中痞气"；"胸满，胁下逆抢心"。实证是指标实而言。由于阴寒内结，停痰蓄饮，导致气滞不通而病。除喘息咳唾、胸背痛、短气的典型证候外，又见心下痞塞、胸满、胁下逆抢心等症状，不但说明病势由胸膺部向下扩展到胃脘两胁之间，而且胁下之气又逆而上冲。治宜通阳散结，泄满降逆。此即急则治其标之意。方用枳实薤白桂枝汤。药物如枳实、厚朴、薤白、桂枝、瓜蒌。

胸痹的虚证是在上述症状的基础上，又见四肢不温、倦怠少气、语言低微、脉象细弱等症。虚证是指本虚而言。由于中焦阳虚，气之不运，导致无

形气瘘为病。治宜补中助阳，此即舍标治本之意。方用人参汤。药如人参、甘草、干姜、白术。

（三）水气病的治疗

1. 对水气病之"气分"的理解

"气分"是水气病的一个特殊类型，由于胸中之气不足，导致外则阴阳营卫之气不行，出现全身浮肿、手足逆冷、恶寒，内则心下水饮失于转输而坚痞如盘，或伴有腹满肠鸣。治疗本证不在利水或徒用发汗，而必须遵守"阴阳相得，其气乃行，大气一转，其气乃散"的原则，务必通彻表里之阳，或启动中焦运旋之气，方能气化水行，达到治疗的目的。

具体治法有二：一是以桂枝去芍药加麻黄细辛附子汤温经通阳，使表里之阳气通而水气自化；二是以枳术汤行气散结，令中焦转输而水气自散。前后两方作用虽有所侧重，但对"大气一转，其气乃散"可起协同作用，故《张氏医通》主张两方互服，亦是巧法。

2. 水气病的治疗原则

对于水气病，《金匮要略》提出了三大治疗原则，即"腰以下肿，当利小便；腰以上肿，当发汗乃愈"；水势壅盛、正气未虚者"可下之"。

凡水肿病，腰以下肿者，其病在下在里，属阴，当用利小便的方法，使潴留于下部在里之水，从小便排出。

腰以上肿者，其病在上在表，属阳，当用发汗的方法，使潴留在上部在表之水，从汗液排泄，此皆因势利导的治法。

假使水势壅盛，屡用发汗、利尿无效，同时正气未虚，脉虽沉伏但按之有力，可考虑用攻逐水饮之法。

这些治则，《金匮要略》未列出方剂，但本书中用于水气病发汗的方剂可选麻黄汤、麻黄加术汤、越婢汤等；利尿可选五苓散、猪苓汤。又因人体表里上下常相互影响，表气通则里气亦和，里气和则表气亦通，故临床上常发汗与利尿同用，以增强疗效。但是发汗、利尿的方法只能用于阳证、实证，而不适于阴证和虚证。

因此，临证时当根据患者体质差异、脏腑的相互影响等情况来辨证施治。如脾虚用健脾利水法、肾阳虚用温肾化水之法、肝肾阴虚用滋阴逐水等等，标本兼顾，方能收到良好的效果。

（四）产后病的治疗

1. 对《金匮要略·妇人产后病脉证治第二十一》中产后虚实的理解

《金匮要略》以后医家对产后病的病理确有多虚与多实的不同说法。如朱丹溪认为："产后无令得虚，大补气血为先，虽有杂证，以末治之。"张子和认为："产后慎不可作诸虚不足治之。"强调攻邪去病。目前，崇尚朱丹溪观点者似远较赞成张子和观点的为多。

《金匮要略》对产后病的病理认识包括标本两个方面：一是由于亡血、多汗而体质偏虚；二是产后出血留瘀、胃燥便结和易感风寒。

一般说来，治疗产后病，欲攻其实必兼顾其虚，如下利用白头翁加甘草阿胶汤；欲补其虚必兼防其滞，如腹中痛用当归生姜羊肉汤之补中有散。但产育毕竟属正常生理，虽病也只是暂时不足，并非久虚难复，故只要标盛证实，病情急迫，仍不远逐瘀攻下之法。如血瘀腹痛严重者，用下血瘀汤主之。总之，《金匮要略》是从具体分析产后病的标本关系着手进行辨证施治的。因此，后世根据偏虚、偏实之说，虽在治本与治标方面积累的宝贵经验应予重视和挖掘，但产后病病理概括则无论强调虚或实，都是片面的，不可取的。

2. 《金匮要略》中产后腹痛的认识

引起产后腹痛的原因甚多，其证治各有所异。根据《金匮要略》所载，其证治大体有以下四种：

一是血虚有寒：脉络失其温煦濡养者，症见腹中拘挛、绵绵而痛、喜温喜按。治以养血散寒，方用当归生姜羊肉汤。方中当归养血止痛；生姜温中散寒；羊肉为血肉有情之品，可补虚温中止痛。

二是气血瘀滞、气机痹阻：症见腹痛而胀、烦满不能卧等。治用枳实芍药散行气和血。方中枳实炒黑，行血中之气；芍药和中止痛；大麦粥和胃气。药后气血畅行，则腹痛烦满等症自除。

三是血瘀凝滞、停于脐下：症见小腹痛如刺、拒按或恶露色紫有块。此当以攻下血瘀为主，用下血瘀汤。方中大黄破血泻下；桃仁润燥，活血化瘀；䗪虫逐瘀破结。三药相伍，破血之力颇猛，产妇体弱用之当慎，并中病即止。

四是血瘀兼有阳明里实热：症见少腹坚痛、引及脐腹、烦躁发热、便秘不能食，或食则谵语。治用大承气汤。方中大黄苦寒泄热，荡涤胃肠；芒硝咸寒，软坚润燥；枳实、厚朴行气除满。四药相合，通便除满以冀攻下血瘀，可收一举两得之效。若便通热除，而血瘀不去，少腹坚痛仍在者，可转用下血瘀汤，以去其血瘀。

（五）血痹的治疗

血痹是以肢体局部麻木为主症的一种疾病。《金匮要略·血痹虚劳病脉证并治第六》说："血痹阴阳俱微，寸口关上微，尺中小紧，外证身体不仁，如风痹状。""寸口关上微，尺中小紧"为阳气不足、外受风寒、血行涩滞之象。

其症状是"身体不仁，如风痹状"。就是以肢体局部麻木（感觉迟钝，甚至痛痒不知）为主症，或有轻微的肌肉关节疼痛。它是由于气血不足、感受风邪、血行不畅、阳气痹阻所引起。

治疗可根据病邪之深浅而定。如邪浅病轻者，"宜针引阳气，令脉和紧去则愈"。针刺能引阳气，振奋机能，使营卫通调而邪气得解。如邪深而病势较重者，则用"桂枝黄芪五物汤主之"。

本方由黄芪、桂枝、芍药、生姜、大枣五药组成，即桂枝汤去甘草，倍生姜，加黄芪。方中黄芪补气；桂枝通阳祛风；芍药和血行痹；姜、枣调和营卫。其所以加重生姜的用量，是取生姜的辛温走散，加强温阳散邪通痹的作用。用黄芪桂枝五物汤治疗血痹，因为血痹虽属血行涩滞，但主要是由于气虚感邪引起。《难经》云："气主煦之。"气虚则温煦的功能不足，外邪易感，从而引起血行失畅。用补气以增强温煦的作用，使机能振奋，气血流畅，外邪得解而血痹自通。这与"针引阳气"的治法是基本一致的。

（六）虚劳病的治疗

《金匮要略》治疗虚劳病的特点是对五脏虚劳重视脾肾，治法上重视甘温扶阳。虚劳一病乃五脏气血虚损所致。

从生理上看，人体正常的气血阴阳虽由五脏六腑整体功能来维持，然其中脾肾尤为重要。盖因肾为先天之本，是真阴真阳所寄之处；脾者乃后天之本，是气血营卫化源所在，二脏的功能是否正常直接影响整个机体的阴阳气血盛衰。另一方面，虚劳病发展到一定阶段，往往以脾肾症状较为突出，故治虚劳重视补益脾肾，实为治本之图。

其治法以甘温扶阳为主，因虚劳病的病变无论是阳损及阴，还是阴损及阳均可导致阴阳两虚，互不协调，各走极端，形成寒热偏颇的错综表现。因此，治疗上就不能简单地采取以寒疗热、以热治寒之法，而应防"补阳则阴竭，泻阴则阳脱"之弊。唯有用甘温之药建立中气，健壮脾胃功能，以助生化之源，方可使中气得以四运，偏亢之虚阳得阴的滋养而潜纳，正常的阳气功能又可促进阴的生长，这就是阳生阴长、从阳引阴、从阴引阳的道理。最后，可使阴阳趋于平衡。本篇所指出的小建中汤、黄芪建中汤等方皆遵此意，恰如《金匮要略心典》所云："欲求阴阳之和者，必求于中气，求中气之立者，必以建中也。"

四、《金匮要略》释疑

1. 对热入血室的理解

"热入血室"最早为《伤寒杂病论》所载，是指病名。对其机理变化的认识自古以来，争论不休。根据历代文献记载，各家对血室的见解有异，如方有执在《金匮要略集注》中说："血室者，为营血停留之所，精血集会之处，即冲脉。"柯韵伯在《伤寒来苏集》中说："血室者，肝也。肝为藏血之脏，故称为血室。"张介宾在《类经附翼》中说："子宫者，医家以冲任之脉盛于此，则月经以时下，故名曰血室。"

概而言之，前人对血室的理解大概有三：一指冲脉；二指肝；三指子宫（即胞宫）。因此，历代医家对血室的病理变化的认识各有不同。如以方有执为代表者认为，该病是热入冲脉所致；以徐忠为代表者认为，该病是热入肝（经）所致；以尤在泾为代表者认为，该病是"热袭胞宫"而致。

根据《金匮要略·妇人杂病脉证并治第二十二》所述，该病往往与"经水适断"，或"经水适来"有关。而胞宫有主月经的作用，因此，热入血室的病机以邪热袭入胞宫与血相互搏结为妥。

胞宫具有主月经的作用，冲为血海，其脉起于胞宫；月经通行有赖于血，肝藏血。因此胞宫常与冲脉、肝休戚有关。所以热入血室的发病往往与冲脉、肝的功能失常有着密切的关系，临床辨证对此不能忽略。

2. 对"夫男子平人，脉大为劳，极虚亦为劳"的理解

所谓"平人"并非指健康人，是指从外形来看，好像无病，其实内脏血已虚，也即《难经》所云"脉病人不病者"。脉虽大，大而无力，乃有形于外、不足于内之征。人体的阴阳气血是相互资生的。精为阴之质，精不足则阴虚，阴虚则阳浮，故脉大。极虚是轻按则软，重按则无力，是精气内损所致，因此脉大和极虚，形态虽有差异，但都是虚劳病的脉象。

本条的主要精神在于指出虚劳病的脉象不论大或极虚都与肾脏亏损有关。本条所举的脉象，凡属真阴不足，虚阳外浮的是脉大，或浮大或芤；属于元阳不足，脉气不充的脉多极虚，或沉迟或紧，本条以"大""极虚"，概括虚劳病总的两类脉象。

3. 对五脏病各有所喜、所恶的理解

所谓五脏病各有所喜、所恶，是指由于五脏的生理特性不同，因而五脏的病理性质亦不同，故各有所喜、所恶，也就是各有其适宜的治法与护理。如脾喜燥恶湿，脾为湿困则恶肥甘而喜辛燥。胃喜湿恶燥，胃阴不足则恶苦燥，而喜凉润。又如肝体阴而用阳，肝病阴虚则欲（喜）酸收，肝病气郁则

欲（喜）辛散。在安排患者的饮食居处等护理方面也应这样，如心主血，心病血热，禁热食刺激之品。肺主气，肺病气虚，禁寒饮。故张仲景指出，"五脏病各有所得者愈"；"各随其所不喜者为病"。所以要根据五脏特性和病理性质近其所喜、远其所恶，适当选用药物，恰当给予护理，方能使疾病获得痊愈。

4. 对"治未病者，见肝之病，知肝传脾，当先实脾，四季脾旺不受邪即勿补之。中工不晓相传，见肝之病，不解实脾，惟治肝也"的理解

所谓"见肝之病，知肝传脾，当先实脾"是指在治疗肝病时，尤以调理脾脏为先，目的是使脾脏正气充实，防止肝病蔓延，但这是针对脾虚而言的。如果脾脏气血旺盛，生化之机健旺，虽然肝脏有病，也不致波及脾脏，所以就不必实脾，这就是所谓"四季脾旺不受邪即勿补之"之意，从而说明在治疗疾病时，应当分清虚实，灵活掌握治疗方法，而不是一成不变。反之，"见肝之病，不解实脾，惟治其肝"，这是缺乏整体观念的治疗方法，不能得到满意的效果，从这段条文体会到：

（1）注意脏腑的整体关系：首先说明五脏之间有相互联系、互相制约的作用，一脏有病可以影响他脏，在临床中必须考虑到五脏之间的互相影响，如"见肝之病，知肝传脾"，这就说明肝病最易传脾。

（2）注意未病，预防疾病的传变：在脏腑相互关系的基础上，文中提到"见肝之病，知肝传脾，当先实脾"。其精神实质在于治病中必须照顾整体，治其未病之脏，以防疾病的传变。如肝有病应当先调补脾脏，其目的是使脾脏正气充实，不受侵袭。

（3）注意变证的灵活性：如文中提到"四季脾旺不受邪即勿补之"是告诉我们在处理疾病过程中，应当具体情况具体分析，任何治病方法必须灵活运用，而不应一成不变。如肝病是否需要补脾，应当根据具体情况而定。

5. 对"夫短气有微饮者，当从小便去之，苓桂术甘汤主之；肾气丸亦主之"的理解

本条是论述微饮的证治。微饮是水饮之轻微者，外证不甚明显，仅见短气，小便不利。因水饮停留，妨碍升降之气，所以短气。阳气不化，所以小便不利。

"当从小便去之"是说本证治法，宜化气利小便，使气化水行，饮有去路。但必须分析是病本在脾或在肾，而分别加以治疗。病于于脾者，因脾阳虚不能运化水湿，以致水停心下引起；除短气、小便不利外，还有心下逆满、悸动，起即头眩等症；治以温阳化饮，健脾利水，用苓桂术甘汤。方中茯苓淡渗利水；桂枝辛温通阳，二药合用，可以温阳化水。白术健脾燥湿；甘草

诊余漫话

和中益气，两药相协，又能补土利水。

病在下焦肾者，因肾阳虚不能化水，以致水犯心下引起，除短气、小便不利外，还有腰痛、畏寒足冷、少腹拘急不仁等症；治以温肾化水；用肾气丸。方中桂、附助阳之物以利水，是方中主药，山茱萸、地黄滋阴之虚以生气，山药、茯苓健脾利水。

两方都是对"温药和之"的具体应用，均为治痰治本之方，脾肾运化功能恢复则痰饮自然消失，其病当自愈矣。

《温病条辨》浅论

一、对伤寒、温病两大学说的拙见

伤寒和温病两种学说都是医家长期医疗实践的经验总结，在防治外感热病方面，两者相辅相成，共同发挥了巨大的作用。伤寒是温病学说产生和发展的基础，没有伤寒学说作为基础就没有今天的温病学说。但是伤寒学说毕竟年代久远，由于很多条件的限制，所以并不可能尽善尽美。温病学说正是适应科学发展的需要，在对外感热病的认识上和防治方法上大大向前迈进了一步，弥补了伤寒学说的不足。

在温病学说发展的过程中，尤其是清代，出现过一场激烈的伤寒学说和温病学说的学派之争。伤寒学派认为，伤寒可以概括温病，且举例说《内经》中早有"今夫热病者，皆伤寒之类也"的明训，同时认为六经辨证也完全适用于温病，且《伤寒论》里的治法方药也可以包治温病。但是温病学派则认为，温病和伤寒是外感病中截然不同的两大类别，其疾病的发展规律不同，辨治方法各异，六经辨证虽然可辨病变的阴阳表里、寒热虚实，但是对于温病在气、营、血的不同阶段辨之不清，不适用于温病辨证。且《伤寒论》中治温病的方法和用药匮乏，不能满足温病治疗的需要，故经过不少温病学家的多年努力，寻找到了更为有效的治法方药，如辛凉疏卫、清营透热、透热转气等，方药如银翘散、清营汤等。

如今我们也应看到，温病学说也并非发展至顶点，仍有很多东西需要我们进一步研究、整理、提高，使其更加完善，更能适应现今社会疾病的发生发展规律。

二、温病辨证体会

（一）卫气营血各阶段的治疗大法

叶天士云："在卫，汗之可也；到气，才可清气；入营，犹可透热转气……入血，就恐耗血动血，直须凉血散血。"这段精辟论述，阐述了卫气营血不同阶段的治疗大法。如邪在卫分，宜辛凉宣卫，使邪去汗出，病即自愈。这里"汗之"非辛温发汗之意，因温邪为阳邪，易伤阴液，若用辛温发汗之品，易致坏证蜂起。邪到气分，宜清气分邪热，这里的"清气"是广义的清气，凡能祛气分邪热之法，统称清气，包括辛寒清气、苦寒泻火、咸苦攻下等治法。邪入营分，叶天士只提到"透热转气"，现临床大多兼用清泻营热。热入血分，必耗血动血，耗血则阴伤血凝，治法必滋阴以散血；动血者，出血而易留瘀，治法必凉血止血，活血祛瘀，但往往耗血动血并存，故治宜凉血散血并用。

此外，叶氏妙用"可也""才可""犹可""直须"之词，提醒医者必须遵循先后缓急之法。如邪初袭卫，不可早清气，否则寒凉太过则易闭塞气机，致邪气不得外透而邪毒内陷。

（二）三焦与卫气营血及六经的相互关系

三焦与卫气营血及六经辨证，都是一种划分疾病类型的辨证治疗方法，虽名称上有不同，但是三种方法有些地方还是相互通用的。如邪在伤寒太阳经的时候，其症状的表现就相当于三焦中的上焦证和营卫气血中的卫分症状。到了邪入阳明经的时候，其症状表现也就相当于中焦和气分的症状。其他如邪初离卫分，或逗留气分不传，发生寒热往来症状的时候，基本上与邪在少阳证没有什么两样。如叶天士所言："气病有不传血分，而邪留三焦，亦如伤寒中少阳病也。"此外，如阳明经的发斑情况，实际上也就相当于邪入气分而又兼血分的混合类型。

可见，三焦和卫气营血以及六经，虽然名称不同，但是之间却有相同之处。但并不是说伤寒的六经辨证就能取代卫气营血辨证和三焦辨证，或者卫气营血辨证和三焦辨证可以代表伤寒的六经辨证。六经辨证是卫气营血辨证和三焦辨证的纲领和基础，卫气营血辨证和三焦辨证是六经辨证的发展和补充。

临床上如何掌握三种辨治的理论是主要问题。其关键是要以症状的鉴别作为选用的标准。如一个表证，如果发热恶寒、苔白、脉浮紧属于寒性，即从《伤寒论》太阳篇中选择治疗的法则和方剂；若症见发热微恶寒、口渴、脉浮数属于热性，则需从温病学说中"上焦"和"卫分"的治疗范畴选择合适的治则治法。因此，我们从医学发展的观点来看，三焦辨证和卫气营血辨证方法的确立，正是中医学说向前发展的明显标志。

（三）温病下焦肝肾病变和邪在血分，其病机与证候有何不同

下焦肝肾的病变为热伤肝肾之阴，邪少虚多，属虚证。其中足少阴肾的病变，病机为热邪久留，肾阴耗损，症见身热颧红、手足心热甚于手足背、口燥咽干、脉虚神倦等。足厥阴肝的病变，其病机为水不涵木，虚风内动，症见手指蠕动、甚或瘛疭、神倦肢厥、心中憺憺大动、舌干绛而萎、脉虚弱等。

邪在血分，属实证。病机为热盛动血，热瘀交结。症见身热、吐血、衄血、便血、尿血、斑疹密布、神昏谵狂、躁扰不安、舌深绛。

三、温病诊法

（一）温病中辨斑疹的临床诊断意义

斑疹是温病常见的体征之一，在温病的诊断上占有很重要的地位。温热病中见到斑疹是病邪外达的好现象，在临床上除了观察斑疹形态、色泽外，同时必须结合其他脉证，才能全面了解热毒的轻重浅深。斑疹虽然都是外候症状，但是从其属性来说，斑则毒深而重，疹则毒浅而轻。如叶天士云："斑属血者恒多，疹属气者不少。"

临床上斑形呈大片，不高于皮肤，扪之不碍手，压之不退色。斑出无一定规律，以胸腹、四肢多见。疹出如粟米，高于皮肤，扪之碍手，压之多退色，疹出有一定规律，疹退则脱皮。斑的形成多是由外感温热，阳明受病，内迫于血，灼伤血脉，迫血妄行，发于肌肉所致；疹的形成多是由外感风热，太阳受病，内迫于营，血络瘀阻，外发于皮肤所致。

斑疹在未透之前，斑和疹两者都具有营分症状，如身灼热、烦躁、舌质红绛、脉洪数或细数、神昏、耳聋等。斑疹已透，则需根据其形态、色泽、脉证了解病情变化。

1. 形态

（1）稀疏紧密：斑疹初透时，斑点稀疏，均匀清楚，出齐后又逐渐消退，此乃热毒轻浅之象。若初起即紧密如饼，视之几不可辨清颗粒，或晡出即隐，此乃热毒深重之征。杨士瀛曰："斑疹稀疏，色常鲜红者易治；或如锦纹，隐起如饼搭者，难治。"

（2）松浮紧束：斑疹透发，松浮如洒皮肤，没有根脚，此为热毒无根已

经外透。如果初起时根脚不清，细小如粟，紧束如履透针，如矢贯的，此乃营血热毒、痼结根深、邪已内陷之象。

2. 色泽

（1）红、赤、紫、黑

红色：由于血体本红，故红乃斑疹的正色。若见淡红而润，此为热毒不深；若鲜红娇艳，或淡白干滞不荣，是为津液被灼，血热炽盛。

赤色：赤即深红之象，较红色颜色为深。此为血热甚重，凉血后即可色转淡红。若色赤如胭脂，此是血热之极，比深红更为凶恶，必须大剂量凉血之品始可色渐转淡。

紫色：斑疹紫赤如鸡冠花者，此为火毒炽烈，燔灼营血；若点大者，属胃；点小者，属心。临床见此，若未及时给予凉泄，必致变黑转危。

黑色：朱肱、王焘等人言黑斑者十死一生，为危重之象。若黑色光亮，或隐隐发黑，四旁亦赤，虽热毒炽盛或不治，但其气血尚属有神，用大清热毒之法或有可救之望。若色黑而晦滞，或初起便如黑痣，此属热极血瘀，营阴消耗殆尽，病情危重，预后不良。

（2）荣活晦滞：斑疹敷布，皮肤润泽，荣活而洋溢有神，此为热毒轻浅，营血流畅，阴津尚足，邪透于外为佳。若干滞青蓝，晦暗无神；或初发色红，逐渐微黯，日久转甚，面色肌肉黧晦者，此皆热劫营阴，血枯液涸，正气败竭，必死不救。

3. 脉证

斑疹初透时，身热脉数，神情清朗；透出后，身热渐退，起卧安然，脉静身凉，此为营热外达、外解里合、正盛邪却的良好征兆。反之，若初透时便神志昏糊，或晡出即隐，透出后高热烦躁、昏谵、大便自利，或短气，或二便不通，脉躁急或沉小，此为热毒炽盛，正气已败，不能胜邪，邪从内陷的危重证候，预后不良。

（二）如何从斑疹的兼证判断病变的转归

斑疹透出后，可从以下兼证判断病情转归：

1. 身热渐退，脉静身凉，神志转清，呼吸平稳为外解里和的顺证。

2. 斑疹已出，但身热不退，烦躁不安，或斑疹晡出即隐，神昏谵语乃正气内溃的逆证。

3. 斑疹已出，然二便不通或者腹泻不止，或呼吸急促，鼻煽痰鸣，或痉厥，或体温骤降，大汗淋漓，四肢厥冷等，均为逆证或者危险重症。

319

（三）温病验齿的临床诊断意义

齿为骨之余，龈为胃之络，温热之邪不灼胃津，必耗肾阴，故验齿对温病的诊断有很大临床价值。温病学中临床常见的牙齿、齿龈病理变化为：

（1）结瓣：结瓣是牙齿和齿龈上结有如花生衣瓣样的物质，且能撕下来。其生成是由于温邪深入，侵犯血液，血随经络游移而结于齿与龈之间。若其色紫如干漆提示阳明血热，热邪耗竭胃津，舌绛苔黄而燥，高热口渴，临床应用清泻之法，以安胃为主，如白虎承气汤。

若色黄如酱色，则提示为少阴血热，灼伤肾阴，舌绛苔黑，神昏烦躁，治宜救肾为要。如清宫汤、增液汤。

（2）齿燥：牙齿的干燥与否可知津液的有无，直接关系到胃津肾阴的存亡。如牙齿光燥如石，齿有光泽，提示胃津虽干，肾气未竭。若胃热甚而反恶寒者，为阳气内郁，表气不通，治宜辛凉泄卫透汗。若牙齿燥如枯骨，齿无光泽，则提示肾液已涸，舌必干绛，治宜大剂咸寒救肾。若齿上半截润，下半截燥，乃胃津之水不能下滋其根，故下半截燥，提示火盛水亏，水不济火，治宜泻南补北，以黄连阿胶汤治之。

（3）齿垢：乃肾热熏蒸、胃中浊气所结而成。若齿焦有垢，提示肾虚火盛，而胃液未竭。邪热甚者，微下其胃热；肾水亏者，宜用玉女煎清胃救肾。若齿焦无垢，是为肾水胃津均枯竭，提示病情危重，预后不良。

（4）齿缝出血：若齿缝出血而肿痛，乃胃火冲激而致。因胃脉络于齿龈，故胃火冲激而痛，治宜甘寒清胃。若齿缝出血而无肿痛，乃肾火上炎，龙火内燔，治宜咸寒滋肾。

（5）其他：咬牙啮齿常提示内风鼓动，预作痉厥，有虚实之分。如风痰阻络为实，胃虚无谷以养为虚，又有因阴虚而致者。病久虚损而咬牙者，心肾气绝而不治。

（四）温病中舌与脏腑气血的关系及舌象变化机理

正常舌象为舌体柔软，活动自如，颜色淡红光泽，苔薄白。《舌苔统志》说："舌为心之苗，其色当红，红不娇艳。其质当泽，泽非光滑之意。其象当毛，毛无芒刺，必得淡红上有黄白之苔气，才是无邪之舌。"

淡红舌是正常气血上荣的表现，因五脏六腑皆通过其经络与舌相连。例如，心之别络系舌本，脾经络连舌本、散舌下，肾脉夹舌本，肝脉络舌本等，故五脏六腑化生的气血津液都上注于舌。只有在人体气血充足、阳气和畅、血流正常的情况下，才可表现为淡红舌。

舌苔乃胃气蒸发而成。舌苔薄白乃胃有生气的表现。章虚谷曰："无病之人常有微薄苔，如草根者，即胃中之生气也。"人以胃气为本，胃气不仅指消化功能而言，还是全身功能的体现。不同性状的舌苔均可反映疾病情况。

温病由于感受四时温热邪气的不同，病程有卫、气、营、血四个病理阶段，因此舌的变化也比较复杂。温病的舌质变化包括舌色红、粉、深红、绛、紫、晦暗、淡等；舌体神气的荣枯、凹凸、纹老、纹嫩等；舌苔起点刺、裂纹、强硬、震颤、卷缩、偏斜、胖瘦等。舌质反映疾病的实质。在温病学中，舌质反映营血方面的疾病，舌苔反映卫分、气分的疾病。舌苔变化与以下因素有关：

（1）外邪侵袭，邪正相争，气机紊乱：温邪侵入人体，邪正相争，导致人体气机紊乱，从而使胃气的蒸发过程失调，而出现舌苔变化异常。

（2）发热，蒸腾胃中浊气：舌苔乃胃气蒸发而成。发热时体温高，胃热亦增高。由于胃热熏蒸，使湿浊、积滞、热郁等互阻上蒸，舌苔变化很大，或黄、或灰、或黑、或干裂等。

（3）伤津，舌失濡润：温病是口鼻所受的温热之邪，热邪的特点是伤津，津伤液少不能上承于口，故舌失濡润则表现为舌上干燥少津。

（4）脾胃运化失职，湿浊上泛：脾胃是消磨水谷、化生精微的，既能运化水谷精微，又能运化水湿，当某些原因造成脾胃的运化功能失职，使水湿内停，湿浊上泛时，则舌苔变得厚而腻浊。

（五）如何从舌象的动态变化判断病机的转归

在温病过程中，舌苔与舌质往往有较快的变化，通过观察其动态的变化，能有效把握其邪正的进退和气血、津液的盛衰。

1. 舌苔从薄白苔变黄再转为灰黑，表示病邪从表入里，邪势渐甚。

2. 舌苔、舌质由润转燥，提示津液已伤，或湿邪逐渐化燥。

3. 舌苔从厚浊变薄，或由胶滞板结而转浮罩松散状，多为病邪消退之象。

4. 舌苔突然退净而光洁如镜，预示胃阴已经衰亡。

5. 伏气温病初起，舌红无苔而渐显舌苔，多为内伏邪热由营血分外转气分之象。

6. 舌质由红绛突然转为淡红，多为阳气暴脱所致。

四、温病治法浅析

（一）开窍法在温病临床应用

开窍法是利用芳香化浊的药物，以清透热邪、通灵开窍、使昏聩的神志恢复清醒的方法。凡温热之邪，逆传心包，扰乱神明，或痰浊蒙闭灵窍，以致灵机堵塞，神识昏蒙，谵语如狂，或尸厥不语，必须予以开窍之法，使神志恢复清明。开窍法大多用于病情的严重阶段，所以是温病治疗的重要方法。

（1）温邪袭于上焦，既不外解，也不下达，反而逆传心包，此时病人往往表现为身热、神昏谵语、或昏愦不语、舌蹇肢厥、舌质红绛、脉细数等，有的会发斑发疹，治宜清心开窍法。

清心开窍法的作用特点是清解心热，通络开窍，以促进神志清醒，主要有安宫牛黄丸、至宝丹、紫雪丹等。《温病条辨·上焦篇》云"邪入心包，舌蹇肢厥，牛黄丸主之，紫雪丹亦主之"便是例证。

（2）湿热郁蒸，酿生痰浊，湿秽痰浊滞蒙灵窍，病人常表现为发热、神识昏蒙、时清时昧、时有谵语、舌质红、苔白腻或黄腻、脉濡数等，治宜豁痰开窍法。其作用特点是用清化湿热、涤痰开窍的方法来宣通闭窍，促使神志清醒，药如菖蒲郁金汤、苏合香丸等，以芳香解秽，开窍逐痰。

运用开窍法须严格辨证求因，审因论治，如邪入心包致神志昏蒙，但阳明病浊气上干清位，或湿温病湿邪蒙闭清阳，也可出现神识不清，治法上却各有不同，须严格区别。且开窍法大多用于病情急危重阶段，仅为应急处理，并不能治其根本，需配合清营、凉血、化热、泻热等其他方法进行根本治疗。开窍法在临床运用不宜过早，如未见厥闭，使用安宫牛黄丸等反而易引邪内陷，招致神昏。且临床也须严格选用合适剂型，若热闭神昏误用辛温开窍的苏合香丸，反而会使热势更甚，热深厥亦深。临床上这些都需要医者慎之又慎。

（二）解表法治疗温病初起的临床意义

解表法是通过宣通腠理，疏通气机，使表邪外达，从而祛除表邪、解除表证的方法。凡温病初起，邪在上焦，具有手太阴或卫分症状者，宜应用解表法。笼统来说，解表法属八法中的"汗法"，但此"汗法"不同于伤寒中的辛温发汗之法，且温病中的解表法并不完全是"发汗"，根据病证不同，采用方法亦不同，可分为四种类型：

（1）辛凉解表法：用清凉宣透的药物组成"辛凉轻剂"，适用于温病初起，风热邪气侵袭肺卫，导致卫外失司而出现恶寒轻，发热重，头痛，口渴，舌边尖红，苔薄白，脉浮数。代表方剂是银翘散。

（2）解表清暑法：解表清暑是用解表散寒、清暑化湿之品组成方剂以外散表寒、内祛暑湿的治法。适用于夏季外感寒邪而体内又蕴有暑湿而致寒邪束表、暑湿内蕴、表里同病的证候。临床表现为发热，恶寒，无汗，头痛，身形拘急，脘痞，心烦，口渴，尿黄，舌苔黄腻，脉濡数。代表方剂为新加香薷饮。

（3）宣表化湿法：此为用辛温宣透、芳香化湿的药物组成方剂以宣透在表之湿邪的治法，又称为辛宣芳化法。适用于湿热证、湿遏卫阳之表而表现为恶寒、无汗或少汗、身热不扬、午后热甚、身重肢倦、头重如裹、表情淡漠、四肢发凉、胸闷脘痞、舌苔白腻、脉濡缓等。代表方为藿朴夏苓汤。

（4）疏表润燥法：是用辛凉清润的药物组成方剂以疏散表邪、濡润肺燥的治法。适用于肺卫燥热证候。临床表现为发热，微恶风寒，头痛呛咳，痰少而黏，或咳痰带血，唇干鼻燥，咽干口渴，舌边尖红，苔薄黄而干，右脉数大。代表方桑杏汤。

使用解表法需注意两个问题：

第一，温病是外感温热邪气，不是寒邪，所以不能用辛温解表，麻黄汤、桂枝汤是绝对禁忌。

第二，表证解除之后药物就要停用，中病即止，防止过度用药而损伤正气。

（三）新感温病与伏气温病在治法上的不同

1. 新感温病治法

新感温病是感受当令温暖之风即时发作的一种疾病。叶天士所谓"温邪上受，首先犯肺"；吴鞠通所谓"凡病者，始于上焦，在手太阴"均指新感温病。因其病在表，所以治法宜用辛凉解表，以疏逐表邪。但温为阳邪，化热最速，因此需同时佐以清化，不使病邪有入内之机。

新感温病由表入里，病在表，如果表邪不从外解，传入于里，有两种趋向：一个是顺传中焦气分；一个是逆传心包。这就需要根据病在气在营随证施治。辛凉解表只是新感温病初起治法的概括性提法，临床上往往有温邪夹风夹湿的不同，其治法也不尽相同。叶天士在《温热论》中提到，夹风加薄荷、牛蒡之属，夹湿加芦根、滑石之流。章虚谷说："病初解表用辛凉，须避寒凝之品，恐遏其邪，反不易解也。"即是说，新感温病初起虽可兼清化，但阴寒腻滞之品却是不相宜的，以免温邪被遏而不易外解，特别是温邪夹湿。

2. 伏气温病治法

伏气温病，自里出表，其发病机制不同于新感，所以治法也就不同。柳宝诒说："伏气由内而发，治之者以清里热为主。"王孟英在这方面也有论述："伏气温病……乃先从血分而后达于气分，故起病之初，往往舌润而无苔垢。但察其脉象，或弦或微数，口未渴而心烦恶热，即投清解营阴之药，使邪从气分而化，苔始渐布，然后再清其气分可也。"并指出，伏气温病"有如抽丝剥茧，层出不穷，不比外感温邪由卫及气，自营而血"。历代医家对温病的治疗大多是上述主张，即清里热为主。但是清表之法也还是必要的。临床上伏温化热最易灼伤津液，津液一伤，变证蜂起。因此，治伏温化热的一个总治则便是步步顾护津液。所谓"留得一分津液，便有一分生机。"这虽指的是一切温病，但对伏气温病更应注意此点。

3. 伏邪兼新感治法

伏邪与新感是两种不同的格局，但是在临床上又有伏邪与新感相兼的温病病证。柳宝诒曰："伏温之邪，由春夏温热之伏气蒸动而出，此其常也；亦有当春夏之间，感冒风寒，邪郁营卫而为寒热，因寒热而引动伏气，初起一二日，即见新感之象，意其一汗即解，乃得汗后，表证略减，而里热转甚，昧者眩其病状，几若无可把握，不知此新邪而引动伏邪之证，随时皆有。"其描述的是已发伏温，兼新感之温病病证。还有一种为伏邪因新感而发。针对伏邪与新感相兼的病证，叶天士主张，如果外感先受，引动伏邪就应先辛凉解其新邪，继而苦寒直清里热。比叶天士较早的王履则认为，虽有表证，但里证为多，仍旧以清里热为主，佐以解表之法，也有里热清而表邪自解的。

总之，所谓伏邪、新感都必须以临床证候为依据，两者相兼，孰先孰后都需遵循证候发展，表重于里则先表后里；里重于表则清里为主，佐以解表；若表里之势缓急均匀，则可用表里双解的方法。正所谓"治之者，须审其伏邪与新感孰轻孰重，若新感重者，先撤新邪，兼顾伏邪；伏邪重者，则专治伏邪，而新邪自解"。

（四）如何理解"治上焦如羽，治中焦如衡，治下焦如权"

"治上焦如羽"是指治疗上焦病证要以轻清升浮的药物为主，因为非轻浮上升之品不能达到在上的病位，用药剂量也要轻，煎煮时间也要短，不要过用苦寒沉降之品。

"治中焦如衡"需从三方面理解：其一，邪入中焦，用药既不可轻清上越，也不可重坠下趋，宜平衡气机升降为准；其二，对于中焦温热性质的病证，要注意祛邪气之盛而复正气之衰，使归于平；其三，对于中焦湿热性的病证，要注意分消湿热，升脾降胃，不可偏治一边。

"治下焦如权"是指治疗下焦病证要注意使用重镇平抑、厚味滋潜之品，使之直达于下。

五、温病各型浅析

1. 风温的传变规律及各阶段辨证论治

风温是感受风热病邪引起的急性外感热病。叶天士以《内经·太阴阳明论》中"伤于风者上先受之"为理论基础，提出"温邪上受，首先犯肺，逆传心包"。指出病邪侵入途径，首先犯肺，同时叙述了恶化的机转，逆传心包。虽未明确指出顺传途径，但他在其著作《外感温病篇》中说："卫之后方言气，营之后方言血。"王孟英释云："细释其议论，则以邪从气分下行为顺，邪入营分内陷为逆也。"由此我们可知，顺传的途径是由卫到气，自营入血。也就是说，风温传变有两种途径：一是由手太阴肺卫而顺传阳明气分，此为顺传；一是不经过阳明气分阶段，直接逆传心包，此为逆传。

（1）表里顺传

①肺卫受袭，症见身热恶风，头痛咳嗽，口渴，脉浮，苔白。

温邪上受，肺卫受邪。肺合皮毛，卫气通肺。吴鞠通云："温病由口鼻而入，自上而下。鼻通于肺，肺者皮毛之合也。经云：皮应天为万物之大表，天属金，人之肺亦属金。温者火之气，风者火之母，火未有不可金者，故病始于此。"故初起即见肺卫症状。风为阳邪，必伤阳络，故头痛。邪郁肌表，卫外功能失司，故身热恶风。温邪袭肺，肺气不宣，邪热内扰则咳嗽、口渴。盖肺为清肃之脏，司治节而主一身之气。温邪内袭，宣降失司，气通受阻，火热内燔，故咳嗽、口渴为风温必有之症。此阶段宜辛凉轻解，方用银翘散加减。

②邪渐入气分，肺胃兼犯，症见咳嗽而喘，烦渴汗出，胸闷脉数，舌苔微黄。

肺卫受邪，失于清解则渐入阳明气分。胃属阳明燥土，风温为燥热之邪，燥从金化，热归阳明。陈平伯说："肺主卫，又胃为卫之本，是以风温外薄，肺胃内应，风温内袭，肺胃受病。"故肺胃为温邪必犯之地。肺热炽盛，清肃失司，故咳嗽而喘；阳明燥热逼津外泄，引水自救，故烦渴汗出；邪渐入气分，有化热之征，故苔微黄。此阶段宜开肺平喘，清里泻热，方用麻杏石甘汤加减。

③邪入阳明，表现为经腑二证。阳明经证见汗大出，口大渴，大烦，脉洪大，身灼热，舌赤苔黄。阳明腑证见谵语便秘，脉沉弦而数，或大便微利者。

邪入阳明，化燥伤津，在经可见"四大"症状，若经证失治，燥热里结，则热移脏腑，见便秘、谵妄等阳明腑实证。王孟英云："腑气通，则脏气安也。"治之较易。

④邪入营血，症见斑疹并见，谵语神昏，或不语如尸厥，手足瘛疭，舌绛，脉弦数。

邪热极盛深入营血，与三焦风火相煽，内窜心包，逼乱神明，闭塞脉络，以致昏迷不语，其状如尸，发痉发厥，险象毕现。此阶段病情危重，须清营凉血并透热转气，方用清营汤。若神昏者须加开窍之品，如牛黄丸等。

（2）营卫逆传：症见神昏谵语，热渴烦闷，舌绛脉数。

邪气由卫分直入营分，逆传心包而见神志紊乱的症状。叶天士认为："肺主气而居膈上，与包络脂膜相连，故经邪入脏易传心也。"章虚谷云："心属火，肺属金，火本克金，而肺邪反传于心，故曰逆传也。"肺经热邪内窜心包，扰乱神明，如风温初起即见神识昏蒙为逆传之证，而阳明热证虽可见谵语但神志不昏，需加以鉴别。心肺同居膈上，位上焦，包络受邪害，肺必受累，金受火困，故有热渴、烦闷气分燥热之证，此又与邪入营血之证表现不尽相同。逆传之证临床上治法与邪入营血相同，神昏者需加清心开窍之品，以治标救急。

2. 春温后期，邪入下焦的辨证治疗

春温发展至后期，邪入下焦有以下三种证型：

（1）阴虚火炽：症见身热，心烦不得卧，舌红苔黄或薄黑而干，脉细数。治宜清热降火，育阴安神。方用黄连阿胶汤。

（2）真阴亏损：症见身热不甚，日久不退，午后面部潮红颧赤，手足心热甚于手足背，咽干齿黑，或心悸，或神倦，耳聋，舌质干绛，脉虚软或结代。

治宜滋补肝肾，润养阴液。方用加减复脉汤。

（3）阴虚风动：症见手足蠕动或瘛疭，口角颤动，两目上视或斜视，筋惕肉瞤，心中憺憺大动，甚则心中作痛，时时欲脱，形消神倦，齿黑唇裂，舌干绛少苔或无苔，脉虚弱。

治宜滋阴养血，潜阳息风。方用三甲复脉汤或大定风珠。

3. 暑湿、湿温初起即有里热证表现，为何又不属于伏气温病

暑温、湿温初起见里热证候表现有似伏气温病，但临床见症与当令主气的致病特点一致。例如，暑温发于夏季。因夏季暑热当令，易产生暑热病邪，即暑邪。暑为火邪，邪气强盛，致病迅速，传变较快；初起即可见阳明气分大热证候，甚至可逆传心包，引动肝风，出现惊厥之症。此与暑温的临床特点相一致，是新感的暑热病邪所致，属新感温病。

同样，湿温多发于长夏。长夏（即夏秋之间）湿土当令，气候多湿，易形成湿热病邪。其致病好犯中焦脾胃，且以脾胃为病变中心，初起即出现湿热困阻脾胃之症。这一点与湿温病的临床证候特点相一致，故也属于新感温病。

而伏气温病多感邪后伏而后发，病邪为由里出表，为春温、伏暑、温疟。

而新感温病为风温、暑温、湿温、秋燥、冬温。

4. 白虎汤、白虎加人参汤、王氏清暑益气汤的功用及适应证

白虎汤的功效是清热生津，适用暑入阳明之壮热多汗、口渴心烦、面赤气粗、苔黄燥、脉洪大等。

若背微恶寒，兼有汗多伤气的表现，可加人参，则为白虎加人参汤，具有清气泻热、益气生津的作用，适用于暑入阳明兼暑热仍盛，但津气已伤者。

王氏清暑益气汤症见津气两伤之身热心烦、肢倦神疲、口渴自汗、气短而促、小溲色黄、脉虚无力者。

三方之中白虎汤功专清气泻热，兼以生津，为阳明气分热盛之代表方；白虎加人参汤则清气泻热兼以益气生津，适用于阳明气分邪热仍盛，但津气已伤者；王氏清暑益气汤适用于暑热未解而津气已伤者。与白虎加人参汤相比，本方清热益气作用较逊，而生津之力较优。

5. 如何理解"暑病首用辛凉，继用甘寒，终用酸泄酸敛"，及其代表方剂

此句叙述了暑温邪在气分不同阶段的治疗大法。暑温初起，暑入阳明，气分热盛，治宜辛寒清气之品，清泄暑热，此"辛凉"是指辛凉重剂白虎汤或白虎加人参汤之类。若进而暑热耗伤津气，治宜甘寒之剂，寒可清涤暑热，甘可益气生津，如王氏清暑益气汤。若暑热虽去但津气大伤，甚至津气欲脱者，当用甘酸之品，以收敛散之津气，如生脉散。

6. 伏暑辨证治疗注意事项

伏暑辨证需注意三点：

（1）辨气血阴阳状态：由于暑湿病邪郁伏日久，正气暗耗，故多发病急、病势猛，大伤气血，耗阴竭阳。热结阴伤甚者，常身热，小便短少不利，甚至无尿；瘀热内结，逼迫气阴者，见身热面赤、斑疹心烦、四肢厥冷、汗出不止、舌暗绛、脉虚数；余邪留扰，气阴两伤者，见低热不退、多汗口渴、虚烦不眠、脘闷纳呆、小便短少频数、舌红苔黄、脉虚数；肾虚失固者，以尿频量多，甚至遗尿、腰酸、耳鸣等为临床特征。

（2）辨暑湿病邪郁发部位：伏于气分，有暑湿郁阻少阳，以寒热似疟、午后身热入暮尤甚、天明得汗诸症稍减，但胸腹灼热不除为特征者；有暑湿夹滞，阻结胃肠，以胸腹灼热、便溏不爽、色黄如酱、舌苔垢腻为临床特征者。暑湿化热，发于营分，邪扰心包，可见身热夜甚、心烦不寐、舌绛等。若兼心热移于小肠，则伴小便短赤热痛；若兼瘀热互结，则伴斑疹、舌绛紫暗等。

（3）注意分辨暑与湿之孰多孰少及病机转化：属于暑湿化热者，注意伤津耗气，入血动风。

7. 湿温初起，三仁汤与藿朴夏苓汤的运用

三仁汤、藿朴夏苓汤两方均有杏仁、豆蔻、薏苡仁、厚朴，均具有开上、畅中、渗下功能，能宣化表里之湿而透泄邪热，故用于湿温初起、邪遏卫气之证。

两者的区别在于：藿朴夏苓汤中有藿香、半夏、茯苓、猪苓、豆豉，其芳香化湿透表之力较强，较适用于病变偏于卫表，而化热尚不明显者。三仁汤有通草、滑石、竹叶，重在渗泄湿中之热，其清利湿热之力较强，更适用于湿渐化热而表证较藿朴夏苓汤证不大显著者。

8. 吴鞠通提出的湿温"三禁"

吴鞠通提出的湿温"三禁"是针对湿温初起治疗而言的。他说："汗之则神昏耳聋，甚则不欲言，下之则洞泄，润之则病深不解。"这里的"汗"指辛温峻汗，"下"指苦寒攻下，"润"指滋阴。

湿温初起，邪遏卫气，治宜芳香宣化，使患者微微汗出，卫气通畅，邪从表解。不宜用伤寒之辛温峻汗，否则不仅不能使湿邪从汗而解，反而助热动湿，使湿热上蒙清窍，扰乱心神，而出现神昏耳聋。

湿温病人多脾胃功能较弱，湿温初起由于湿阻气机，可出现胸脘痞闷，有似腑实。治宜理气化湿，健运脾胃，不宜攻下。若妄用攻下之品，则中气更伤，易造成脾虚下陷，洞泄不止。

湿温初起，午后热显，状似阴虚。然湿性属阴，午后湿热交蒸，故热较甚。此时忌用滋腻之品滋阴，否则助湿恋邪，妨碍湿邪祛除，易使邪恋不去，病深难解。

9. 如何理解湿热病"中气实则病在阳明，中气虚则病在太阴"

此处"中气实"指素体中阳偏旺，"中气虚"指素体中阳偏虚。因为"湿"为阴邪，"热"为阳邪，故湿热病为阴阳合邪。然太阴脾脏属阴，阳明胃腑属阳，故湿热之邪侵犯人体，若患者素体中阳偏旺，则邪易从阳热化而病变偏于阳明胃，发为热重湿轻证；若素体中阳不足，则邪易从阴湿化而病变偏于太阴脾，发为湿重热轻证。即叶天士谓之："在阳旺之躯，胃湿恒多；在阴盛之体，脾湿亦不少。"

10. 烂喉痧、大头瘟后期病机、证治的异同

大头瘟、烂喉痧后期多见肺胃阴伤表现，由于致病温毒不同，临床表现有所差异。大头瘟由于其营血分传变较烂喉痧相对为少，而以头面红肿为局部特征，故后期一般无发热，而烂喉痧后期则常留有余邪而出现午后低热，因其局部症状为肌肤丹痧，后期则表现为皮肤干燥而脱屑。治疗上，大头瘟

以滋养胃阴为主，方用七鲜育阴汤；烂喉痧则在滋阴生津基础上，兼清余热，使用清咽养营汤。

11. 如何理解叶天士"辨营卫气血虽与伤寒同，若论治法则与伤寒大异也"

叶天士在《温热论》开始就提出伤寒与温病两者均属于外感热病的范畴，在病机传变上均有由表入里、由浅入深的规律，在临床上的辨证意义是相同的。但由于感邪性质和感邪以后的病理变化不同，故治疗上伤寒初期用辛温解表法，温病初期用辛凉解表法，所以治法大异。

12. 如何理解"救阴不在血而在津与汗"

"救阴不在血而在津与汗"是指湿热病救阴不可用补血黏腻之品，因阴血难以速生，滋补阴血易使湿热之邪不易消解。用甘寒生津之品，可速回其津液，留得一分阴液，便有一分生机。但要防止汗泄过多，勿使津液流失。

13. 如何理解"温病忌汗，汗之不惟不解，反生他患"

吴鞠通所谓的"忌汗"指的是辛温发汗法。他认为，温病忌汗的原因有三：

（1）汗为五液之一，发汗过多不但伤阳，而且也会伤阴。

（2）汗为心之液，发汗过多容易伤及心阳而出现神明内乱、谵语癫狂、内闭外脱之变。

（3）温邪从口鼻而入，病初在手太阴肺，治宜辛凉清解，而辛温发汗无益。

但此说法并非绝对，因为一方面辛凉清解方药投之往往也有微微汗出之象；另一方面若表郁较重，或兼有阴湿为患者，往往需要加用少量辛温之品，以增强疏表透邪或温化之力。但临床必须注意不能过用辛温燥热之品，或发汗过多。

张景岳的辨证论治与遣方心法

一、辨证重调阴阳

张景岳在《景岳全书》开篇即说："凡诊病施治，必须先审阴阳，乃为医道之纲领。"次当辨别表里、寒热、虚实等，这是"医中关键"。这体现了张景岳在辨证时对元阴元阳的重视，但并不是说只是单纯重阴阳而不辨寒热虚实。

现代有些医者对景岳学说多有误解，认为其治病不辨寒热虚实，只一味用补阴阳之法。其实，张景岳其他著作如《六变辨》《论治篇》《新方八阵》等对辨证论治有自己独到的见解。张景岳辨证是以阴阳为总纲，表里、寒热、虚实为六变，从而确立了二纲六变的辨证体系，也为其后的八纲辨证奠定了基础。

1. 补必兼温，泻必兼凉

张景岳云："虚实之治，大抵实能受寒，虚能受热，所以补必兼温，泻必兼凉。"张景岳此说的"必"非指必须之意，而重在强调。盖虚有阴虚、阳虚之分，实有热实、寒实之别，其治疗亦各有不同。阴虚宜甘凉，阳虚宜甘温而非仅用甘温峻补之法；热实宜苦寒清降，寒实宜辛热温下而非单纯苦寒之品下之。可见，此句应结合临床活用。

2. 温补阴分，扶正祛邪

张景岳对正邪的关系强调以正气为重，扶正才能祛邪。此说是针对那些只知"所急在病，而全不知所急在命"的医者，因其不辨缓急，故"治夹虚伤寒，不知托散，而但知攻邪，愈攻愈虚，则无有不死。"所以张景岳提出："凡治病者，必以形体为主，欲治形者，必以精血为先。"这里所说的"形体""精血"等均可理解为正气范畴。

3. 阴阳补益，重在补肾

张景岳认为，"阴阳二气，最不宜偏，不偏则气和而生物，偏则气乘而杀物。"阴以阳为主，阳以阴为基，"阴平阳秘，精神乃治"才能维持人体健康。如果阴阳失去相对平衡状态，所谓"阴阳离决，精气乃绝"，人便要发病。张景岳对如何调补阴阳阐释道："治水治火，皆从肾气，此正重在命门，而阳以阴为基也。"命门为肾之精室，为"天一"所居，是真阴之府，精藏于此，谓之元精；气即阴中之火，谓之元气，肾既为阴阳之根，水火之源，所以调补阴阳"皆从肾气"。

4. 补阴配阳，补阳配阴

张景岳根据阴阳互根、命门水火互济的理论，对虚损病变的治疗确有其独到的地方。他认为，虚损的疾病，阴损及阳，阳损及阴，故其在《新方八阵·补阵》中曰："善补阳者，必于阴中求阳，则阳得阴助而生化无穷；善补阴者，必于阳中求阴，则阴得阳生而泉源不竭。"从阴养阳、从阳养阴才能保持阴阳互根、水火互济的密切关系。

二、论治主用补泻

张景岳辨证重阴阳虚实，于论治主用补泻，并且创立了许多具体治法：

1. 分用补泻

张景岳分类整理病种，即贯彻补以填虚、泻以去实这一宗旨。例如，将呕吐分"虚呕证治"和"实呕证治"，痢疾立"论泻痢虚实"专篇等。论治亦以虚实为据，如治痞满曰："实痞实满者，可散可消；虚痞虚满者，非大加温补不可。"张景岳根据疾病虚实的不同，分别采用或补或泻法，丝毫不偏差。

2. 补泻兼顾

疾病复杂，常有虚实夹杂证候，若遇于此，张景岳主张虚实兼顾，补泻兼用。治疗时根据虚实轻重不同及患者自身体质，分清标本缓急，正如其所说："当辨虚实之微甚，年历之盛衰，实者可治其标，虚者可治其本。"

3. 补重于泻

张氏重补，如云："若实而误补，随可解救；虚而误攻，不可生矣。"张景岳对于补法的运用不仅广泛应用于虚证，即使对积聚病证，亦提出"养正积自除"的独特观点，有别于以往"坚者削之，留者攻之，结者散之"的治则指导。张景岳认为，"凡脾肾不足，及虚弱失调之人，多有积聚之病。盖脾虚则中焦不运，肾虚则下焦不化，正气不行，则邪滞得以居之。若此辈者，无论其有形无形，俱当察其缓急，皆以正气为主"，从而得出："总其要不过四法，曰攻、曰消、曰散、曰补而已。"在《内经》的理论上又有自己的扩展，不仅用攻、消、散法来治疗积聚，更增加了补法。张景岳阐释为："故凡治虚邪者，当从缓治，只宜专培脾胃，以固其本，或灸或膏，以疏其经，但使主气日强，经气日通，则积痞自消。"

4. 未虚先补

此对于危重症患者，需未雨绸缪。张景岳云："若气道无滞，火邪不甚，或饮食二便清利如常，而患有危险可谓者，此虽未见虚证，或肿疡未溃，亦宜即从托补，何也？盖恐闲苦日久，无损自虚，若能预固元气，则毒必易化，脓必易溃，口必易敛，即大羸大溃犹可望生。若必待虚证迭出，或既溃不能收敛而后勉力支持，则轻者必重，重者必危，能无晚乎？"但未见虚证而用补并非无须辨证，而是用于"危险可谓者"，以防"覆巢无完卵"。当然亦有素体亏虚，正气不存者用此法。所以，张景岳又再次强调："或先天不足，及其既病，则每多有身热、便闭、戴阳、胀满、虚狂、假斑等证，似未有余之病，而其因实有不足，医不察因，从而泻之，必枉死矣。"

5. 至虚莫泻

由于"邪之所凑，其气必虚"，张景岳论伤寒云："元气更虚，邪将更入。虚而再攻，不死何待……脏腑本虚，而误攻其内，必至亡阴，犯者必死……

若元气大虚，则邪气虽盛，亦不可攻"。其认为大虚之候，已有主客不敌之势，须扶正以保根本，不令决裂为上策，故非泻法所宜，否则支离之元气遭戕伐，势必消亡殆尽而出现亡阴亡阳之危重证候。

三、遣方用药，创新方八阵

张景岳借用药如用兵之意，既"集古方分八阵"，又"创药方分八阵，曰补、曰和、曰寒、曰热、曰固、曰因、曰攻、曰散，名新方八阵"。新方八阵是张景岳根据自己一生行医之经验，总结一生遣方之心得，以启后学。正如其自述云："余因选古方之得宜者，共若干首，列为八阵，已不为不多矣。以余观之，若夫犹有未尽，因复制新方八阵，此其中有心得焉，有经验焉，有补古之未备焉。"

1. 立方宜精宜专

用方精专，反对杂药乱投是张氏用药一大特色。他曾说："观仲景之方精简不杂，至多不过数味，圣贤之心自可概见。若必不得已而用行中之补，补中之行是亦势所当然。如《伤寒论》之小柴胡以人参、柴胡并用，此正精专妙处，非若今医之混用也。"又说："最可哂者，则每以不寒不热、兼补兼泻之剂，确然投之，极称稳当，此何以补其偏而救其弊乎？又有以治风、治火、治痰、治食之剂兼而用之，堪称周备，此何以从其本而从其标乎？"张氏在一般情况下，用补不兼泻，用温不兼寒。张景岳此论确有其矫枉过正之处，但对于临床医者确实为一告诫，辨证施治乃为大法，不辨寒热虚实盖而用之以为稳妥却实为无知之举，乃庸医所为。张景岳治方精专，但若病情需要，亦采用兼治之法，如治喘证时说："然发久者气无不虚，故于消散中酌加温补，或于温补中略加消散。"

2. 用药擅长温补

首先，张景岳辨证重阴阳，论治重辨虚实，从而有"夫疾病之实，固为可虑；而元气之虚，虑尤甚焉。故凡诊病者，必当先察元气为主，而后求疾病"的认识，并由此有"养正积自除"的主张。其次张景岳说："故惟高明见道之士，常见阳衰根本为忧，此热方之不可不预也。"从而形成了擅用温药的独特风格。张景岳主张"补必兼温，泻必兼凉"，如治水肿一则云："水肿证，以精血皆化为水，多属虚败，治宜温脾补肾，此正法也……故余之治此，凡属中年积损者，必以温补而愈……且温补即所以化气，气化而痊愈者，愈出自然。"

3. 阴阳相济

张景岳根据"阴阳互根互用"理论指出："其有气因精而虚者，自当补精以化气；精因气而虚者，自当补气以生精。又有阳失阴而离者，不补阴何以救散亡之气？水失火而败者，不补火何以救垂寂之阴？此又阴阳相济之妙用也。故善补阳者，必于阴中求阳，阳得阴助而生化无穷。""凡病有不可正治者，当从阳以引阴，从阴以引阳，各求其属而衰之；如求汗于血，生气于精，从阳引阴也。"这些阴阳相济的治则在新方八阵中多有体现。正是从阴阳互根出发，张景岳扩展指出："然血气本是互根，原不可分为二。如参芪白术之类，虽云血分之药，若用从气药，则何尝不补气？"此说在临床亦适用。例如，临床上常用的当归补血汤用大量黄芪，其意义与此说不谋而合。

四、对不同学说之心法

（一）对伤寒理论的阐释

伤寒之名，始自于《内经》，至张仲景则将四时外感证定名为伤寒，著《伤寒杂病论》一书，并创六经辨证之法。《经》云："今夫热病者，皆伤寒之类也。"张景岳推崇伤寒为外感百病总名之说，并将"暑病""温病"归属伤寒门下，并提出了"温病、暑病之治，宜从凉散"的见解，充实和发展了仲景的伤寒学说。同时，又对伤寒热病的"发斑""发黄""发狂""风湿""下利""瘟疫"等症，从六经辨证的角度加以发挥，更详列治则、方药。

张景岳在伤寒论的基础上，补充阐述了"暑病""温病"的病理机制及临床的辨证论治，开创了"绍派伤寒"，并为"绍派伤寒"的形成、崛起和发展作出了突出贡献。"绍派伤寒"不同于"温病学派"，虽然两者均是治疗外感温热病，但两者辨病方法、辨证纲领及论治内容均大相径庭。"绍派伤寒"的学术特点是：伤寒为一切外感百病的统称；以六经为辨证之根本；论治以清化透邪为主；四诊重视望诊；临床处方精准，用药轻灵。

张氏云："凡治伤寒须先辨阴证、阳证。""凡阳证宜凉宜泻，阴证宜补宜温。"强调以阴阳为辨证总纲。"阳邪在表则表热，阴邪在表则表寒""阳邪在里则里热，阴邪在里则里寒""邪在半表半里之间而无定处则往来寒热"。"邪之所凑，其气必虚。故伤寒为患多系乘虚而入者"。即在阴阳二纲下，又有六变之谓，即表、里、寒、热、虚、实。而就伤寒之治法，大凡"在表者宜散，在里者宜攻，此大则也。然伤寒为患多系乘虚而入者"，明确指出了伤寒有虚实之分，临证需着意"虚实"二字。其结合临床心得，认为不但汗、吐、下、和、清之法能愈伤寒，补法也能治伤寒，更有"补中亦能散表"的独特见解，发前人所未发，颇具慧眼。

张景岳对伤寒的传经学说研究也很有成就。他认为"伤寒传足经不传手经"的提法是谬误。《素问·热论》言伤寒传变，只言足经，不言手经，《伤寒论》中也言传足经者多，其中有两个原因：一为人是一个有机整体，足经在人体分布较广，手经亦在乎其中；二则仲景论伤寒，因地处中原，气候干寒，故详述寒而略于温，言传足经详而言传手经略。张景岳成长于浙绍，地处湿温，感伤寒者传手经者不少，故而提出"伤寒传足亦传手"的论点。

张景岳研究伤寒数十载，对伤寒合病、并病的论述独到。他说："余临证以来，凡诊伤寒，未见有单经依次相传者；亦未见有表证悉罢，只存里证者。"并认为"若按图索骥，依经如式求证，则恐无一方能与病相符。""合病者乃两经三经同病也。"临床上有二阳合病、三阳合病者，医者宜悉心究之，但"三阳与三阴本无合病"，盖因三阳为表，三阴为里，表里无合病之理，"若表里同病"此即"两感伤寒"之谓也。张景岳还指出：并病与合病之不同，在乎"合病者彼此齐病也；并病者一经先病，然后渐及他经而皆病也。"并病者，可二阳并病，也可一阳一阴并病，如太阳并与太阴，太阳并与少阴等。对伤寒合病、并病及两感伤寒之含义阐发，言简意赅。

张仲景《伤寒论》首创以麻黄、桂枝之辛温解表法，开创伤寒首用汗散法之先河。至张景岳发皇经义，别出新意。他说："治伤寒之法，惟汗为主。""伤寒之愈，未有不从汗解者。"其将汗法提高到伤寒证治的首要地位。他认为，伤寒证治，"法虽有六（即汗、吐、下、温、补、清），汗实统之。而汗外五法，亦无非取汗之法也"。

其汗散法归纳可为四点：一曰辛温发汗法，适宜"寒邪外盛而内无热证，及元气无亏而气清受寒者"；一曰辛凉解表法，适宜伤寒"外热里亦热，脉证俱阳而烦渴喜冷饮者"；三曰平解汗散法，适宜伤寒"但有外证，内无寒热而且元气无亏者"；四曰兼补汗散法，适宜伤寒邪在表而素体营卫不足、气血不充者，必须散中兼补，此亦极要紧者。

总而言之，张景岳对伤寒研究见解之独到，论述之详尽，发微探幽，论理透彻，不仅丰富了外感病的理论，还为后世医家的研究奠定了坚实基础，亦足以启迪后学。

（二）对河间学派理论的辨析

张景岳对河间学派的"火热论"持有不同见解。他说："刘河间原病式所列病机，原出自《内经·至真要大论》……《内经》不偏不倚之道，固已详明若是。奈何河间不能洞察本经全旨，遂单单采十九条中一百七十六字，演为二百七十七字，不辨虚实，不察盛衰，悉以实火言病。"他认为，若以火而论，亦有虚实之分，"实火固宜寒凉"，而"虚火最忌寒凉"，须知寒凉之属，

"多致伐人生气，败人元气，杀人于冥冥之中而莫之解也"，从而得出 "有无之求，虚实之异"，是临床医生须铭记之言，值得我们深思熟虑。

除了对 "火热论" 的质疑，张景岳还对河间学说中某些疾病的论述有质疑。如刘河间论述咳嗽说："若咳而嗽者，当以治痰为先，治痰者必以顺气为主。是以南星、半夏，胜其痰而咳嗽自愈；枳壳、陈皮，利其气而痰自下。"张景岳对此有不同见解："愚观河间此说，谓治嗽当先治痰，因以南星、半夏之属为主，似得治嗽之法矣。此其意谓嗽必因痰，故胜其痰而嗽自愈，则理有不然也。盖外感之嗽，必因风寒，风寒在肺，则肺气不清，所以动嗽；动嗽然后动痰，此风邪痰嗽之本，本于外感，非外感本于痰也。又如内伤之嗽，必因阴虚，阴虚则水涸金枯，所以动嗽，脾虚肾败，所以化痰，此阴虚痰嗽之本，本于内伤，非内伤本于痰也。今日治嗽当先治痰，岂求本之道乎?"张氏的论点来自于 "必伏其所主，而先其所因" 的经旨，具有临床指导意义，无疑是正确的。

（三）对丹溪理论的研究

张景岳对朱丹溪之 "阳常有余，阴常不足" 之论，治以苦寒折火方药，认为是 "大倍（背）经旨，大伐生机之谬谈"。因为 "丹溪但知精血皆属阴，故曰阴常不足。而不知所以生精血者，先由此阳气。倘精血之不足，又安能阳气之有余"，故 "阳常有余，阴常不足" 之论点不能作为普遍性存在而难以成立。张景岳曰："丹溪《格致余论》曰六气之中，湿热为病，十居八九此亦大谬之言也。" 又曰："寒湿之证，凡气令阴寒及阳气不足之人多有其证；而丹溪谓六气之中，湿热为病者，十居八九，亦言之过矣。" 张景岳以 "气本属阳，阳实者固能热，阳虚者独不能寒乎" 为由，说朱丹溪 "气有余，便是火" 的提法有一定道理，但朱丹溪未分气之虚实，故此张景岳在此基础上扩展出 "气不足，便是寒" 的论点，将其具体与完善。

虽然张景岳并不完全赞同朱丹溪的 "阳常有余，阴常不足" 的学术思想，但对于朱丹溪诸多精辟论述还是取而用之，以丰富自己的学术思想。如《景岳全书·杂证谟·三消》篇，征引朱丹溪曰："消渴宜养肺降火生血为主，三消者多属不生津液，宜四物汤为主，上消本方加五味子、人参、麦门冬、天花粉煎，入生藕汁、生地黄汁、人乳，饮酒人加生葛汁；中消者，本方加知母、石膏、滑石以降胃火；下消者，本方加黄柏、知母、熟地、五味子之类以滋肾水，当饮缫丝汤代茶"，此为治消渴证之大法。其他《喘促·述古》《郁证·述古》《汗证·述古》等无不如此。

（四）对《内经》的研究

《黄帝内经》由《素问》《灵枢》两部分组成，是中医学理论的渊源，深受历代医家重视。张景岳之前已有不少著名医家的研究著作，如全元起的《素问训解》，杨上善的《黄帝内经太素》，皇甫谧的《甲乙经》，王冰的《素问释文》，滑伯仁的《读素问钞》等。然《素问》《灵枢》年代久远，经文流失，文字变衍，因此至明代，仍有研阅之难。诚如张景岳云："自唐以来虽赖有启玄子之注，其发明玄秘尽多，而遗漏亦复不少，盖有遇难而默者，有于义未始合者，有互见深藏而不便检阅者。"总之，两书之中许多章句义理，仍是"难者仍未能明，精处仍不能发"。为此，张景岳奋然鼓字，将自己精究《素问》《灵枢》的心得体会著为《类经》《类经图翼》《类经附翼》。此三书无论研究方法抑或内容注释，较前人饶有胜义，标志着中医基础理论研究有进一步发展。

1. 研究方法，以类相从，图文互解

《黄帝内经》中的《素问》《灵枢》各有 81 篇，每篇内容病证脉候、脏腑经络、针灸方药杂陈，张景岳敏感地认识到《内经》的这一问题，因其内容繁杂，很少系统地讨论一个问题，导致其内容难懂，且无法融会贯通。故张景岳认为只靠文字注释很难达到"具悉本原"的目的，还须从研究方法上"尽易旧制，颠倒一番，从类分门。"这足以显示其创新的胆识和天才。《类经》把《素问》《灵枢》共 162 篇先拆散后分 12 门类重新汇编，并附释文。此方法将《内经》系统地归纳总结，既便于综合研究，又便于比较分析，避免了顾此失彼，为其后的《内经》研究开了一方便法门。

《类经图翼》和《类经附翼》可算是《类经》的姊妹篇，三者相辅相成。张景岳着重对"义有深邃而言不能赅者，不拾以图，其精莫聚，图像虽显而意有未达者，不翼以说，其奥难窥"之章节专行抽出，绘制图像，以图解文，以文释图，互相发明，穷其义理，为以后《内经》的研究开拓了新的思路。

2. 经文释义，训诂类比，发隐钩弦

张景岳不仅在研究方法上新颖独特，对《内经》原文的释义亦着力颇深，力求"发隐就明，转难易，尽启其秘"。他或借训诂畅通文中大义，或由综合类搜剔言外之意，因而多数注文，说理有条不紊，见解不囿前人，意境显豁完莹。如《素问·生气通天论》云："高粱之变，足生大疔，受如持虚。"张氏辨此句先明训诂，随次释义，病因、病机、证候详细剖析，谓："高粱，即膏粱，肥甘也。足，多也。厚味太过，蓄为内热，其变多生大疔。热侵阳分感发最易，如持空虚之器以受物，故曰受如持虚。"此外，张景岳补充《内经》对论治之不详之处，特撰写《类经·论治》篇，分别附有中风治法、虚损治法、伤寒治法、肿胀治法等内容，对理论联系实践起了非常重要的作用。

临证之心得

一、冠心病的中医辨证

冠心病是一种临床常见病、多发病，全称为冠状动脉粥样硬化性心脏病，相当于中医学的"胸痹""心痛""心悸"等。本病发病迅速，变化多端，进展快，属急危重症，病死率较高。中医在冠心病的治疗上有独特疗效。余在临床上对于冠心病的治疗体会是：既要辨明病位，又要辨明病因病机，还要辨别轻重缓急。

1. 辨明病位

《素问·痹论》云："心痹者，脉不通。"可见，心痹的病位在脉。《素问·缪刺论》曰："邪客手少阴之络，令人卒心痛。"病邪侵袭手少阴心经之络脉，则心痛。可见，病变部位为手少阴之络脉。《诸病源候论》更是详细论述了病变部位不同，所致证候、预后都有所不同。如《诸病源候论》云："心为诸脏之主而藏神，其正经而不可伤，伤之而为真心痛，朝发夕死，夕发朝死。"根据真心痛"朝发夕死，夕发朝死"的临床特点，余认为，真心痛应为现代医学所说的心肌梗死。其病变部位为"正经"，不是《内经》所说的"络脉"。《诸病源候论》又云："若伤心之支别脉络而痛者，则乍间乍盛，休作有时。"根据其症状可缓解的特点，即"乍间乍盛，休作有时"，余以为其为临床上所见冠心病之心绞痛一病，病变部位为"心之支别脉络"，与上文所说"正经"不同。可见，冠心病也就是中医所说的"心痛""胸痹"，病位主要有二：一是少阴心经之正经，二是少阴心经之别络。所以在用药上要偏于用入少阴心经的药物，如菖蒲，这样既可起到治疗效果，又可起到引他药直入病灶的作用。

2. 辨明病因病机

现在多数医家认为，冠心病的基本病机为本虚标实，其中虚有阴阳气血不足，实分血瘀、痰浊、气滞、寒凝四种。病因不外乎外邪入侵，多以寒邪为主，以及饮食不节、七情内伤。

《金匮要略》曰："阳微阴弦，即胸痹而痛。"《医门法律·中寒门》亦指出："胸痹心痛，然总因阳虚，故阴得乘之。"两者都指出此病因于阳虚。《医学正传》提出："有真心痛者，大寒触犯心君，又曰污血冲心。"此论认为外感寒邪是引发疾病的原因。《杂病源流犀烛·心病源流》云："心痛之不同如此，总之七情之由作心痛。"直接说出七情是心痛致病的原因。《太平圣惠方·治卒心痛诸方》云："夫卒心痛者，由脏腑虚弱，风邪冷热之气，客于手少阴之络。"《玉机微义·心痛》云："然亦有病久气血虚损及素劳作羸弱之人患心痛者，皆虚痛也。"以上两文皆是论述本虚，即脏腑气血不足致使疾病发作。《症因脉治·胸痛论》云："内伤心痛之因，七情六欲，动于心火，刑及肺经，或怫郁气逆，伤及肺道，则痰凝气结，或过饮辛热，伤其上焦，则血积于内，而胸闷胸痛。"完整论述了七情导致心痛及整个病理变化。

总的来说，本病的形成原因为素体气血不足，血脉不利，突遇诱因引发。为何气血不足，可因以下几方面：

一是过食肥甘厚味。《灵枢·五味》云："阴之所生，本在五味。""阴之五官，伤在五味。"《内经》曾有"壮火食气"之说。过食肥甘化火，火旺亦可损伤气血。饮食不节，膏粱厚味，损伤脾胃，脾胃运化无力，轻者阻碍气机，导致气滞；重者可化生痰饮，阻塞经络。

二是情志失调。人的精神活动与五脏密切相关。若长期精神失调，可损伤五脏，使气机逆乱，继而耗伤五脏气血。气机逆乱，气滞不畅，气为血之帅，故血瘀经络。

三是外感寒邪，或本身素体阳虚，寒主收引，寒客经脉，脉道收缩，寒性凝滞，寒凝血瘀。不通则痛，气滞、痰阻、血瘀、寒凝皆可导致不通这一病机，故引发胸痹心痛。根据不同的病因病机，在用药上亦有所不同。如气虚加补气药，可用人参、黄芪、白术、五味子；气滞加行气药，可用香附、郁金、枳壳、枳实、青皮、陈皮等；阴虚加养阴药，可用麦冬、生地、黄精、酸枣仁等；阴寒凝滞，可用附子、干姜、薤白等；痰浊配伍瓜蒌、薤白、半夏、茯苓；血瘀可用三七、川芎、丹参等。

3. 辨别轻重缓急

《诸病源候论》中有关于"乍间乍盛，休作有时"和"朝发夕死，夕发朝死"的对比描述，前者为轻症，可自行缓解；后者为重症，死亡率较高。

又如《丹溪玉案·心痛门》云："原无心痛之疾，卒然大痛无声，面青气冷，咬牙噤齿，手足如冰冷者，乃真心痛也。盖寒邪直犯君火，旦发暮死，暮发旦死。"是指胸痹心痛的危重症，故在治疗上应分清轻重缓急，以免耽误病情。

二、从痰论治哮病

哮病是由于宿痰伏肺，遇诱因引触，痰阻气道，导致气道挛急、肺失肃降、肺气上逆所致的发作性痰鸣气喘疾病。发作时喉中哮鸣有声，呼吸气促困难，甚则喘息不得卧。哮病是内科临床常见的疾病，中医治疗有明显的疗效，可以减轻发作时的症状，并且通过缓解期的治疗，可以达到治愈或是减少复发的效果。

1. 历代医家关于哮病的论述

早在《内经》中就有类似于哮病症状的记载。如《素问·阴阳别论》曰："……起则熏肺，使人喘鸣。"《金匮要略》中虽然没有哮病这一病名，但却详细记载了哮病的发作症状。如《金匮要略·肺痿肺痈咳嗽上气病篇》云："咳而上气，喉中水鸡声，射干麻黄汤主之。"可见，《金匮要略》中把这种疾病称作"上气"。直至元代，朱丹溪把该病命名为"哮喘"，把本病从笼统的"喘鸣""上气"中抽离出来。后世医家鉴于哮必兼喘，所以常常统称"哮喘"。为了与喘病相区别，现在称之为"哮病"。

《金匮要略·痰饮咳嗽病脉证治》曰："膈上病痰，满喘咳吐，发则寒热，背痛腰疼。目泣自出，其人振振身瞤剧，必有伏饮。"对于哮病的病因认识提出了"伏饮"一说，这成为后世顽痰伏肺为哮病的宿根的理论渊源。《临证指南·哮》曾说："宿哮……沉痼之病……寒入背腧，内合肺系，宿邪阻气阻痰。"《医碥·喘哮》说："哮者……得之食味酸咸太过，渗透气管，痰入结聚，一遇风寒，气郁痰壅即发。"这些论述均阐明了这一观点。《景岳全书·杂证谟·喘促》中更是明确提出"喘有夙根，遇寒即发者，亦名哮喘"。朱丹溪也认为其病机在于痰。《丹溪心法·喘》中的哮喘病治法为"未发以扶正气为主，既发以攻邪气为急"，将哮证的治疗具体概括为以化痰与补虚为主。《景岳全书·杂证谟·喘促》云："未发时以扶正气为主，既发时以攻邪气为主。扶正气者，须辨阴阳，阴虚者补其阴，阳虚者补其阳。攻邪气者，须分微甚，或散其风，或温其寒，或清其痰火。然发久者，气无不虚……若攻之太过，未有不致日甚而危者。"其堪为哮证辨治的要领，临证应用的准则。《症因脉治·哮病》说："哮病之因，痰饮留伏，结成窠臼，潜伏于内，偶有七情之犯，饮食之伤，或外有时令之风寒，束其肌表，则哮喘之症作矣。"

2. 痰是哮病的致病因素

综观各医家关于哮病的论述，并结合自己的临床经验，余认为，哮病不论是在发病期还是缓解期，"痰"这一因素都起着重要的作用。因"痰"又属于湿邪，湿性重浊黏腻，十分难祛除，所以只要祛除这一致病因素，其他因素就迎刃而解了。

那么"痰"是如何产生的呢？痰是机体津液代谢障碍的产物，但它又同时是其他疾病的致病因素。

痰分为有形之痰和无形之痰。有形之痰是指视之可见、闻之有声的痰液，如咳嗽吐痰、喉中痰鸣等，或者是触之有形之痰核。无形之痰是指只见其征象、不见其形质的痰病，如眩晕、癫狂。中医对痰的认识主要以临床征象为依据，认为痰的形成主要有外因与内因。外因为六淫致病，内因或是七情所伤，或是饮食不节等等，由此导致脏腑功能失调，气化不利，津液代谢障碍，津液停聚而成。肺、脾、肾、三焦是参与津液代谢的主要系统，所以要想治痰首先要了解这几个系统是如何代谢津液的。

首先，肺主行水。肺气通过宣发肃降作用来输布和排泄全身津液。《素问·经脉别论》称之"通调水道"。具体分为两个方面：

一是肺气宣发。肺气把脾气转化的水液和水谷精微中的轻清部分向上向外布散，上至头面诸窍，外达皮毛肌腠以濡养之。被输送到皮肤的水液在卫气的推动下转化为汗液，并在卫气的调节下有规律地向外排汗。

二是肺气肃降。肺气将脾转输的水液和水谷精微中稠厚的部分向下输送到其他脏腑，将各个脏腑代谢产生的浊液下输至肾和膀胱，以产生尿液。

其次，脾主运化水液。脾气吸收、转输水谷精微，参与水液代谢。具体分两个方面：

一是将胃和小肠吸收的水谷精微、大肠吸收的水液、肾气蒸化重吸收的水液转输于肺，再由肺的宣发肃降遍布全身。

二是脾位于中焦，肺居上，为水之上源；肾居下，为水之下源，故脾为升降之枢纽。

第三，肾主水。肾气具有主司和调节全身水液代谢的功能。同样分为两个方面：

一是肾气对参与水液代谢的脏腑具有促进作用。肾气对于参与水液代谢的脏腑特别是肺、脾具有促进和调节作用。因为参与水液代谢的各个脏腑要想功能正常发挥必须阴阳协调，而肾为先天之本，肾气所化生的肾阴肾阳是各个脏腑阴阳平衡的基础，所以肾气起主导作用。

二是肾气具有生尿和排尿作用。各脏腑代谢后的浊液，通过三焦下输肾和膀胱，在肾气的蒸化下将其中清者回收由脾气转输至肺，再由肺布散全身。浊者化为尿，在肾气和膀胱之气的推动下化为尿液排出体外。三焦运行水液是指三焦是全身水液的运行通道。全身的水液运行虽然是由肺、脾、肾协调完成的，但是必须以三焦为通道，才能升降出入。此称为"三焦气化"。《素问·经脉别论》篇曰："饮入于胃，游溢精气，上输于脾。脾气散精，上归于肺，通调水道，下输膀胱，水精四布，五经并行。"《济生方·痰饮》又曰："肾能摄水，肾水温和，则水液运下。"

总的来说，水液运行主要是脾气将津液上乘于肺，肺气布散全身上下，肾气再回收及整体推动，这一系列运行的通道是三焦。

由此可知，痰的产生一定是这个系统的某个方面发生了故障。如素体阳气虚，肺、脾、肾功能低下，水液气化无力而停滞则成痰。或寒湿之邪久侵人体，克伐阳气；或火邪伤人，煎灼津液；或恣饮生冷之物，脾阳被遏，从而导致脏腑运化无权，三焦气化不利，水精不能四布，聚而为饮，凝而成痰。

《景岳全书·杂证谟·痰饮》云："盖痰涎之化，本因水谷，使脾强胃健，如少壮者流，则随食随化，皆成血气，焉得留而为痰。惟其不能尽化，而十留其一二，则一二为痰矣；十留三四，则三四为痰矣；甚至留其七八，则但见血气日消，而痰证日多矣。"故在治疗上应该审证求因，不仅要治标，还要追根溯源。只有化痰药或补脾气或补肺气或补肾气的药合用，才能标本兼治。

三、从胃痛探讨肝与脾的关系

胃痛即胃脘痛，是十分常见的一种疾病，主要症状为胃脘疼痛。胃脘指两侧肋骨下缘连线以上至鸠尾的梯形部位。西医学的急慢性胃炎、胃神经官能症、食管炎、胃溃疡、十二指肠炎、胃癌，及部分肝胆病见胃脘疼痛症状均可参考胃痛治疗。

胃痛可由外邪犯胃、饮食伤胃、情志失调、脾胃虚弱引起。外邪内客脾胃，导致脾胃气机壅滞，气滞则痛。或纵恣口腹，暴饮暴食，损伤胃气，气机失调；或过食肥甘，抽烟饮酒，生湿生痰，化热化燥，耗液伤津；或气郁恼怒伤肝，肝气犯胃或思虑过度伤脾，脾胃不和，气机失调；或脾胃虚弱，运化无权，升降转输乏力，稍有外因即可发病。

肝与脾、胃关系密切，从肝论治胃痛常收到立效。肝主疏泄，脾主运化，二者在疏泄与运化方面相互为用，饮食物的消化，依赖二者的协调运用。肝主疏泄，能疏通、畅达全身的气机，脾主升清，胃主降浊，脾胃的运化功能体现在升降协调，肝的疏泄功能可以促进脾胃之气的升降。肝与胆相表里，胆汁来源于肝，是由肝精、肝血之余气凝练而成的。胆汁平时贮存在胆府，在肝气疏泄的作用下流入胃中。胆汁是运化、腐熟水谷，参与饮食物消化的重要物质。肝气疏泄正常，胆汁的生成、排泄才能正常。朱丹溪在《格致余论·阳有余阴不足论》中提出："司疏泄者肝也。"在病理上，肝、脾、胃常相互影响，肝喜条达，恶抑郁。肝为刚脏，若肝气疏泄不及，肝气郁结，无法协调脾胃的升降，肝脾不和，脾胃气机失调，气机郁滞而发为胃痛；肝五行属木，脾属土，木克土本是正常的生理现象，若肝气疏泄太过（多由生气恼怒引起），或气郁日久化火，肝木乘脾土，肝气横逆犯胃而发为胃痛。《类证治裁》云："诸病多自肝来，以其犯中焦脾（胃），则刚性难驯。"

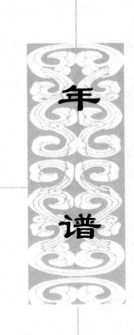

年谱

年　　谱

1942 年，生于黑龙江省富锦市。

1958 年，经过黑龙江省卫生厅考试，拜入名老中医赵正元门下。

1962 年，在黑龙江省医院中医科工作。

1963 年，在黑龙江中医学院附属医院（现黑龙江中医药大学附属第一医院）内科门诊工作。

1966 年，任黑龙江中医学院附属医院门诊部副主任。

1971 年，任黑龙江中医学院附属医院门诊部党支部书记、门诊部主任。

1974 年，任黑龙江中医学院附属医院副院长，主管医疗和教学工作。

1985 年，任黑龙江中医学院夜函处副处长、处长。

1989 年 5 月，任黑龙江省高等院校成人教育学会秘书长、副理事长。

1989 年 9 月，应邀参加世界针灸学会联合会举办的国际针灸教育研讨会。

1990 年 4 月，任全国中医药高等院校成人教育学会常务理事、副理事长（连任两届）。

1992 年 1 月，任黑龙江中医学院附属第二医院党委书记、院长。

1992 年 11 月，当选全国高等中医院校针灸研究会副理事长。

1993 年 1 月，应邀参加传统医药延缓衰老国际学术研讨会。

1993 年 6 月，撰写的《高等院校函授、夜大教育办学水平质量评估方案》被国家中医药管理局采用，并获黑龙江省政府优秀教学成果一等奖。

1993 年 9 月，被聘为黑龙江省科技经济顾问委员会委员。

1993 年 10 月，获国务院政府特殊津贴。

1994 年 2 月，获黑龙江省中医工作先进个人。

1994 年 7 月，被评为中共黑龙江中医学院优秀党务工作者。

1994 年 11 月，应邀参加汉城针灸国际研讨会。

1994 年 12 月，被黑龙江省中医药管理局遴选为"黑龙江省名中医"。

1995 年 6 月，在哈尔滨师范大学参加经济管理学研究生学位课程的学习。

1995 年 9 月，被黑龙江中医学院聘为硕士研究生导师。

1995 年 12 月，被聘为黑龙江省中医药管理局政策与管理委员会委员。

1996 年 9 月，获黑龙江省教书育人先进工作者。

1997 年 5 月，获哈尔滨师范大学经济管理专业硕士学位。

1997 年 4 月，获黑龙江省卫生系统先进工作者。

1998 年 3 月，主持黑龙江省自然基金课题——"蟾蜂消炎栓对治疗慢性前列腺炎的临床与实验研究"，获黑龙江省政府科技进步三等奖，并研制出"蟾蜂消炎栓"。

1998 年 7 月，主持项目"羚羊平压清脑冲剂治疗高血压的临床与实验研究"，获黑龙江省政府科技进步三等奖，黑龙江省中医药科技进步二等奖，研制成"羚羊平压清脑冲剂"。

1998 年 6 月，任黑龙江省中医药学会医院管理专业委员会主任委员，黑龙江省中医药学会肝胆病专业委员会主任委员。

1998 年 9 月，荣获"黑龙江省抗洪抢险模范"称号。

1999 年 1 月，任黑龙江中医学院附属第一医院院长。

1999 年 9 月，被评为黑龙江中医学院优秀管理工作者。

2000 年 3 月，荣获全国卫生系统行风建设先进工作者。

2000 年 8 月，任中国中西医结合学会肝病专业委员会委员（连任两届）。

2000 年 10 月，主持课题——"慢性肾盂肾炎免疫病理学机制与临床研究"，获黑龙江省科技进步三等奖。

2001 年 1 月，任《中医药学报》《中医药信息》杂志编委。

2001 年 3 月，主持黑龙江省科技攻关项目——"结肠灵治疗溃疡性结肠炎的基础与临床研究"，获黑龙江省中医药管理局科技进步三等奖。

2001 年 4 月，任黑龙江省中西医结合学会第四届理事会常务理事。

2001 年 9 月，被聘为黑龙江中医药大学博士研究生导师。

2001 年 11 月，被授予黑龙江省先进工作者和作风建设先进工作者荣誉称号。

2001 年 12 月，荣获中国中西医结合学会颁发的中国中西医结合特殊贡献奖，当选为黑龙江省医学会第六届理事会常务理事。

2002 年 1 月，当选为中华中医药学会医院管理分会副主任委员。

2002 年 10 月，被聘为黑龙江省委保健委员会专家组专家。

2002 年 11 月，被人事部、卫生部、国家中医药管理局联合遴选为全国第三批老中医药专家学术经验继承工作指导老师，带徒弟陈波、李书霖。

2003 年 1 月，任《中西医结合肝病杂志》编委。

2003 年 7 月，获黑龙江省防治"非典"先进个人奖和防治"非典"优秀共产党员称号。

2003 年 8 月，当选哈尔滨市医师协会常务理事，黑龙江省医院管理协会常务理事。

2003 年 8 月，主持课题——"胃动灵胶囊治疗功能性消化不良临床与实验研究"，获黑龙江省政府科技进步三等奖。

2003 年 12 月，获黑龙江省高校优秀党政和黑龙江省中医工作先进个人称号。

2004 年 2 月，获全国卫生系统先进工作者。

2004 年 11 月，任黑龙江医院管理协会第一届医院管理经营委员会常务委员。

2005 年 12 月，主持课题——"心脑通络液治疗缺血性心肌病机理的研究"，获黑龙江省中医药管理局中医药科技进步三等奖，获哈尔滨市科技进步三等奖。开发研制新药"心脑通络液"。

2006 年 6 月，任黑龙江省中医药学会第四届理事会常务理事。

2007 年 12 月，主持的"结肠灵对溃疡性结肠炎大鼠细胞因子及凋亡基因的影响"获黑龙江省中医药管理局科技进步二等奖。

2008 年 11 月，被人事部、卫生部、国家中医药管理局联合遴选为第四批全国老中医药专家学术经验继承工作指导老师，带徒弟徐京育、刘东方。

2009 年 8 月，任黑龙江省中西医结合学会第三届肝病专业委员会主任委员。

2010 年 11 月，任中国中西医结合学会第八届肝病委员会常务委员。

2008 年至今，每周一、二、三、五上午在黑龙江中医药大学附属第一医院专家门诊出诊。

年

谱